シンプル理学療法学シリーズ

小児理学療法学テキスト

改訂第4版

監修
細田多穂
編集
大城昌平
小塚直樹
坂上　昇

南江堂

■ 監修 ■

| 細田多穂 | ほそだ かずほ | 埼玉県立大学 名誉教授 |

■ 編集 ■

大城昌平	おおぎ しょうへい	聖隷クリストファー大学リハビリテーション学部 教授
小塚直樹	こづか なおき	北海道千歳リハビリテーション大学健康科学部 教授
坂上　昇	さかのうえ のぼる	湘南医療大学保健医療学部リハビリテーション学科 教授

■ 執筆者（執筆順）■

坂上　昇	さかのうえ のぼる	湘南医療大学保健医療学部リハビリテーション学科 教授
重島晃史	しげしま こうじ	高知リハビリテーション専門職大学リハビリテーション学部リハビリテーション学科 教授
大城昌平	おおぎ しょうへい	聖隷クリストファー大学リハビリテーション学部 教授
烏山亜紀	からすやま あき	杏林大学保健学部リハビリテーション学科 准教授
小塚直樹	こづか なおき	北海道千歳リハビリテーション大学健康科学部 教授
森田正治	もりた まさはる	福岡国際医療福祉大学医療学部理学療法学科 学科長・教授
阿部光司	あべ こうじ	北九州市立総合療育センター訓練科
鶴崎俊哉	つるさき としや	長崎大学生命医科学域 准教授
漆川沙弥香	うるしかわ さやか	LUTIS主宰
儀間裕貴	ぎま ひろたか	東京都立大学健康福祉学部理学療法学科 准教授
宮城島沙織	みやぎしま さおり	日本医療大学保健医療学部リハビリテーション学科 講師
西部寿人	にしぶ ひさと	北海道立子ども総合医療・療育センターリハビリテーション課
松岡美紀	まつおか みき	株式会社LITALICOパートナーズLITALICOジュニア児童発達支援事業部 九州第一グループ
井上和広	いのうえ かずひろ	北海道立子ども総合医療・療育センターリハビリテーション課
横井裕一郎	よこい ゆういちろう	北海道文教大学医療保健科学部リハビリテーション学科 教授
押木利英子	おしき りえこ	新潟リハビリテーション大学医療学部リハビリテーション学科 教授
中　徹	なか とおる	アール医療専門職大学 学長
三浦利彦	みうら としひこ	国立病院機構北海道医療センター神経筋/成育センターリハビリテーション科 理学療法士長
鈴木　翔	すずき しょう	国立病院機構仙台医療センターリハビリテーション科
奥田憲一	おくだ けんいち	九州栄養福祉大学リハビリテーション学部理学療法学科 教授
北川知佳	きたがわ ちか	長崎呼吸器リハビリクリニックリハビリテーション科
稲員惠美	いなかず えみ	静岡県立こども病院リハビリテーション室
馬屋原康高	うまやはら やすたか	広島都市学園大学大学院保健学研究科 教授
近藤直樹	こんどう なおき	公益社団法人福岡県理学療法士会 専務理事
堺　裕	さかい ゆたか	帝京大学福岡医療技術学部理学療法学科 教授

「シンプル理学療法学シリーズ」監修のことば

　近年，超高齢社会を迎え，理学療法士の需要が高まるとともに，理学療法士養成校数・学生数が急激に増加した．現代の理学療法教育には，この理学療法士を目指す多くの学生に対する教育の質を保証し，教育水準の向上および均質化に努める責務がある．

　しかし既存の教科書は，教育現場の実際を重視するというよりも，著者の意向・考え方を優先するきらいがあり，各疾患別理学療法のアプローチを個々に暗記する形式のものが多い．一方で，学生には，学習した内容を単に"暗記する"ということだけではなく，"理解して覚える"ということが求められている．そのため講義で学んだ知識・技術を確実に理解できる新しい形の教科書が望まれている．そこで，これらを具現化したものが「シンプル理学療法学シリーズ」である．

　編集にあたっては本シリーズの特長を次のように設定し，これらを過不足のないように盛り込むことを前提とした．

1. 理学療法の教育カリキュラムに準拠し，教育現場での使いやすさを追求する．
2. 障害を系統別に分類し，障害を引き起こす疾患の成り立ちを解説した上で，理学療法の基礎的な指針を提示する．このことにより，基本的な治療原則を間違えずに，的確な治療方法を適応できる思考を養えるようにする．
3. 実際の講義に即して，原則として1章が講義の1コマにおさまる内容にまとめる．演習，実習，PBL（問題解決型学習）の課題を適宜取り込み，臨床関連のトピックスを「memo」としてコラム形式で解説する．また，エビデンスについても最新の情報を盛り込む．これらの講義のプラスアルファとなる内容を教員が取捨選択できるような構成を目指し，さらに，学生の自習や発展学習にも対応し，臨床に対する興味へつながるように工夫する．
4. 網羅的な教科書とは異なり，理学療法士を目指す学生にとって必要かつ十分な知識・技術を厳選する．長文での解説は避け，箇条書きでの簡潔な解説と，豊富な図表・写真を駆使し，多彩な知識をシンプルに整理した理解しやすい紙面構成になるように努める．
5. 学生の理解を促すために，キーワード等により重要なポイントがひとめでわかるようにする．また，予習・復習に活用できるように，「調べておこう」，「学習到達度自己評価問題」などの項目を設け，能動学習に便宜をはかる．

　また，いずれの理学療法士養成校で教育を受けても同等の臨床遂行能力が体得できるような，標準化かつ精選された「理学療法教育ガイドライン＝理学療法教育モデル・コアカリキュラム」となり得ることをめざした．これらの目的を達成するために，執筆者として各養成施設で教鞭をとられている実力派教員に参加いただいたことは大変に意義深いことであった．

　改訂第2版，改訂第3版では，以上の編集方針に加えて，わかりやすさを追求し紙面構成・デザインの一部変更を行い，視覚的理解の促進にいっそうの重点を置いた．

　シリーズ発刊から15年が経過し，このたび改訂第4版の刊行の運びとなった．改訂第4版では，これまで多くの支持を得ている本シリーズの基本方針はそのままに，古い記述を見直し，「理学療法士作業療法士国家試験出題基準令和6年版」に対応して現場の需要に沿った教科書であり続けるよう努めている．

　教科書の概念を刷新した本シリーズが，学生の自己研鑽に活用されることを切望するとともに，理学療法士の養成教育のさらなる発展の契機となることを期待する．

　最後に，発刊・編集作業においてご尽力をいただいた諸兄に，心より感謝の意を表したい．

令和4年11月　　　　　　　　　　　　　　　　　　　　埼玉県立大学名誉教授　細田 多穂

改訂第4版の序

 本書は，2010年4月の初版刊行以来，理学療法士養成校で小児理学療法学を学ぶ学生，小児の理学療法を担当する卒後間もない諸氏を対象とした，コンパクトでやさしい表現を採用した教科書であること，また教員が小児理学療法学を教授する内容が適正に収載されていることを執筆・編集の一貫したコンセプトとして，2014年3月に改訂第2版，2018年10月に改訂第3版を刊行しました．これまでの改訂の趣旨や今後の本書のあり方を熟思し，この度，改訂第4版の刊行となりました．

 今回の改訂では，前版までの使いやすく理解しやすい教科書であることを継承した上で，小児理学療法学の理解と発展につなげるためのブラッシュアップを目指しました．その主な改訂内容を以下に示します．

 1）採用者からいただいた意見や国家試験問題の調査に基づいて収載内容を再考しました．
 2）幾つかの章において経験豊富な新しい執筆陣を迎え，新しい視点での内容を執筆いただきました．
 3）本書内で使用する用語について，時代に合わせた用語に見直しました．

 これらの改訂により，読者のみなさんが小児理学療法学を理解する上で必要な知識を提供できる仕上がりになっています．

 小児理学療法学の学習において，初学者は乳幼児の発達の理論や特徴，障害を有する子どもの特徴や理学療法を具体的にイメージでき，理解につながることが求められます．さらに学生は，国家試験に臨むことになりますが，小児領域の問題の正確な理解につながる情報が十分に収載されていることも求められます．また，教授者にとっては，自身の臨床経験を活かしつつ，学習者の小児理学療法への興味・関心を掻き立てるような講義につながる，内容が充実し，使いやすい教科書であることが求められます．本書は，双方に求められるこれらの要素を網羅した一冊であると自負しています．

 本書が前版同様，あるいはそれ以上に多くの読者の必携書として活用され，小児理学療法学の理解と発展につながることを期待しております．

 本書初版の発刊以来，改訂第3版まで田原弘幸先生には編者としてご尽力いただきました．小児理学療法学を学ぶ上での礎を築いてくださったことと，これまでのご指導に対して深く感謝申し上げます．

 最後になりましたが，南江堂の植田穂香氏，内田慎平氏，野村真希子氏，吉野正樹氏には改訂第4版の刊行にあたりご尽力いただきましたこと，御礼申し上げます．

　令和6年7月

編者を代表して　坂上　昇

初版の序

　2009年を象徴する漢字として「新しいこと」に期待し，希望を抱いた1年ということで，漢字一字「新」が選ばれました．日本政府は，身体障害など「障害者」の定義を抜本的に見直すとの記事が，2010年1月11日のメディアに掲載されました．これまでの個人の問題として心身の機能に注目する「医学モデル」から社会の側の問題を重視した「社会モデル」への転換が狙いで，「障がい者制度改革推進本部」内で議論に入るそうです．小児疾患の理学療法の周りでも新しい流れが起こっています．2009年，日本リハビリテーション医学会診療ガイドライン委員会脳性麻痺リハビリテーションガイドライン策定委員会編集の下「脳性麻痺リハビリテーションガイドライン」が発刊されました．

　このような新しい流れの中で，学生がわかる本，親しめる本を目指して企画しました『シンプル理学療法学シリーズ　小児理学療法学テキスト』が上梓の運びとなりました．本書は2部から構成され，第1部「正常発達」では，正常運動発達と姿勢反射について講義と実習を通して学習するとともに，それらの関連について理解できることを目標としています．他の教科と重複するところもありますが，多くの章を割きました．第2部「運動機能発達障害」では，運動機能発達障害を呈する疾患として，主に脳性麻痺と二分脊椎症，進行性筋ジストロフィーなどの代表的な小児疾患を取り上げて，疾患と障害の基本的理解から理学療法の実際までについて，これまでの理論と技術に加えて，可能な限り最新の知見と介入方法を学習できるように構成しました．また，小児特有の呼吸機能の概要，呼吸機能障害から理学療法までを総括的に学習できるように，小児の呼吸障害として章立てしました．加えて，これからの理学療法を見据え，エビデンスの概念を理解し，読み取ることができることを目標に，新しい試みとして小児理学療法のエビデンスを章立てしました．本書は全18章から成りますが，1章を講義1コマ分相当として30時間15コマの講義に対応できることを想定していますので，教科書としてご利用いただく際には，教員のご裁量で章を選択してシラバスを作成していただければと思います．

　このように，本書は，学生が興味をもって学び，"理解して覚える"ことができ，臨床へとつながることを意図した教科書です．講義を担当される教員や学生諸君に役立てていただければ幸いです．

　最後に，本書の発刊にあたり惜しみない尽力をいただいた南江堂の多田哲夫氏，森　千香氏，山内加奈子氏そして吉野正樹氏に深謝の意を表します．

　平成22年1月

編者を代表して　田原　弘幸

目 次

第Ⅰ部　定型発達

1 運動発達 胎児期・新生児期から歩行獲得まで　坂上 昇　3

- A　運動発達　3
- B　胎児期，新生児期，乳児期の運動発達　5
  - ①　粗大運動の発達　5
  - ②　微細運動の発達　13

2 発達・運動発達の評価　坂上 昇　16

- A　発達評価　16
- B　発達検査と運動発達検査，その他の検査　17
  - ①　発達検査　17
  - ②　運動発達検査　19
  - ③　脳性麻痺に対する評価　25
  - ④　日常生活および能力障害の評価　32
  - ⑤　筋緊張低下の症状に対する検査　36

3 運動発達の理論　重島晃史　38

- A　運動発達理論とは　38
- B　脳の機能の発達　39
- C　神経学的，生物学的背景に基づく運動発達理論　40
  - ①　神経成熟理論　40
  - ②　神経細胞集団選択理論　43
- D　行動学的背景に基づく運動発達理論　44
  - ①　ダイナミックシステム理論　44
  - ②　行動分析学に基づいた運動発達理論　46
  - ③　アフォーダンス　47
- E　臨床的意義　48

4 姿勢反射の発達①　正常姿勢反射と運動発達　大城昌平　51

- A　姿勢反射の発達　51
  - ①　原始反射　51
  - ②　脊髄レベルの反射　51
  - ③　脳幹レベルの反射　52
  - ④　中脳レベルの反応　52
  - ⑤　大脳皮質レベルの反応　52
  - ⑥　検査にあたっての留意事項　53
- B　姿勢反射と検査方法　53
  - ①　脊髄レベル　53
  - ②　脳幹レベル　56
  - ③　中脳レベル　59
  - ④　皮質レベル　62
  - ⑤　その他の姿勢反応　64
- C　姿勢反射と運動発達の関係　64
  - ①　出生〜生後3ヵ月　64
  - ②　生後3〜6ヵ月　64
  - ③　生後6〜9ヵ月　66
  - ④　生後9〜12ヵ月　66

5 姿勢反射の発達②　異常姿勢反射と運動発達障害　大城昌平　67

- A　脳性麻痺児の異常姿勢反射と運動発達障害　67

- B 脳性麻痺児の原始反射と運動発達障害 …… 70
  - ① 非対称性緊張性頸反射（ATNR） …… 70
  - ② 緊張性迷路反射（TLR） …… 71
  - ③ 対称性緊張性頸反射（STNR） …… 72
  - ④ 陽性支持反射（PSR） …… 72
  - ⑤ 交叉性伸展反射 …… 73
  - ⑥ モロー反射 …… 73
  - ⑦ ガラント反射（側彎反射） …… 74
  - ⑧ 連合反応 …… 74

第Ⅱ部 運動発達障害

6

脳性麻痺総論 …………… 烏山亜紀 77

- A 脳性麻痺の定義 …… 77
- B 脳性麻痺の疫学 …… 78
- C 脳性麻痺の原因と病理 …… 78
  - ① 胎生期要因 …… 78
  - ② 周産期要因 …… 79
  - ③ 周産期〜出生後要因 …… 80
- D 脳性麻痺の分類 …… 81
  - ① 障害部位による分類 …… 81
  - ② 筋緊張異常や運動障害による分類 …… 81
- E 脳性麻痺の症状と二次障害 …… 83
  - ① 二次障害 …… 83
- F 理学療法評価 …… 85
  - ① 情報収集 …… 85
  - ② 理学療法評価 …… 86
  - ③ 評価結果の統合と解釈 …… 88
- G 理学療法（治療） …… 89
  - ① 年齢による理学療法の考え方 …… 89
  - ② 機能に対するアプローチ …… 90
  - ③ 能力・活動に対する介入 …… 91

TOPICS | 脳性麻痺の筋緊張異常に対する治療 …………… 小塚直樹 93

- ・脳性麻痺（CP）のジストニアに対する治療 …… 93

7

脳性麻痺①
痙直型四肢麻痺 …………… 森田正治 95

- A 痙直型四肢麻痺とは …… 95
- B 臨床症状，異常運動発達 …… 95
  - ① 乳幼児期 …… 95
  - ② 学童期 …… 96
  - ③ 学童期以降 …… 99
  - ④ 変形，拘縮 …… 101
  - ⑤ 痙直型四肢麻痺における股関節脱臼 …… 101
- C 評価のポイント …… 102
  - ① 臥位姿勢 …… 102
  - ② 座位姿勢 …… 103
  - ③ 立位姿勢 …… 103
  - ④ 移動動作 …… 103
- D 理学療法 …… 104
  - ① 臥位姿勢 …… 104
  - ② 座位姿勢 …… 104
  - ③ 立位姿勢 …… 105
  - ④ 移動動作 …… 105

7-1 | ケーススタディ
痙直型四肢麻痺 …………… 阿部光司 108

- A 症　例 …… 108
- B 理学療法評価 …… 108
- C 理学療法 …… 111

8

脳性麻痺②
痙直型両麻痺 …………… 鶴崎俊哉 112

- A 痙直型両麻痺とは …… 112
- B 臨床症状，異常運動発達 …… 112
  - ① 臨床症状 …… 112
  - ② 異常運動発達 …… 113
- C 評　価 …… 118
  - ① 重症度評価，および運動能力評価 …… 118
  - ② 運動発達検査 …… 118
  - ③ 姿勢・動作分析 …… 118

- ④ 姿勢反射検査 …… 118
- ⑤ 神経学的検査 …… 119
- ⑥ 関節可動域（ROM）検査，および形態計測 …… 119
- ⑦ 筋力検査 …… 119
- ⑧ 日常生活活動（ADL）検査 …… 119
- ⑨ その他の情報 …… 120
- ⑩ 統合と解釈 …… 120
- D 理学療法 …… 120
  - ① 目標の設定 …… 120
  - ② 運動発達の促進 …… 121
  - ③ 学齢期以降の理学療法 …… 125

8-1 ケーススタディ
両麻痺児の成長と歩行・移動能力
漆川沙弥香　126

- A 症例 …… 126
- B 理学療法評価 …… 126
  - ① 全体像 …… 126
  - ② 関節可動域（ROM） …… 126
  - ③ 筋緊張 …… 126
  - ④ 姿勢，動作 …… 127
- C 現在の問題点，および統合と解釈 …… 127
- D 理学療法 …… 127

8-2 ケーススタディ
脳室周囲白質軟化症
儀間裕貴　129

- A 症例 …… 129
- B 理学療法評価 …… 129
  - ① 全体像 …… 129
  - ② 日常生活活動（ADL） …… 130
  - ③ 筋緊張 …… 130
  - ④ 姿勢 …… 130
  - ⑤ 歩行 …… 130
- C 問題点と理学療法プログラム …… 131
  - ① 新生児期 …… 131
  - ② 乳児期 …… 132
  - ③ 幼児期 …… 133
  - ④ 学童期 …… 133

9

脳性麻痺③
痙直型片麻痺
宮城島沙織　134

- A 痙直型片麻痺とは …… 134
- B 痙直型片麻痺の臨床症状，発達の特徴 …… 135
  - ① 新生児〜乳児期早期 …… 135
  - ② 乳児期後期〜幼児期 …… 135
  - ③ 学童期〜思春期 …… 136
- C 評価 …… 136
  - ① 運動発達検査 …… 136
  - ② 神経学的評価，とくに筋緊張（痙縮）の評価 …… 137
  - ③ 身体構造の評価 …… 137
  - ④ 姿勢反応検査 …… 137
  - ⑤ 姿勢・動作分析，バランス評価 …… 137
  - ⑥ 運動能力評価 …… 137
  - ⑦ 日常生活活動など活動，参加に関する評価 …… 138
  - ⑧ 評価の統合と解釈 …… 138
- D 理学療法 …… 138
  - ① 乳幼児〜幼児期 …… 138
  - ② 幼児期後期・学齢期以降 …… 140
- E 装具療法 …… 141

9-1 ケーススタディ
学童期の片麻痺児
西部寿人　143

- A 症例 …… 143
- B 理学療法評価 …… 143
  - ① 全体像 …… 143
  - ② 筋緊張（安静背臥位） …… 144
  - ③ 姿勢動作分析と動作時緊張 …… 144
- C 現在の問題点，および統合と解釈 …… 144
- D 理学療法とポイント …… 145

10

脳性麻痺④
アテトーゼ型 ...... 小塚直樹 147

- A アテトーゼ型の脳性麻痺（CP）とは 147
- B アテトーゼ型脳性麻痺の臨床症状 148
- C アテトーゼ型の異常運動発達 149
  - ① 出生時〜新生児期（生後1ヵ月） 149
  - ② 乳児期（0〜3歳） 150
  - ③ 幼児期（4〜6歳） 150
  - ④ 学齢期（7歳以降） 152
  - ⑤ 成人期（18歳以降） 153
- D 評 価 153
- E 具体的な評価項目 154
  - ① 運動発達評価 154
  - ② 粗大運動機能評価 154
  - ③ 姿勢，および運動の分析と日常生活動作の評価 154
  - ④ 筋緊張検査，深部腱反射と病的反射の評価 155
  - ⑤ 原始反射と姿勢反応評価 156
  - ⑥ 協調性検査 156
  - ⑦ 関節可動域（ROM）検査 156
- F 各時期における評価項目の選択 156
  - ① 乳児期 156
  - ② 幼児期 157
  - ③ 学齢期 157
  - ④ 成人期 157
- G 理学療法 158
  - ① 乳児期 158
  - ② 幼児期 159
  - ③ 学齢期 161
  - ④ 成人期 161

10-1 ケーススタディ
緊張型アテトーゼ ...... 松岡美紀 162

- A 症 例 162
- B 理学療法評価 162
  - ① 全体像 162
  - ② 筋緊張（安静背臥位） 162
  - ③ 姿勢・動作分析（割り座にて） 163
- C 現在の問題点，および統合と解釈 163
- D 理学療法：その際苦労した点，工夫した点 163

10-2 ケーススタディ
純粋型（非緊張型）アテトーゼ ...... 井上和広 165

- A 症 例 165
- B 臨床像 165
- C 現在の問題点 165
- D 理学療法 166

11

子どもの整形外科疾患 ...... 横井裕一郎 168

- A 二分脊椎 168
  - ① 原因と臨床像 168
  - ② 理学療法評価 170
  - ③ 理学療法とその方針 173
  - ④ まとめ 176
- B ペルテス病 176
  - ① 原因と臨床像 176
  - ② 理学療法評価 176
  - ③ 理学療法とその方針 178
  - ④ 装具療法と手術療法 179
  - ⑤ まとめ 179
- C その他の小児整形外科疾患 179
  - ① 骨形成不全症（OI） 179
  - ② 軟骨無形成症 180
  - ③ 多発性関節拘縮症（AMC） 180
  - ④ 発育性股関節形成不全（DDH） 180
  - ⑤ 先天性内反足 181

12

知的障害児およびその他の発達障害児 ...... 押木利英子 182

- A 知的障害 182

- 1 精神遅滞の定義 …………………… 182
- 2 発生頻度と要因による分類 ………… 183
- 3 知的障害の一般的な特徴 …………… 184
- 4 小児理学療法の対象になる知的障害児の臨床像 …………………… 184
- B 発達障害（知的障害と関連する障害）…… 185
  - 1 自閉スペクトラム症 ………………… 185
  - 2 学習障害（LD）……………………… 186
  - 3 注意欠如多動性障害（ADHD）……… 186
  - 4 発達性協調運動障害（DCD）………… 187
- C 知的障害児の生活と療育 …………… 187
- D 評価 ………………………………… 189
  - 1 観察評価 …………………………… 189
  - 2 知的発達を含む全般的な発達検査 … 189
  - 3 知能検査 …………………………… 189
  - 4 日常生活活動（ADL）評価 ………… 190
- E ダウン症候群 ………………………… 190
- F ダウン症児の成長各期における運動発達の特徴 ………………… 190
  - 1 全般的な特徴 ……………………… 190
  - 2 新生児期 …………………………… 190
  - 3 乳児期 ……………………………… 191
  - 4 幼児期前期 ………………………… 191
  - 5 幼児期後期 ………………………… 191
  - 6 就学, 学齢期 ……………………… 191
  - 7 青年期 ……………………………… 192
- G ダウン症児の理学療法 ……………… 192
  - 1 理学療法の基本的な考え方 ……… 192
  - 2 治療アプローチの実際 …………… 193

13

子どもの遺伝性疾患 …………… 中 徹 197

- A 遺伝性疾患の多様性 ………………… 197
- B 遺伝性疾患と遺伝異常の種類 ……… 197
- C 遺伝性疾患における筋疾患の分類 … 198
- D デュシェンヌ型筋ジストロフィー（DMD）…………………………… 199
  - 1 病態 ………………………………… 199

- 2 理学療法評価 ……………………… 206
- 3 理学療法の実施 …………………… 207
- 4 DMDの装具療法, 生活支援用具 … 208
- E その他の遺伝性疾患 ………………… 208
  - 1 福山型先天性筋ジストロフィー（FCMD）…………………………… 208
  - 2 ベッカー型筋ジストロフィー（BMD）…… 209
  - 3 顔面肩甲上腕型筋ジストロフィー（FSHD）…………………………… 209
  - 4 肢帯型筋ジストロフィー（LGMD）…… 209
  - 5 先天性筋強直性ジストロフィー（CMyD）…………………………… 209
  - 6 脊髄性筋萎縮症（SMA）…………… 210

13-1 | ケーススタディ
筋疾患児の呼吸障害
……………… 三浦利彦, 鈴木 翔 212

- A 症例 ………………………………… 212
- B 理学療法評価 ……………………… 212
  - 1 日常生活活動（ADL）……………… 212
  - 2 関節可動域（ROM）（R/L）………… 212
  - 3 徒手筋力検査（MMT）……………… 212
  - 4 6分間歩行試験 …………………… 212
  - 5 脊柱変形 …………………………… 213
  - 6 呼吸機能評価 ……………………… 213
- C 現在の問題点, および統合と解釈 … 214
  - 1 統合と解釈 ………………………… 214
  - 2 問題点 ……………………………… 214
- D 理学療法 …………………………… 214
  - 1 四肢体幹の機能障害に対するアプローチ … 214
  - 2 呼吸機能, 咳機能低下に対するアプローチ …………………………… 215
  - 3 生活環境, 就学援助に対するアプローチ … 215

14

重症心身障害児（者）……… 奥田憲一 216

- A 重症心身障害児（者）とは ………… 216
  - 1 定義 ………………………………… 216

②　原　因……………………………… 217
　③　重症心身障害児（者）の人数…… 217
B　重症心身障害児（者）の臨床像…… 217
　①　大島の分類…………………………… 217
　②　動く重症児（者）…………………… 217
　③　超重症児（者）……………………… 218
　④　臨床上の問題点…………………… 219
　⑤　合併症と随伴症状………………… 221
C　重症心身障害児（者）の理学療法評価
　　………………………………………… 222
　①　理学療法評価における留意点…… 222
　②　姿勢・運動発達…………………… 222
　③　筋緊張……………………………… 222
　④　変形，拘縮………………………… 222
　⑤　呼吸機能評価……………………… 223
　⑥　摂食・嚥下機能評価……………… 224
　⑦　日常生活活動（ADL）評価……… 224
　⑧　コミュニケーション機能評価…… 224
D　重症心身障害児（者）に対する理学療法
　　………………………………………… 224
　①　2つの「障害」……………………… 224
　②　「三間表」…………………………… 225
　③　ICFと「環境因子」………………… 226
　④　ICFを用いた理学療法効果の考え方
　　　（ケースの想定）…………………… 227

15

子どもの呼吸障害 …………… 北川知佳　230

A　子どもの呼吸機能障害の特徴……… 230
　①　拘束性換気障害……………………… 231
　②　閉塞性換気障害……………………… 232
　③　中枢性低換気………………………… 233
B　呼吸障害の評価……………………… 233
　①　視診，触診…………………………… 233
　②　聴　診……………………………… 234
　③　動脈血酸素飽和度（SpO_2）……… 234
　④　姿勢の評価………………………… 235

　⑤　その他（神経筋疾患による呼吸機能評価）
　　………………………………………… 235
C　呼吸理学療法の進め方……………… 235
　①　ポジショニング…………………… 235
　②　排痰法（体位ドレナージ）……… 237
　③　気管吸引…………………………… 237
　④　呼吸介助法………………………… 238
　⑤　柔軟性，可動性の維持…………… 239
　⑥　その他……………………………… 239

15-1｜ケーススタディ
NICUの早産低出生体重児
　　………………………………稲員恵美　240

A　症　例……………………………… 240
B　理学療法評価……………………… 240
C　統合と解釈………………………… 242
D　理学療法…………………………… 244

15-2｜ケーススタディ
重症心身障害児（GMFCS V）
　　……………………………………… 245

A　症　例……………………………… 245
B　理学療法評価……………………… 245
C　現在の問題点および統合と解釈…… 247
D　理学療法…………………………… 249

16

運動発達障害の療育体系と療育指導および支援教育 …… 馬屋原康高　250

A　療育の歴史と理念…………………… 250
　①　療育の理念とその変遷…………… 250
　②　療育の歴史と関連法規の成り立ち… 251
　③　学校保健…………………………… 254
B　障害児への主な行政サービス……… 255
　①　障害児の定義（児童福祉法第4条2項）…… 255
　②　相談，支援………………………… 255
　③　障害者手帳………………………… 256
　④　自立支援医療制度………………… 256
　⑤　経済的援助………………………… 256

- ⑥ 補装具，日常生活用具 …………… 257
- ⑦ 早期発見，早期療育 ………………… 257
- ⑧ 児童発達支援 ………………………… 257
- C 学校保健・特別支援教育とは ………… 259
  - ① 特別支援教育 ………………………… 259
  - ② インクルーシブ教育 ………………… 261
  - ③ 学校保健 ……………………………… 261
- D 具体的な療育 …………………………… 262
  - ① 新生児期 ……………………………… 262
  - ② 乳児期 ………………………………… 262
  - ③ 幼児期 ………………………………… 263
  - ④ 学齢期 ………………………………… 264
  - ⑤ 青年〜成人期 ………………………… 265

16-1 | ケーススタディ
障害児の地域リハビリテーション，訪問リハビリテーション …… 近藤直樹 267

- A 地域・訪問リハビリテーションの依頼内容 ………………………………………… 267
- B 症例 ……………………………………… 267
- C 学校の物的環境評価についての助言ならびに指導 …………………………… 268
- D 理学療法士による支援 ………………… 270

17 小児理学療法のエビデンス
…………………………………… 堺　裕 271

- A 科学的根拠に基づく医療におけるエビデンス ……………………………… 271
- B 研究デザイン …………………………… 272
  - ① システマティックレビューとメタアナリシス ………………………………… 272
  - ② 介入研究 ……………………………… 272
  - ③ 観察研究 ……………………………… 273
  - ④ 1症例の研究法 ……………………… 274
- C 脳性麻痺児における理学療法の推奨グレードとエビデンス ………………… 274
  - ① 評　価 ………………………………… 277
  - ② 運動療法 ……………………………… 277
  - ③ 術後の理学療法 ……………………… 278
- D ライフスパンからみた評価と運動療法のエビデンス ………………………… 279
  - ① 新生児期 ……………………………… 279
  - ② 乳幼児期 ……………………………… 280
  - ③ 学童期 ………………………………… 281
  - ④ 青年期 ………………………………… 281
- E 現在の小児理学療法のエビデンスの動向 …………………………………………… 282

TOPICS | ガイドラインに基づいた小児理学療法の方針の立て方 …… 283

参考文献 …………………………………… 285

学習到達度自己評価問題の解答 ……… 290

索　引 ……………………………………… 294

本書内の参考資料 📋 のご案内
　一覧表などの参考資料（目次の 📋 マーク）は南江堂ホームページにてご覧ください．
　URL <http://www.nankodo.co.jp/g/g9784524204533/>

本書内のアイコン 🐧 のご案内
　国家試験問題への対策としてとくに重要なポイントには，本文にアンダーラインをひき，その脇にアイコン 🐧 を掲載しています．

第Ⅰ部

定型発達

1 運動発達　胎児期・新生児期から歩行獲得まで
2 発達・運動発達の評価
3 運動発達の理論
4 姿勢反射の発達① 正常姿勢反射と運動発達
5 姿勢反射の発達② 異常姿勢反射と運動発達障害

赤ちゃんや子どもと接するときの心構え
まず，最初に

「赤ちゃんや子どもとうまく接することは難しい」と感じている人が多いかもしれませんが，それはもしかしたら学生（大人）の立場，都合で接しようとしているからではないでしょうか．

多くの赤ちゃんが，最初に接する人（大人）はお母さんで，そのお母さんは喜びにあふれたやさしい微笑みでもって一緒に生活しています．このような毎日の生活ですから，赤ちゃんにとってまわりの人の笑顔は"普通"なのです．という訳で，まわりの人の微笑んでいない顔は，変な顔して怒っているように見えてるのかもしれません．だから，初対面，あるいは，まだ信頼関係ができていない子どもと接するときには笑顔で接すればよいといえそうです．

次に，子どもに安心感をもってもらうこと

障害をもつ子どもにとって医療の場は，緊張して自分が思っていることを発信しづらい場所だといえます．「四つ這いしてくれる？」「どうしてしてくれないの？」などの直接的な問いかけよりも，①気持ちを伝えやすくなる時間（反応を待てるかなど），②場所（子どもとの距離，姿勢などの位置関係），③かかわりづくり（声の大きさ，表情，口調など）が大切です．子どもは安全だと思うスペースやペースを守ってあげることで，安心感をもって動けるという気分を感じることができると思います．

子どもの理学療法を学習するにあたって
子どもの理学療法の第一歩は，子どもについての情報を得ることから始まります．

1）子どもの全体を知ること
　理学療法だから運動について理解すればいいと思いがちですが，子どもの発達は運動だけでなく視覚，聴覚，情緒，認知，社会性なども含めて全体的にみることが必要です．

2）定型発達，とくに運動発達についての知識を学修すること
　正常という基準があってはじめて，障害の内容がわかります．どのような運動項目が，どのようにして獲得されるかについて反射・反応との関連から理解することが必要です．

3）子どもの健康状態を把握すること
　睡眠・食事・排泄などの基本的生活リズムを把握することが大切です．そして，子どもが理学療法に参加し，その結果を生活に般化していけるように身体状況を可能な限り整えてやることが必要です．

4）子どものありのままを観察すること
　障害をもつ子どもの運動上の問題は自発運動の中に反映されているはずですから，可能な限り自発的な運動を観察することが必要です．

5）「できること」「よい点」を見出すこと
　「できること」「よい点」を見いだし，褒めてあげることは子どものやる気を高め，結果として「できないこと」や「異常」を改善することにつながるという考えが必要です．

定型発達

1 運動発達
胎児期・新生児期から歩行獲得まで

一般目標
- 胎児期・新生児期から1歳（歩行獲得）までの定型運動発達を理解する．

行動目標
1. 胎児期・新生児期から1歳（歩行獲得）までの粗大運動の発達の過程について説明できる．
2. 胎児期・新生児期から1歳までの巧緻運動の発達の過程について説明できる．

調べておこう
- 新生児期から1歳（歩行獲得）までの粗大運動発達について調べよう．

A 運動発達

- 理学療法は多くの疾患を治療対象としており，小児疾患としては脳性麻痺に代表される中枢神経疾患のほかにも多くの疾患があげられる．
- 理学療法の対象となる小児疾患の原因は，胎生期*，周産期，出生後に発生し，それがその後の発達に大きな影響を及ぼし，定型発達から逸脱した発達過程を引き起こす．
- 障害をもつ発達途上の子どもに理学療法を施行する場合，発達の異常性を的確にとらえる評価能力が必要であり，そのためには定型発達を知っておくことが必須である．
- 人間の発達は，受精に始まり，加齢に伴って遺伝的要因と種々の環境的要因とが相互に関連することによって起こり，一定の法則性（方向性）をもった心身の機能および構造の分化，複雑化，さらに統合化されていく過程である．
- 発達には大きく分けて**運動発達** motor development と**精神発達** mental development が含まれる．
- 運動発達とは，加齢に伴って人間，主に乳幼児の運動行動が変容していく過程のことをいい，**粗大運動** gross motor movement や**微細運動** fine motor movement に分けられる．
- 粗大運動とは，頸定（首のすわり），おすわり，寝返り，腹這い，歩行，片足立ち，階段昇降などの全身運動のことをいう．
- 微細運動とは，手を伸ばす，握る（つまむ），離すなどの基本動作と物や道具

＊**胎生期と胎児期** 受精から出生するまでの期間を胎生期という．その胎生期は，卵体期（細胞期），胎芽期，胎児期の3期に分けられる．胎児期は，第9週から出生するまでの期間に相当する．この胎児期では，先の2期で形成された諸器官が形態的，機能的に成熟し，胎児が出生に向けて発育・発達していく．

を操作する応用動作といった上肢の運動をいう．

a. 発達，成長，成熟，発育
- 言葉の定義は諸家により若干の異なりがあるが，おおよそ以下のように整理される．

①発達 development
- 加齢とともに起こる生体の有する構造や機能の分化，複雑化，さらに統合化されていく過程．機能的変化といえる．

②成長 growth
- 生体の組織，器官，形態の長さ，重さ，容積などの量的増大の変化を伴う過程．形態的変化といえる．

③成熟 maturation
- 発達と成長によって，生体が安定した（質的に充実した）構造と機能を備えていくことをいう．

④発育 growth and development
- 成長と同義語として用いられることもあるが，成長と発達を統合した概念である．

b. 運動発達の原則
- 出生後の運動発達，とくに新生児期，乳児期のおよそ1年間の運動発達は，大きな変化を遂げる．
- この大きな変化には，いくつかの法則性がある．この法則性についてはさまざまな考え方があるが，一般的に認知されている原則的なものを以下にあげる．

①発達の方向性
- **頭部から尾部へ（発達の頭尾律 cephalocaudal direction）**
  運動発達が頭から尾（足）に向かって進むことである．たとえば，乳児は頭をあげることができるようになり（頸定の獲得），腕を使うことができるようになり，座ることができ，這い，そして立つことができる．

- **近位から遠位へ proximo-distal direction**
  運動発達が身体の中心の部位から身体の末梢に向かって進むことである．たとえば，肩甲帯の固定性が得られて，腕，そして手が随意的に使えるようになり，さらに指先の複雑で多様な使用が可能となる．

- **粗大から微細へ**
  身体全体を使う粗大な全身運動から，目的的で個別的な運動に進む．上肢でいうと，腕全体を使った把持から，全体的なパターンから分離した手での把持が可能となる．

②発達の順序性
- 運動発達は遺伝的情報に従い，中枢神経系の成熟と関連して規則的な順序をもって進む．しかし，それにはある程度の個体差が存在する．
- 歩行にいたるまでの順序性は，頸定→寝返り→座位→立位→歩行という経過をたどる．

③発達の臨界期 critical period
- ヒトの身体的・精神的発達過程においては，決定的に重要な時期があるとされ，その時期を逸するとその後の定型発達に影響を及ぼす特定の時期のことを**臨界期**という．
- 情緒的・社会的発達や言語の習得に関する領域において，その影響は顕著であるといわれている．

B　胎児期，新生児期，乳児期の運動発達

- 約40週という胎生期を経て，胎児はわれわれと同じ環境に生まれてくる．
- 胎児期の初期（9〜10週）には，胎児の自発的な運動が確認されるようになる．これらの運動は，1歳まで定型発達している乳児において容易に観察される．
- デヴリーズ（de Vries）らは，胎児の最初の運動としてゆっくりと首を伸展する動き slow neck extension が7週から7.5週において確認され，8週の在胎齢での驚愕 startle と全体的な運動 general movement に続くことを報告している．
- 胎児運動 fetal locomotion の発達において，胎児は胎生9週から12週の短期間の間に四足歩行から二足歩行へいたる系統発生学的発達過程を再現するといわれ，11週と12週において匍匐運動と歩行様運動を示すことが報告されている．
- 胎児は胎内において多くの自発運動を行っており，新生児として生まれてくるころには多くの運動レパートリーが獲得されている．
- ヒトの発達は，母親の胎内における胚芽期，胎芽期，胎児期を経て出生後の新生児・乳児期へと連続して展開される過程であり，胎児期における自発運動の欠乏が新生児期以降の運動発達に影響を及ぼす．
- ヒトの新生児は未成熟な状態で生まれ，その後さまざまな姿勢の保持や体位変換，そして運動が可能となり，約1年という期間を経て立位を獲得して，歩行が可能となる．
- 新生児，乳児の運動発達の背景には，中枢神経系の発達（成熟）が大きく関連している．
- 中枢神経系の構造と機能の発達（成熟）につれて，新生児，乳児の運動発達が進み，子どもが示す姿勢，運動が変化していく．
- 以下に，新生児から生後1年までの粗大運動と微細運動（とくにつまみ動作）の発達過程を示す．

1 粗大運動の発達

a. 背臥位（図1-1）
①新生児期
- 頭部は正中位で保持することができず，どちらか一方を向いている．
- **屈曲（屈筋）優位**で，上下肢は**半屈曲姿勢**である．
- 上肢は，肩関節がわずかに内転，外旋して体幹に近接し，肘関節屈曲，前腕回

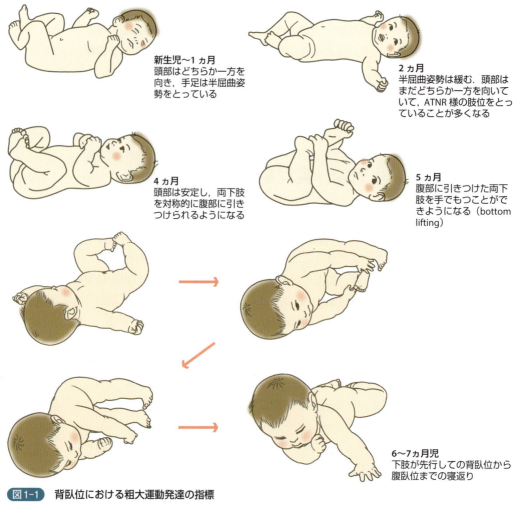

図1-1 背臥位における粗大運動発達の指標

内位にあり，手指は握りしめている．
- 下肢は，股関節が屈曲，外転，外旋，膝関節が屈曲，足関節が背屈しており，大腿部は床に接していない．
- この肢位から，股関節の外転と外旋の角度はある程度維持しながら，股関節と膝関節は屈曲と半伸展の間で交互にキッキング動作（蹴り運動）がみられる．

② 1ヵ月児
- 頸部の運動性が増大し，頭部はさらに側方に回旋している．そのため，頭部が正中位に位置することはない．
- このころより，上下肢ともに屈曲（屈筋）優位の状態が減弱し始める．
- 上腕は体幹から少し離れ，肩関節の外転，外旋，肘関節の伸展，手指の伸展の動きがみられるようになる．
- 下肢は，股関節の屈曲が減少し，外転と外旋の可動性が増大する．
- キッキング動作において，股関節と膝関節の伸展方向への運動性が増大し（完全な伸展はできない），交互性のキッキングだけでなく両側性のキッキングもみられるようになる．

③ 2ヵ月児
- 頭部の運動性はさらに増大するが，正中位での保持は困難で，左右どちらかに回旋していることが多い．
- ただし，追視の過程において頭部を正中線上で短時間保持することはできる．
- 非対称性緊張性頸反射（ATNR）が最も顕著に認められる時期であり，特有の非対称性姿勢を示していることもあるが，それは支配的なものでなく，頭部の位置に関係なく，上下肢を動かすことができる．
- 上肢は，肩関節の外転や外旋，肘関節の伸展，手指の伸展の運動性が増大してくる．
- キッキング動作は交互性が減少し，対称的な両側性のキッキングが顕著となる．
- 両側性キッキングにおいて，屈曲してきたときに足部どうしが触れるようになる．

ATNR : asymmetrical tonic neck reflex

④ 3ヵ月児
- <u>頭部の正中位での保持が可能となり，対称的な姿勢，運動の発達に重要な**正中位指向** midline orientation が進展してくる．</u>
- 頭部を自由に左右に回旋でき，180°の追視を行うことができる．
- 顔や頭に手をもっていったり，着ている服を引っぱったりすることもできるようになる．
- 下肢は，安静時には両下肢が対称的に**開排位***をとっている．
- キッキング動作は頻繁になり，空中だけではなく床面を蹴ることもある．
- 2ヵ月の時点でみられ始めた両下肢を腹部に引きつけて両足を合わせる動きが頻繁となる．

memo
正中位指向
左右対称的な，正中線上での遊び，左右の手を合わせたり，口に入れたりして遊ぶ．生後3ヵ月の発達指標となる．ATNRが強く影響する場合には，発達が阻害される．

***開排位** 背臥位で股・膝関節を屈曲し，さらに股関節を外転・外旋して，大腿と下腿の外側が床面に接触するような下肢の状態．

⑤ 4ヵ月児
- 頭部の正中位保持は安定し，背臥位における頭部のコントロールはさらに向上する．
- 上肢は，肩甲帯周囲筋群のコントロールが増大し，多様な肢位をとることが可能となってくる．
- この時期は強い対称性の下肢の運動を行っていることが多いが，一側は屈曲位で一側が伸展位といった非対称的な肢位をとっていることもある．
- 4ヵ月で，背臥位から側臥位までの寝返りがみられるようになる．

⑥ 5ヵ月児
- 頸部を屈曲し，頭部をわずかに床から持ち上げることができるようになる．
- 下肢は，対称的な動きや左右非対称な動きといった多様な動きができるようになる．
- また，腹部に引きつけた両下肢の足部を手でもつことができるようになる（bottom lifting）．
- <u>**下肢の分離運動**がみられるようになり，両足部を床につけ殿部を持ち上げる運動（ブリッジ動作）も行うようになる．</u>

memo
分離運動
これまでの月齢の乳児の下肢の動きは，股関節・膝関節・足関節が屈曲なら全関節が屈曲方向，伸展なら全関節が伸展方向に動き，各関節の個別な運動が認められない．それに対してブリッジ動作では，股関節は伸展，膝関節は屈曲，足関節はやや底屈というように，各関節の個別な運動の組み合わせが必要となる．
このような，他の関節の肢位の影響を受けない各関節ごとに行われる運動を分離運動という．

⑦ 6〜7ヵ月児
- 頭部のコントロールは十分に発達し，頭部を床からしっかりと挙上することが

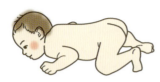
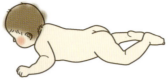
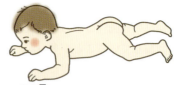
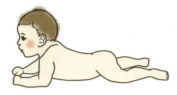
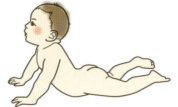
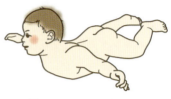
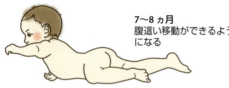
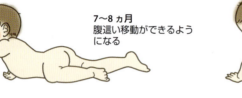

新生児～1ヵ月
頭部はどちらか一方を向き，両下肢は腹部の下に敷き込んだ姿勢をとる

2ヵ月
頭部を正中位で45°程度まで挙上し，短時間保持できる

3ヵ月
両肘で体重を支持した肢位（on elbows）をとれるようになり，頭部を正中位で45～90°まで挙上し，保持できる

4ヵ月
安定した肢位（on elbows）をとれるようになる

5ヵ月
両肘を伸展して，両手掌で体重支持した肢位（on hands）をとれるようになる

6ヵ月
ピボットプローンの肢位をとるようになる（pivot prone，飛行機肢位 airplane posture）

7～8ヵ月
腹這い移動ができるようになる

8～9ヵ月
四つ這い移動ができるようになる

図1-2 腹臥位における粗大運動発達の指標

できるようになる．
- 手でもった足を口にもっていく動作もみられるようになる．
- 一側の足を反対側の膝や下腿の上に置いたりもできるようになる．

- 背臥位から腹臥位への**寝返り**が完全に行えるようになる．

b. **腹臥位**（図1-2）

①**新生児期**
- 頭部は横向きでどちらか一方を向いているが，瞬間的に挙上して頭部の向きを変えることはできる．
- **屈曲（屈筋）優位**で，上下肢は**半屈曲姿勢**である．
- 上肢は，肩関節が屈曲，内転して体側に位置するか，前腕部を胸部の下に敷き込んだ姿勢をとる．
- 下肢は，股関節屈曲，わずかに外転，外旋，膝関節屈曲，足関節は背屈して，両膝を腹部の下に敷き込んだ姿勢をとる．そのため，骨盤が挙上した肢位となる．

②**1ヵ月児**
- 頭部は，依然左右どちらか一方を向いている．
- 新生児期よりも頭部をわずかに高く挙上でき，鼻がはっきりみえるようになる．保持時間は数秒程度である．

- 屈曲（屈筋）優位による上下肢の半屈曲姿勢は残存するが，新生児期よりも明らかに減弱してくる．

③ 2ヵ月児
- 頭部は，45°程度まで10数秒間は挙上することができるようになる．しかし，正中位で保持した挙上はまだ困難で，わずかな回旋を伴っている．
- 前腕で体重を支持しようとする動きがみられるようになるが，上肢（肘関節）が後方に引けている状態にあり，支持はできない．
- 下肢は，股関節の伸展が増大し，わずかに外転，外旋した状態で大腿前面が床面につくようになる．また，膝関節の伸展も増大してくる．

④ 3ヵ月児
- <u>両肘で体重を支持した肢位（on elbowsあるいはpuppy position）がとれるようになり，胸部が床からいくぶん離れるようになる．</u>
- <u>頭部のコントロールがかなり上達し，on elbowsの肢位で頭部を正中位で45～90°まで挙上でき，1分間は確実に保持できるようになる．</u>
- 頭部の左右への回旋も可能となる．
- 両肘の位置は，2ヵ月児は肩の下方（尾側）にあったのに対して，肩の直下かやや上方（頭側）に位置するようになっている．
- 下肢は，股関節と膝関節の伸展がさらに増大する．

⑤ 4～5ヵ月児
- 頭部を正中位で90°挙上して，しっかりと保持できるようになる．
- 腹臥位における頭部のコントロールが完成する．
- 上肢は，on elbowsの肢位がさらに安定し，頭部の回旋によって起こる一側前腕（肘）での体重支持（on elbow）も可能となる．
- 5ヵ月児ではon elbowsから両肘関節を伸展して，<u>両手掌で体重支持した肢位（on hands）をとることが可能となる．</u>
- 下肢の動きは，下肢全体による屈曲と伸展の全体的パターンとしてのキッキングが多いが，一側性のキッキングもみられるようになる．
- 4ヵ月児では腹臥位から側臥位までの寝返りが可能となり，5ヵ月児では腹臥位から背臥位までの寝返りが可能となる．

⑥ 6ヵ月児
- 6ヵ月児のおける特徴的な肢位は，<u>ピボットプローンpivot proneである．飛行機肢位airplane posture</u>とも呼ばれる．
- この肢位をとるためには頸部，体幹，骨盤にかけての抗重力伸展活動が必要である．
- on handsにおける体重移動とバランスの保持が上達し，一側手掌で体重を支持した肢位（on hand）をとることが可能となる．
- on elbows，on elbowは機能的となり，on elbowsでおもちゃで遊んだり，on elbowでおもちゃに手を伸ばしたりを頻繁に行うようになる．
- おもちゃに興味を示し，近づこうと前腕を胸部に引きつけた際に，両下肢による両側性のキッキングが加わることによって，わずかに前方に移動することが

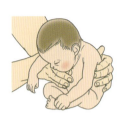 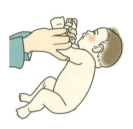 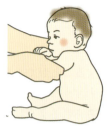 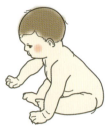 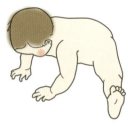

新生児
脊柱は重力に抗して伸展できず，頭部は瞬間的に挙上できる程度である

3ヵ月
引き起こしに対して，頭部がまだ少し遅れる
4ヵ月
頭部が遅れることがなくなる

3～4ヵ月
支持した座位では頭部を保持できるようになる
4ヵ月ごろに頭部の保持が可能となる（頸定）

5～6ヵ月
両手で支持した座位が短時間とれるようになる

8～9ヵ月
自分で座位をとれるようになる（起座動作）

図1-3 座位における粗大運動発達の指標

みられるようになる（匍匐前進）．

⑦ 7ヵ月以降の腹臥位の発達
- 7～8ヵ月ごろには，両上下肢を交互に動かす**腹這い** crawling が可能となり，活発に移動するようになる．
- また，同じころに on hands の状態から両下肢を屈曲してきて**四つ這い位** all fours をとることができるようになる．
- 四つ這い獲得の初期には，両上肢を先に前方に出した後に，両下肢を前方に出してくるパターン（左右同時パターン）で移動することがみられることがある．
- 四つ這いの獲得後，上肢での体重支持はそのままに，膝関節を伸展し，足底で体重支持した肢位（高這い位）をとり，移動する（高這い）ようになることがある．

memo
腹這い crawling
成書や論文によっては，腹這いを creeping，四つ這いを crawling としている場合がある．

c. 座位（図1-3）

① 新生児～2ヵ月児
- 子どもの体幹を支えて座位をとらせても，脊柱は重力に抗して伸展できず，頭部は瞬間的に挙上できる程度である．
- 座位への引き起こしは，新生児は頭部が体幹の動きについてこず，大きく後方に残ってしまう．1～2ヵ月でも頭部はまだ後方に残るが，起き上がろうと試みる様子がみられるようになる．

② 3～4ヵ月児
- 依然として，座位をとることはできない．
- 体幹や上肢を支持して座位をとらせたときの頭部の垂直位での保持は，10数秒から30秒程度と長くなってくる．4ヵ月ごろには**頸定**を獲得する．

- 座位への引き起こしは頸部の屈曲，上肢の屈曲，腹筋や股関節筋の収縮といった，起き上がろうとする協調的な反応がみられるようになる．
- 3ヵ月児では，頭部を短時間は持ち上げられるがまだ遅れる傾向にある．
- 4ヵ月児では，頭部が脊柱の延長線上に位置するようになり，遅れなくなってくる．

③ 5〜6ヵ月児
- 手を保持した垂直座位では，5ヵ月児は十分に頭部をコントロールすることができる．
- 座位への引き起こしは，頸部の屈曲，上肢の屈曲，腹筋や股関節筋の収縮といった協調的な反応がさらに強くなり，頭部が先行して起き上がってこようとするようになる．
- 6ヵ月ごろになると，両手をついた座位をとらせると短時間保持することができるようになる．
- 両手をついた座位でのバランスは比較的短期間で獲得され，片手支持での座位の獲得へと移行していく．

④ 7ヵ月以降の座位の発達
- 7〜8ヵ月ごろに，手の支持がなくても座位を保持できるようになる．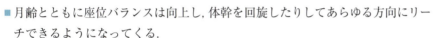
- 重力に抗した脊柱の伸展は十分に得られ，片手もしくは両手のリーチが可能となる．
- 月齢とともに座位バランスは向上し，体幹を回旋したりしてあらゆる方向にリーチできるようになってくる．
- 8〜9ヵ月ごろに乳児は，四つ這い位から自ら座位になること（**起座動作** sit up）ができるようになる．

d. 立位（図1-4）

① 新生児期〜1ヵ月児
- 子どもの腋窩を支えて立位をとらせると，両下肢を伸展して体重を支持し，立位保持をする．これを**初期起立**という．
- このとき，股関節は屈曲，外旋し，膝関節は半屈曲した状態である．
- また，その状態から子どもを前方に傾けると，歩いているかのように足踏みを行う．これを**自動歩行** automatic walking という．
- 1ヵ月児の立位は新生児のときと大きな変化はないが，自動歩行は誘発しづらくなってくる．

② 2〜3ヵ月児
- この時期は，これまでみられていた初期起立と自動歩行が明らかでなくなり，**起立不能** astasia，**歩行不能** abasia の時期と呼ばれる．

③ 4ヵ月児
- 3〜4ヵ月にかけて，腋窩を支えて立位をとらせ，再び両足部に体重をかけると，下肢を伸展して短時間の間，体重を支持するようになる．

④ 5ヵ月児
- 下肢の支持能力が高まり，腋窩を支えて立位をとらせると，ほぼ全体重を支持できるようになる．このときの股関節は，まだ完全に伸展していない．
- 支持している下肢の膝関節伸筋群の収縮を弛めることによって膝関節を屈曲したり，逆に収縮させて伸展したりすることができるようになる．

⑤ 6ヵ月児
- 立位で腹筋群と股関節の伸展筋群のより強い筋活動を示すようになり，立位姿

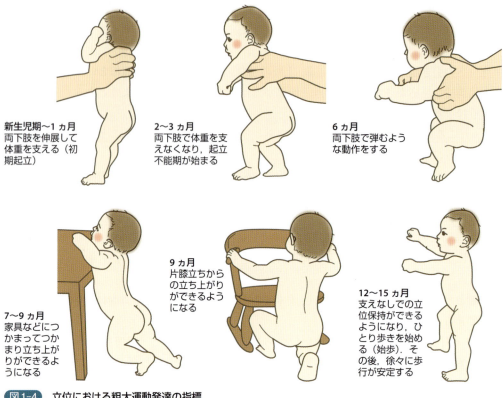

新生児期〜1ヵ月
両下肢を伸展して体重を支える（初期起立）

2〜3ヵ月
両下肢で体重を支えなくなり，起立不能期が始まる

6ヵ月
両下肢で弾むような動作をする

7〜9ヵ月
家具などにつかまってつかまり立ち上がりができるようになる

9ヵ月
片膝立ちからの立ち上がりができるようになる

12〜15ヵ月
支えなしでの立位保持ができるようになり，ひとり歩きを始める（始歩）．その後，徐々に歩行が安定する

図1-4 立位における粗大運動発達の指標

勢がより狭い下肢の支持面で可能となる．

- 大人による支えは少なくなり，手をもつことで立位を保持できるようになる．また，<u>テーブルなどにつかまって立っていられるようになる（つかまり立ち）</u>．
- 6ヵ月児になると，膝関節の屈曲と伸展を段階的にコントロールすることが可能となってくる．
- 膝関節の随意的な屈伸が可能となり，足を床についたまま弾むような動作（bounding movement）をするようになる．

⑥ 7〜9ヵ月児

- <u>四つ這いを獲得すると，子どもは家具などに這っていき，つかまって立ち上がることができるようになる（つかまり立ち上がり）</u>．
- 初期の立ち上がりは，両膝立ち位から両上肢の力で身体を持ち上げようとすると同時に，両下肢を対称的に伸展することによってつかまり立ちとなる．
- その後，下肢の分離したコントロールが可能となり，片膝立ちからの立ち上がりが可能となる．

⑦ 10〜11ヵ月児

- つかまり立ちの状態から，両手もしくは片手でテーブルなどをもってしゃがみ込むことができるようになる．

- <u>つたい歩きが可能となる</u>．
- つたい歩きは，当初は胸をテーブルにつけた状態で行うが，下肢のコントロー

ルや立位バランスが上達すると胸をテーブルから離してできるようになる．
- その後，テーブルの角を曲がったり，手掛かりのない壁などでもつたい歩きができるようになる．
- 大人に両手を支えられると前に歩くことができるようになる．
- 床から一人で立ち上がることが可能となる．立ち上がりのパターンは，背臥位から腹臥位になり，四つ這い位，高這い位をとったあとにしゃがみ込んだ姿勢となり，バランスをとりながら立ち上がる．

⑧ **12ヵ月児**
- 支えなしでの立位保持が可能となる．
- そのとき下肢は，両股関節を外転，外旋して足を広げ，広い支持基底面が得られるようにしている（wide base）．また上肢は，肩関節を外転して挙上し，肘関節を屈曲している（high guard）．
- このような状態から，前方に倒れ込むように数歩，歩くことができるようになる（**始歩**）．
- その後は，歩数が増え，歩行距離が伸び，立ち止まりや方向転換が可能となり，18ヵ月ごろまでには平地での安定した歩行を獲得する．

2 微細運動の発達

- 微細運動は，姿勢，運動の発達を基盤として起こり，頭部のコントロール，体幹の安定性，肩甲帯・肩関節・肘関節の固定性と運動性といった機能と密接な関係がある．
- 微細運動の片手基本動作としての，手を伸ばすreach，握るあるいはつまむgrasp，離すreleaseと両手基本動作の1歳までの主な発達指標について述べる．

① **新生児期〜2ヵ月**
- この時期は，時に手指が伸展することはあるが，手指を軽く握っていることが多い．
- **手掌把握反射** palmar grasp reflexが出現している時期であり，手掌に接触刺激が加わると手指を握りしめ，肘関節も屈曲する．

> **memo**
> 手掌把握反射は3ヵ月ごろから弱まり，4〜6ヵ月ごろには消失する原始反射である．この反射が統合されずに残存してしまうと，正常な上肢機能の発達を妨げてしまうことになる．

② **3〜5ヵ月**
- 随意的な上肢の使用が始まる．
- 両手動作では，両手を身体の正中線上で合わせる（**正中位指向**）ことができるようになり（3ヵ月），両手でおもちゃをもつことができるようになる（4ヵ月）．
- 手にもった物を口にもっていくようになる．
- リーチ動作としては，両手を同時に物に伸ばすことができるようになる（4ヵ月）．
- 手掌把握反射が減弱し，おもちゃを随意的に握ることができるようになる．そのときの握り方は，**尺側把持** ulnar grasp（図1-5a）もしくは手掌での**全体把持** whole hand graspである．
- 離す動作については，3〜4ヵ月ではもったものを随意的に離すことができないが，5ヵ月になると随意的に離すことができるようになる．

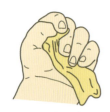
a. 尺側把持（3〜5ヵ月）
尺側の小指，環指，中指の3本の指で物を握っている

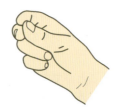
b. 三指つまみ（8ヵ月）
母指，示指，中指の3本の指で物をつまむ

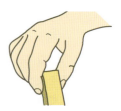
c. ピンセットつまみ（9ヵ月）
母指，示指のIP関節をあまり屈曲させないでつまむ

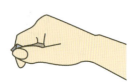
d. 側腹つまみ（10ヵ月）
母指と示指の橈側面でつまむ

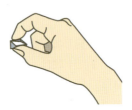
e. 指腹つまみ（11ヵ月）
母指と示指のIP関節を屈曲して指腹でつまむ

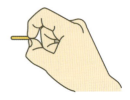
f. 指尖つまみ（12ヵ月）
母指と示指の指尖でつまむ

図1-5　把握動作の発達

③ 6〜8ヵ月
- 片手のみをおもちゃに伸ばすことが多くなる．また，正中線を越えて手を伸ばすこともできるようになる．
- 座位では，前方へのリーチ動作ができるようになる（7ヵ月）．
- 握り方は，**橈側把持** radial grasp（6ヵ月）から**三指つまみ** three jaw chuck pinch（8ヵ月）（図1-5b），すなわち握りからつまみへと発達してくる．
- 離す動作では，滑らかにおもちゃを離すことができるようになり，両手動作としておもちゃのもち替えが容易となる．
- 両手動作では，片方の手でおもちゃを握ったまま，もう片方の手を別のおもちゃへリーチするようになる（7ヵ月）．

④ 9〜12ヵ月
- 座位，立位へと粗大運動が発達するとともに，上肢，手指の操作性が向上する．
- リーチ動作は，座位において前方だけでなく，側方や後方にも伸ばすことができるようになる．
- つまみ動作は手指の分離性の発達とともに変化し，**ピンセットつまみ** pincette pinch（9ヵ月）（図1-5c），**側腹つまみ** lateral pinch（10ヵ月）（図1-5d），**指腹つまみ** pad pinch（11ヵ月）（図1-5e），**指尖つまみ** tip pinch（12ヵ月）（図1-5f）のように，指尖で小さな物をつまむことができるようになる．
- 離す動作の随意性とコントロール性が向上し，容器の中におもちゃを入れたりすることができるようになる．
- 物を投げたり，おもちゃどうしを打ち合わせたりする動作もみられるようになる．
- 12ヵ月ごろまでには，基本的な片手と両手の微細運動が獲得される．

> **memo**
> 握るあるいはつまむ動作の発達は，尺側→橈側→示指・母指という方向に進む．すなわち，尺側での把持がしだいに橈側での把持へと変化し，その後，母指，示指，中指を使った指尖でのつまみ動作を獲得する．

学習到達度自己評価問題

以下の問題で正しいものに○，誤っているものに×を記しなさい．
1. 運動発達にはいくつかの法則性があり，運動発達の方向性に関するものとして発達の頭尾律がある．
2. 定型運動発達において，2ヵ月の乳児は背臥位で頭部の正中位保持ができる．
3. 定型運動発達において，3ヵ月の乳児は腹臥位でon handsをとることができる．
4. 定型運動発達において，7ヵ月の乳児は腹臥位で腹這い移動ができる．
5. 定型運動発達において，座位の発達指標として9ヵ月ごろに起座動作（sit up）が可能となる．
6. 定型運動発達において，立位の発達指標として10ヵ月ごろにつたい歩きができるようになる．
7. 巧緻動作の発達において，健常な9ヵ月の乳児はつまみ動作として指尖つまみ（tip pinch）が可能である．

定型発達

2 発達・運動発達の評価

一般目標
1. 乳幼児の発達および運動発達の評価法を理解する．
2. 脳性麻痺やその他の小児疾患に対する評価法を理解する．

行動目標
1. 代表的な発達評価と運動発達評価の名称をあげることができ，さらにそれらの特徴を説明できる．
2. 代表的な脳性麻痺やその他の小児疾患に対する名称をあげることができ，さらにそれらの特徴を説明できる．

調べておこう
1. 出生から歩行獲得までの姿勢，粗大運動の発達過程（発達指標）を確認する．
2. 脳性麻痺児の姿勢，運動の特徴を確認する．

A 発達評価

- 脳性麻痺など運動発達障害のある子どもに対し，適切な療育を提供するためには，発達評価を実施して子どもの発達状況や障害の程度，その領域の把握を行い，さらに，経時的に評価を実施して，療育の効果を認識し，よりよい発達方向に導く方策を講じることが不可欠である．
- 発達評価の目的は，以下に集約される．
 ①発達の障害や遅滞を，できるだけ早期に発見すること．
 ②発達の障害や遅滞が確認された場合，障害や遅滞している心身機能レベル，身体構造レベル，活動レベルを把握すること．
 ③障害や遅滞している心身機能レベル，身体構造レベル，活動レベルの改善と向上に向けての方策（理学療法プログラム）を立案すること．
 ④経時的に評価を実施して，発達変化をとらえ，理学療法効果の判定と理学療法内容の再考をすること．
- 発達評価には，定量的評価*と定性的評価*が考えられる．
- **定量的評価**には，健常な子どもの暦年齢に対応する運動発達段階の**発達指標**（マイルストン milestone）を求めたり，最も発達した発達指標を暦年齢でとらえたりする方法がある．

*定量的評価　対象の機能や能力を，測定機器や標準化された評価表を用いて数値で表して評価する方法をいう．
*定性的評価　対象の機能や能力の質的（性質）な側面に注目し，その変化を言葉で表して評価する方法をいう．

- ■ **定性的評価**では，子どもが示す自発的な個々の姿勢，運動パターンを観察するという手法でもって分析する．

B 発達検査と運動発達検査，その他の検査

- ■ 発達評価では，乳幼児が示す運動，言語，知覚，認知，情緒，社会性などのそれぞれの能力がどの発達段階にあるかを観察したり，標準化された検査法を使って検査，測定したりする．
- ■ 発達の評価法あるいは検査法としては，発達検査法，運動発達検査法，知能発達検査法，知覚-認知発達検査法，日常生活活動（ADL）評価法などがある．
- ■ ここでは，第1章で示した粗大運動の発達を評価することができる項目が含まれている発達検査法と運動発達検査法について紹介する．

ADL：activities of daily living

1 発達検査

- ■ 子どもの行動を運動，言語，社会性といった領域に分け，その各領域の行動を検査し，全体的な発達プロフィールを測定する検査法である．
- ■ 項目通過の可否のプロフィールから子どもの発達の特徴をとらえたり，運動発達障害の特徴を推測したりする．

a. 遠城寺式乳幼児分析的発達検査法（図2-1）

- ■ 運動や知的な発達障害の乳幼児を対象として早期発見を目的とした検査法であり，適用年齢は0～4歳8ヵ月である．
- ■ 検査は，移動運動，手の運動，基本的習慣，対人関係，発語，言語理解の6領域からなる．
- ■ 検査は，児の暦年齢相当の検査項目から始めるか，発達遅滞がみられる場合は発達状況に応じた検査項目から始める．
- ■ その検査項目が可能であった場合は上の段階の検査項目に進み，不可能である検査項目が3つ連続した場合はそれ以上の検査は実施しない．また，下の段階にも可能である検査項目が3つ連続した場合はそれ以下の検査は実施しない．
- ■ 実施した検査結果を評価表の左にあるグラフ欄にプロットする．その方法は，上記の場合は可能であったいちばん上の検査項目に相当するところにプロットする．もし，3つ連続で可能であったいちばん上の検査項目（①：たとえば，評価表中の移動運動の「寝返りする」）の1つ上の項目（②：たとえば，評価表中の移動運動の「腹這いで体をまわす」）が不可能でさらにその上の項目（③：たとえば，評価表中の移動運動の「ひとりで座って遊ぶ」）が可能，そしてその上から3つ連続して不可能な場合は，検査項目（①）の1段階上の項目（すなわち項目②，言い換えると①と③の間をとって②）のところにプロットする．
- ■ 各領域の発達状況をグラフ欄に記入することによって発達プロフィールが明らかとなり，発達の不均衡を評価し，発達の特徴を把握する．
- ■ 運動発達障害を主徴とする脳性麻痺児では，運動面の移動運動と手の運動の発

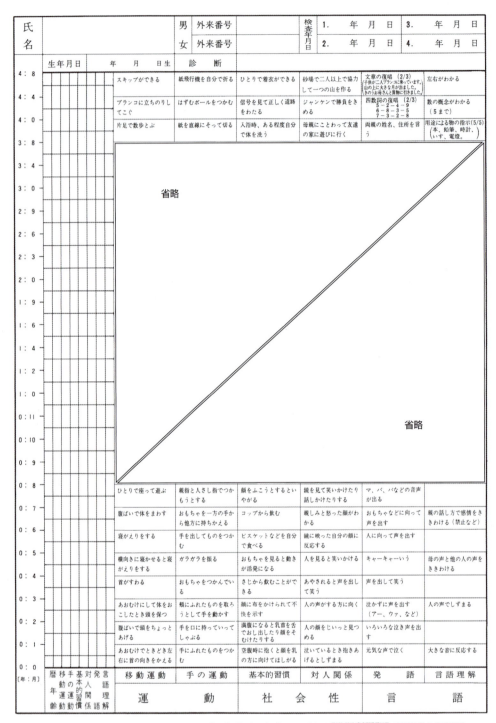

図2-1 遠城寺式乳幼児分析的発達検査用紙

[遠城寺宗徳：遠城寺式乳幼児分析的発達検査法解説書，九州大学小児科改訂新装版，2009，慶應義塾大学出版会より許諾を得て抜粋し転載]

達の遅れがみられる．

b. DENVER II（デンバー発達判定法）（図2-2）
- フランケンベルグ（Frankenburg）らが1967年に標準化した発達スクリーニング検査（DDST）が，1989年に改訂されて発表されたものである．
- わが国では，この改訂版を日本小児保健協会が日本人乳幼児を対象に標準化を完了し，2003年に日本版DENVER II—デンバー発達判定法—を発表した．
- 発達遅滞やその疑いがある子どもを早期に発見するために開発されたスクリーニング検査であり，適用年齢は誕生から6歳までである．
- 子どもの発達を，個人-社会，微細運動-適応，言語，粗大運動の4領域から全体的にとらえ，評価する．
- 4領域で125の判定項目があり，それぞれの項目には標準的な子どもの25％，50％，75％，90％がその項目を達成する年月齢が示されている．
- 各判定項目の観察結果は月年齢線との相対的な関係を見ながら評価し，総合的な判定として4領域においてどの領域にいくつの「要注意」「遅れ」「拒否」の項目が存在するかによって「正常」「疑い」「判定不能」を評価する．
- 再度の判定を行っても判定結果が「疑い」あるいは「判定不能」である場合には，専門機関に紹介するなどの対応をするよう，記載がある．

c. 津守式乳幼児精神発達質問紙
- 発達質問紙を使用して，保護者に発達状況をたずね，その結果を整理して乳幼児，子どもの発達の診断をするものである．
- 発達質問紙は，1〜12ヵ月まで，1〜3歳まで，3〜7歳までの3種類がある．
- 質問紙の項目は，運動，探索・操作，社会・食事・排泄，生活習慣，理解・言語の5領域より構成されている．
- 発達年齢換算表により得られた総得点を発達年齢とし，生活年齢との関係を比で示した発達指数（DQ）を算出する．算出式は，{DQ =（発達年齢/生活年齢）× 100}である．

2 運動発達検査

- 運動発達検査は，子どもの運動発達のレベルと運動機能障害の状況を把握するためのものである．
- 運動発達検査として代表的な検査法について説明する．

a. 運動年齢テスト（MAT）（表2-1）
- 運動年齢テストは，ゲゼル（Gesell）らによる定型運動発達尺度を基本として多くの検査法が開発されてきたが，ジョンソン（Johnson）らの運動年齢テストが比較的理解しやすく，一般に用いられている．
- 運動年齢テストは，健常児の新生児から72ヵ月までの動作能力を基にして，障害児の動作能力を比較評価する方法である．
- このテストには下肢運動年齢テストと上肢運動年齢テストの2種類がある．
- 2つのテストともに，評価によって得られた運動年齢（MA）と暦年齢（CA）との比較を運動指数（MQ）として表すことができる．

memo
本書では日本版DENVER IIを紹介した．第4版の改訂が行われる前までは，日本版デンバー式発達スクリーニング検査-改訂（JDDST-R）が用いられていた．両評価ともに子どもの発達を捉えるための4つの領域は同じである．しかし，各領域の行動項目には違いがあり，行動項目の総数はDENVER IIが125，JDDST-Rが104である．
JDDST-Rについては，本書初版あるいは他の成書を確認していただきたい．

DDST：Denver development screening test

DQ：developmental quotient

MAT：motor age test

MA：motor age
CA：chronological age
MQ：motor quotient

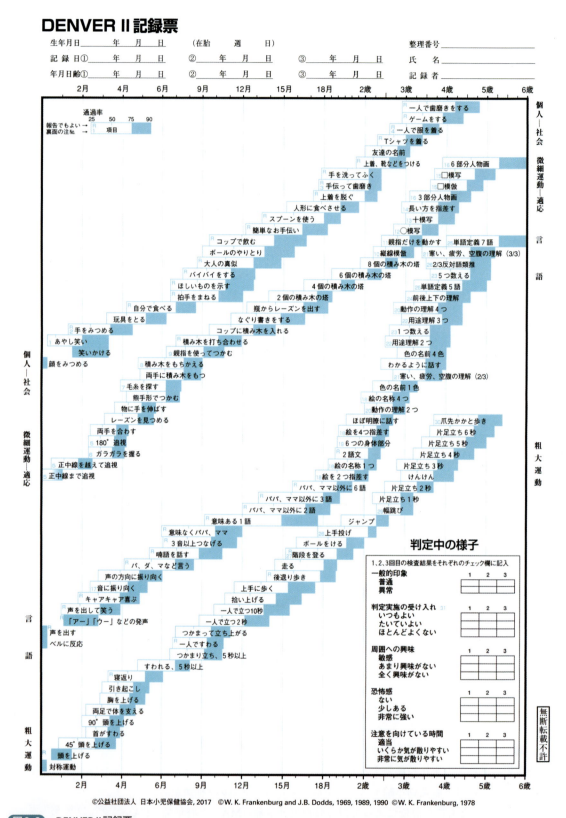

図2-2　DENVER II 記録票

[Frankenburg WK（原著），日本小児保健協会（編）：DENVER II—デンバー発達判定法，2017より許諾を得て転載]

表2-1 ジョンソン運動発達年齢テスト表
a. 運動年齢（上肢）検査表

月数	検査項目	点数	月数	検査項目	点数
4	がらがらにぎり（片手で）	4	60	電気運筆（四角）	6
7	2.5cmサイコロにぎり	1		ビーズをビンの中に入れる（10個/20秒）	6
	〃　　を母指を使って	1	66	糸まき（30秒）	0.6
	〃　　を他の手に移しかえる	1		本釘45本立て（140秒）	0.7
10	0.6cmビーズを母指と他の1指で正しくつまみ上げる	3		本釘5本立て（ピンセットで，60秒）	0.7
12	ビーズをつまんで5cm径のビンに入れる	1		3ボタン電気回路（よい手，10個/10秒）	0.7
	3.7cmサイコロ積み（2個）	1		〃　　　　　　（わるい手，9個/10秒）	0.7
18	〃　　（3個）	6		水平2ボタン電気回路（6個/10秒）	0.7
21	〃　　（5個）	3		垂直2ボタン電気回路（6個/10秒）	0.7
24	〃　　（6個）	1		ハンドル回し（よい手，55秒）	0.6
	ページめくり（6ページの中の4ページ）	1		〃　　　　（わるい手，60秒）	0.6
	1.2cmのビーズ通し	1	72	電気運筆（星）	0.6
30	3.7cmサイコロ積み（8個）	3		糸まき（15秒）	0.6
	クレヨンを握って書く	3		本釘5本立て（ピンセットで，35秒）	0.6
36	3.7cmサイコロ積み（9個）	3		本釘45本立て（130秒）	0.6
	ビーズをビンの中に入れる（10個/30秒）	3		3ボタン電気回路（よい手，11個/10秒）	0.6
48	〃　　　　　　　　　　（10個/25秒）	3		〃　　　　　　（わるい手，10個/10秒）	0.6
	電気運筆（輪）	3		水平2ボタン電気回路（8個/10秒）	0.6
	3ボタン押し（よい手，9個/10秒）	1.5		垂直2ボタン電気回路（7個/10秒）	0.6
	〃　　　（わるい手，8個/10秒）	1.5		ハンドル回し（よい手，50秒）	0.6
	本釘45本立て（180秒）	3		〃　　　　（わるい手，55秒）	0.6
			合計得点（運動年齢）		

（つづく）

- このテストにより子どもの運動年齢の客観的段階づけ，運動機能欠如の状態，運動能力到達度などを知ることができる．

b. <u>ミラーニの発達チャート</u> Milani development chart（図2-3，表2-2）

- ミラーニ（Milani-Comparetti）らによって，機能的な運動の達成と認められる反射・反応の間に相関関係があるとして開発された特徴的な評価表である．
- 実際の評価では，運動発達と反射・反応を照らし合わせて評価するが，その反射・反応には促通関係にあるものと抑制関係にあるものがある．
- 評価チャートは上部と下部に分かれており，上部は子どもの自発行動を，下部は誘発反応を示す．この2つの評価項目が，生後から24ヵ月まで記録できるようになっている．
- 自発行動は，重力に対する頭部，四肢，体幹の能動的運動行動（首のすわり，座位保持，起き上がり，歩行など）の発達を評価する．
- 誘発反応は，機能的な運動を達成するために相関関係にある反射や反応で，原始反射，立ち直り反応，パラシュート反応，傾斜反応を評価する．
- チャート中に赤線と黒線が引かれているが，赤線はお互いの促通関係を，黒線

表2-1　ジョンソン運動発達年齢テスト表（つづき）
b. 運動年齢（下肢）検査表

月数	検査項目	点数
4	よりかかっておすわり（両下肢の位置はどうでもよいが検者が認められる程度壁などによりかかって座っている）	2
	首のすわり（身体をまっすぐにして頭をあげて保つ，頭が前後に傾くようなことがあってもすぐ上げられる）	2
7	おすわり（1分以上）（全然介助なしで座る，床に手をつけてもよいが体幹は45°以上傾いてはいけない．頭および脚の位置はどうでもよい）	3
10	寝返り（両側へ1回転以上）	1
	つかまり立ち（30秒以上）（片手または両手で物につかまり立っている，もたれてはいけない）	1
	這い這い（1分間に1.8m以上）（ずり這いでもなんでもとにかく自分で移動すればよい）	1
12	四つ這い（15秒間に1.8m以上）（手膝4つを交互に動かして移動，蛙飛びは不可）	1
	つかまって立ち上がり（自分で物につかまって立ち上がりそのまま立位を保つ，つかまる物にもたれてはならない）	1
15	歩行と立ち止まり（5, 6歩あるいて立ち止まりまた歩き出すことができる）	3
16	かけあし（15mころばないで）	1
	階段を上る（標準階段15cm 6段を這う，立つ，手すりにつかまるなど，どんな方法でもよいからひとりで上る）	1
	肘かけいすに腰をかける（介助なしで歩いていってかけることができる）	1
21	階段を下りる（検者が患者の片手をもちバランスのみを支えてやる）	1.5
	階段を上る（両手または片手で手すりにつかまって可，肘や胸を手すりにかけてはならない）	1.5
24	走る（普通のランニング）15mをころばないで	1.5
	階段を下りる（両手または片手で手すりにつかまって可，肘や胸をもたせかけてはならない）	1.5
30	両足同時にその場でジャンプ	6
	両足交互に階段昇降（介助なしで6段）	3
	台より飛び降り（15cm台から両足そろえバランスを保つ）	3
42	片脚立ち（2秒間，片方できればよい）	6
48	走り幅飛び（助走1.8mで30cm以上飛び両足同時に地につけてバランスを保つ）	3
	その場飛び（助走15cm以上飛びバランスを保つ）	3
54	片脚飛び前方へ4回（片方できればよい）	6
60	交互に片脚飛び（スキップ）3m以上	2
	片脚立ち（8秒間）片方できればよい	2
	線上歩行（2.5cm幅の線上に足底の一部がかかっていればよい）	2
72	30cm台から飛び降り，接地の際つま先からつき，バランスを保ちながらかかとを下ろす	6
	目を閉じて片脚立ち（最初一側で立ち，他側に変えるときも目を閉じたまま行わねばならない）	6
	合計得点（運動年齢）	

[Johnson MK, Zuck FN, Wingate K：The motor age test：Measurement of motor handicaps in children with neuromuscular disorders such as cerebral palsy. J Bone Joint Surg Am. **33-A**：p.698-707, 1951より引用]

はお互いの抑制関係を示す（図中の数字，アルファベットは**表2-2**に対応）．
- 誘発反応についての表中の網目の部分は，反射・反応の出現を示している．

c. Brazeltonの新生児行動評価（NBAS）

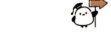

NBAS：neonatal behavioral assessment scale

- 1973年にブラゼルトン（Brazelton）によって開発された新生児の神経行動発達の評価である．
- NBASは，単なる新生児の刺激-反応性をみる評価法ではなく，外界との相互作用の過程における新生児の神経行動の評価法である．
- NBASでは，新生児と評価者，外刺激との相互作用を通して，①新生児の各行動系の安定と全体の組織化，②新生児が外界から受ける影響（ストレス），③新生児の能動的な外界への行動（相互作用の能力）を評価するように意図されている．
- 評価項目は，行動評価項目27項目，神経学的評価項目18項目，補足項目7項

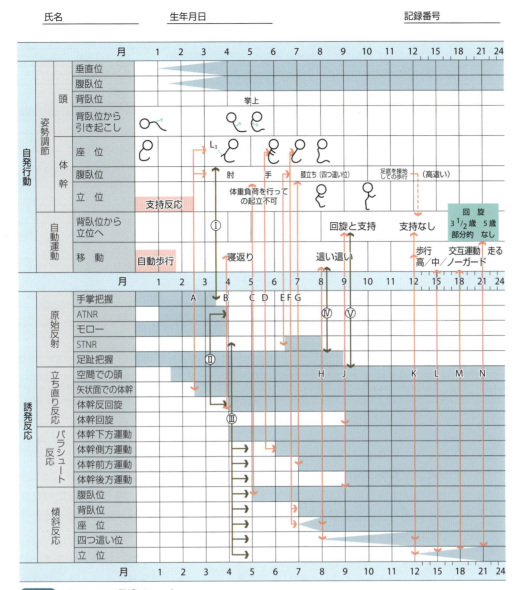

図2-3 ミラーニの発達チャート

[Milani-Comparetti A, Gidoni EA：Routine developmental examination in normal and retarded children. *Dev Med Child Neurol.* **9**(5)：p.631-638, 1967，およびMilani-Comparetti A, Gidoni EA：Pattern analysis of motor development and its disorders. *Dev Med Child Neurol.* **9**：p.625-630, 1967より引用]

目から構成されている．
- これらの評価項目は，7つの項目群（クラスター）に分類（①慣れ反応，②方位反応，③運動，④状態の幅，⑤状態調整，⑥自律神経系の安全性，⑦誘発反応）できる．
- この7つのクラスターは，新生児行動の4つの行動系（①生理/自律神経系，②運動系，③状態系，④注意/相互作用系）に対応している．
- 行動評価項目は，9段階の尺度で評定され，その評定尺度はそれぞれの項目ご

表2-2 ミラーニの発達チャートの補足

抑制	Ⅰ	手掌で四つ這いになる前に手掌把握がなくなっていなければならない
	Ⅱ	体幹の反回旋，立ち直りが可能になるには，ATNRが消失していなければならない
	Ⅲ	パラシュート反応と傾斜反応が可能になるには，上肢におけるモロー反射が消失していなければならない
	Ⅳ	這い這いが可能になるには，STNRが消失していなければならない
	Ⅴ	支えて立てるようになるためには，足趾把握が消失していなければならない．もしこれが残存していると歩行の障害となることがある
促通	A	矢状面での体幹の立ち直りは屈筋群の共同作用を抑えて伸展を促進させる
	B	体幹の反回旋，立ち直りが体軸内での回転を起こさせる
	C	腹臥位での傾斜反応が肘を伸ばして手に荷重させるように働く
	D	両手で支えて座るには，側方へのパラシュート反応が必要である
	E	STNRが伸展筋の共同作用を抑えて四つ這いに跪くのを可能にする
	F	座るようになるには，背臥位と座位における傾斜反応が必要である
	G	四つ這いに跪くには，前方へのパラシュート反応が必要である
	H	這い這いができるようになるには，座位でのバランスが十分にとれ，四つ這い位での傾斜反応が可能でなければならない
	J	立ち上がるためには，後方へのパラシュート反応ができるようにならなくてはいけない
	K	歩行のためには，四つ這い位での傾斜反応が十分できるようになっていなければならない
	L, M	パラシュート反応によって手をあげて歩く．立位における傾斜反応が発達するにつれて，手をあげなくても済むようになる
	N	走ることができるには，立位における傾斜反応が十分にできなくてはならない

[Milani-Comparetti A, Gidoni EA：Routine developmental examination in normal and retarded children. *Dev Med Child Neurol.* **9**(5)：p.631-638, 1967, およびMilani-Comparetti A, Gidoni EA：Pattern analysis of motor development and its disorders. *Dev Med Child Neurol.* **9**：p.625-630, 1967より引用]

とに定義づけされている．

- 神経学的評価項目は，正常反応・低反応・過剰反応・非対称性の4段階の尺度で評価され，異常項目数が3つ以上みられるような場合は，他の詳細な神経学的検査の必要性を示唆する．
- 統計処理のために7つのクラスターごとに点数化を行うが，行動クラスターでは得点が高いほどよい行動反応であることを示し，誘発反応クラスターでは低い得点ほど異常な反応が少ないことを意味する．
- 対象と年齢は，満期産児では新生児期〜生後2ヵ月の終わりごろまで，在胎37週以下の早産児では修正36〜48週ごろまでである．

d. Dubowitzの新生児神経学的評価法

- デュボヴィッツ（Dubowitz）の新生児神経学的評価法は，プレヒテル（Prechtl）やブラゼルトンなどの神経学的・行動学的評価を受けて作成された神経行動学的検査である．
- 修正週数37〜42週の児が対象で，筋緊張，反射，運動などの評価を通じて，児の神経学的特徴を把握しようとする評価である．
- 評価は，6つのカテゴリー（①tone；10項目，②tone patterns；5項目，③reflexes；6項目，④movements；3項目，⑤abnormal signs；3項目，⑥behavior；7項目）に細分化された全34項目からなる．

- 評価シートを用い，児の覚醒状態（ステート）を観察しながら各評価項目を実施し，各項目で該当するコラムcoulmnの1〜5にチェックし，修正週数に応じた点数に換算して合計点を算出する．
- 満点は34点となる．
- 評価シートに記載された指示に従って評価するため，特定の専門知識がなくても，経験が浅くても評価を行うことができる．
- 1999年に評価のカテゴリーや項目が見直され，改訂第2版（原著）が発刊されている．

e. プレヒトル（Prechtl）のGMs観察法

- GMs観察法は，新生児・乳児の神経学的評価法であり，児が示す自発的な全身運動GMsの特性に着目し，その運動特性の質的変化から，脳性麻痺などの神経学的な障害の早期予測を行うものである．
- GMsは月齢により，表出される運動に質的特性があり，その特性によってWMsとFMsに分類される．
- WMs，FMsともに，正常なパターン（2種類）と異常なパターン（5種類）が示されている．
- 評価ではビデオカメラを使い，児の全身運動を自然な覚醒状態で撮影する．
- 撮影した動画を複数の評価者で確認し，GMsの質的な特性を定期的に評価する．
- 受胎後週数26週から出産予定日後22日の新生児および乳児が対象である．

GMs: general movements

WMs: writhing movements
FMs: fidgety movements

f. アルバータ乳幼児運動発達検査（AIMS）

- 1994年に医師と理学療法士によって開発された運動発達評価法である．
- 生後0〜18ヵ月までの乳児が対象である．
- 評価は，スコアシートをみながら「腹臥位」「背臥位」「座位」「立位」の4つの姿勢について観察評価する．
- 検査項目は腹臥位（21項目），背臥位（9項目），座位（12項目），立位（16項目）の計58項目からなる．
- 観察を通じて，各姿勢において「Window」と呼ばれる運動発達の幅を決定し，定められた採点基準によって「前段階項目スコア」「Windowスコア」「小検査別スコア」「総スコア」を算出する．
- 総スコアのポイントは，マニュアルに掲載されているパーセンタイル順位に置き換えることができ，対象児の運動発達の状況を確認することができる．

AIMS: Alberta infant motor scale

3 脳性麻痺に対する評価

a. 粗大運動能力尺度（GMFM）（表2-3）

- ラッセル（Russell）らにより，脳性麻痺の子どもたちの運動機能レベルを定型発達の基準と比較するための評価として開発された．
- 脳性麻痺の子どもの粗大運動機能を質的，量的に評価するもので，運動機能レベルや運動機能の経時的変化を客観的に検出できる．
- 評価尺度は，通常5歳児なら遂行可能な88項目の運動課題の達成度を観察し，判定する．

> **memo**
> GMFMは，近年の評価尺度の科学的根拠の研究により，その信頼性（内部一貫性，検者内/検者間信頼性，再テスト信頼性），妥当性（構成概念妥当性，基準関連妥当性），反応性が優れていることが報告されている．反応性に優れていることより，治療効果の判定の標準的な尺度として活用されている．理学療法評価としての推奨グレードは「A」となっている（推奨グレードについては本書の17章を参照）．

GMFM: gross motor function measure

表2-3 粗大運動能力尺度（GMFM）

GROSS MOTOR FUNCTION MEASURE（GMFM）
粗大運動能力尺度
採点用紙

子どもの名前：＿＿＿＿＿＿＿＿＿＿＿＿＿＿＿＿＿＿＿　I.D.：＿＿＿＿＿＿＿＿＿＿＿＿＿＿＿
生年月日＿＿＿＿年＿＿＿＿月＿＿＿＿日　　　　　　　　評価日＿＿＿＿年＿＿＿＿月＿＿＿＿日
診　断＿＿＿＿＿＿＿＿＿＿＿＿＿＿＿＿＿＿＿＿＿　重症度　　□　　　　□　　　　□
　　　＿＿＿＿＿＿＿＿＿＿＿＿＿＿＿＿＿＿＿＿＿　　　　　軽度　　中等度　　重度
評価者の名前＿＿＿＿＿＿＿＿＿＿＿＿＿＿＿＿＿＿＿＿＿＿＿＿＿＿＿＿＿＿＿＿＿＿＿＿
検査時の状況（例：部屋，衣服，時間，同席者）
＿＿＿
＿＿＿

GMFMは，観察を通じて脳性麻痺の子どもの粗大運動の変化を経時的に測るために考案され，標準化された尺度である。
*採点基準　　0＝まったくできない
　　　　　　1＝少しだけできる
　　　　　　2＝部分的にできる
　　　　　　3＝完全にできる

*とくに指示がなければ「少しだけできる」とは，普通10％未満の達成度である。「部分的にできる」とは10％以上，100％未満の達成度である。
採点基準は，一般的な指標である。
しかし，ほとんどの項目で，個別に採点のガイドラインが説明されている。採点にあたっては，それぞれの項目に対するガイドラインを必ず使わなければならない。
Contact address：
日本：近藤和泉　474-8511　愛知県大府市森岡町7丁目430番地　国立長寿医療研究センター　Tel.0562-46-2311
カナダ：Dianne Russell, Gross Motor Measure Group, Chedoke-McMaster Hospitals, Chedoke Hospital, Building 74, Room 29, Box 2000, Station "A", Hamilton, Ontario L8N 3Z5
Children's Developmental Rehabilitation Programme at Chedoke-McMaster Hospitals, Hamilton, Ontario, Hugh MacMillan Rehabilitation Center, Tronto, Ontario, and McMaster University, Hamilton, Ontario

該当する点数に印をつけよ

項目A：臥位と寝返り	点　数				
1. **背臥位，頭部は正中位**：四肢の対称性を保ったまま頭を回旋する	0□	1□	2□	3□	1.
2. **背臥位**：手を正中にもってきて，両手の指を触れ合わせる	0□	1□	2□	3□	2.
3. **背臥位**：45°頭を持ち上げる	0□	1□	2□	3□	3.
4. **背臥位**：右の股関節と膝関節の屈曲，全可動域	0□	1□	2□	3□	4.
5. **背臥位**：左の股関節と膝関節の屈曲，全可動域	0□	1□	2□	3□	5.
6. **背臥位**：おもちゃに触れるために右上肢を正中線をこえて反対側に伸ばす	0□	1□	2□	3□	6.
7. **背臥位**：おもちゃに触れるために左上肢を正中線をこえて反対側に伸ばす	0□	1□	2□	3□	7.
8. **背臥位**：右側に寝返りして腹臥位になる	0□	1□	2□	3□	8.
9. **背臥位**：左側に寝返りして腹臥位になる	0□	1□	2□	3□	9.
10. **腹臥位**：頭部を直立させる	0□	1□	2□	3□	10.
11. **腹臥位，前腕で身体を支えて**：頭部を直立位にし，肘を伸展し，胸も床から離れる	0□	1□	2□	3□	11.
12. **前腕支持の腹臥位**：体重を右前腕で支持し，対側の上肢を前方へ完全に伸ばす	0□	1□	2□	3□	12.
13. **前腕支持の腹臥位**：体重を左前腕で支持し，対側の上肢を前方へ完全に伸ばす	0□	1□	2□	3□	13.
14. **腹臥位**：右側へ寝返りして背臥位となる	0□	1□	2□	3□	14.
15. **腹臥位**：左側へ寝返りして背臥位となる	0□	1□	2□	3□	15.
16. **腹臥位**：手足を使って右側へ90°旋回（pivot）する	0□	1□	2□	3□	16.
17. **腹臥位**：手足を使って左側へ90°旋回（pivot）する	0□	1□	2□	3□	17.
A領域の合計点					

項目B：座位		点　数				
18.	**背臥位で，検者が子どもの手を握って**：頭部をコントロールして自分で手を引っ張って座位になる	0□	1□	2□	3□	18.
19.	**背臥位**：右側へ寝返ってから，座る	0□	1□	2□	3□	19.
20.	**背臥位**：左側へ寝返ってから，座る	0□	1□	2□	3□	20.
21.	**マットの上に座り，理学療法士に胸部を支えてもらって**：頭部を直立位まで持ち上げ，3秒間保持する	0□	1□	2□	3□	21.
22.	**マットの上に座り，理学療法士に胸部を支えてもらって**：頭部を正中位まで持ち上げ，10秒間保持する	0□	1□	2□	3□	22.
23.	**マットの上に座り，上肢で支えて**：5秒間保持する	0□	1□	2□	3□	23.
24.	**マットの上に座って**：上肢で支持せずに座位を3秒間保持する	0□	1□	2□	3□	24.
25.	**マットの上に座り，前方に小さなおもちゃを置いて**：前方へ体を傾けおもちゃに触り，上肢の支持なしで再び座位に戻る	0□	1□	2□	3□	25.
26.	**マットの上に座って**：右後方45°に置いたおもちゃに触り，再び開始肢位に戻る	0□	1□	2□	3□	26.
27.	**マットの上に座って**：子どもの左後方45°に置いたおもちゃに触り，再び開始肢位に戻る	0□	1□	2□	3□	27.
28.	**右側に横座りして**：上肢で支えずに，その姿勢を5秒間保つ	0□	1□	2□	3□	28.
29.	**左側に横座りして**：上肢で支えずに，その姿勢を5秒間保つ	0□	1□	2□	3□	29.
30.	**マットの上に座って**：腹臥位まで，コントロールして姿勢を低くする	0□	1□	2□	3□	30.
31.	**足を前に出して，マットの上に座って**：右側へ体を回し，四つ這い位になる	0□	1□	2□	3□	31.
32.	**足を前に出して，マットの上に座って**：左側へ体を回し，四つ這い位になる	0□	1□	2□	3□	32.
33.	**マットの上に座って**：上肢を使わずに90°旋回（pivot）する	0□	1□	2□	3□	33.
34.	**ベンチに座って**：10秒間，上肢や下肢で支えないで姿勢を保つ	0□	1□	2□	3□	34.
35.	**立位から**：小さなベンチに座る	0□	1□	2□	3□	35.
36.	**床の上から**：小さなベンチに座る	0□	1□	2□	3□	36.
37.	**床の上から**：大きなベンチに座る	0□	1□	2□	3□	37.
	B領域の合計点					

項目C：四つ這いと膝立ち		点　数				
38.	**腹臥位**：前方へ1.8m肘這いをする	0□	1□	2□	3□	38.
39.	**四つ這い位**：手と膝で体重を支え，10秒間保持する	0□	1□	2□	3□	39.
40.	**四つ這い位**：上肢の支えなしで，座位になる	0□	1□	2□	3□	40
41.	**腹臥位**：四つ這い位になる，手と膝で体重を支える	0□	1□	2□	3□	41.
42.	**四つ這い位**：右上肢を前方に伸ばして，手を肩のレベルより高く上げる	0□	1□	2□	3□	42.
43.	**四つ這い位**：左上肢を前方に伸ばして，手を肩のレベルより高く上げる	0□	1□	2□	3□	43.
44.	**四つ這い位**：前方へ1.8m四つ這い，または弾み這いする	0□	1□	2□	3□	44.
45.	**四つ這い位**：前方へ1.8m交互性の四つ這いをする	0□	1□	2□	3□	45.
46.	**四つ這い位**：手と膝/足をついて，四つ這いで4段階段を上る	0□	1□	2□	3□	46.
47.	**四つ這い位**：手と膝/足をついて，四つ這いで後ずさりして4段階段を下りる	0□	1□	2□	3□	47.
48.	**マット上に座位**：上肢を使って膝立になり，上肢で支えずに，10秒間保持する	0□	1□	2□	3□	48.
49.	**膝立ちして**：上肢を使って右膝で支持して片膝立ちになり，上肢を支えずに，10秒間保持する	0□	1□	2□	3□	49.
50.	**膝立ちして**：上肢を使って左膝で支持して片膝立ちになり，上肢を支えずに，10秒間保持する	0□	1□	2□	3□	50.
51.	**膝立ちして**：上肢で支えずに前方へ10歩，膝歩きする	0□	1□	2□	3□	51.
	C領域の合計点					

項目D：立位	点　数				
52. **床から**：大きなベンチにつかまって立ち上がる	0☐	1☐	2☐	3☐	52.
53. **立位**：上肢の支えなしに3秒間保持する	0☐	1☐	2☐	3☐	53.
54. **立位**：大きなベンチに片手でつかまって右足を持ち上げる，3秒間	0☐	1☐	2☐	3☐	54.
55. **立位**：大きなベンチに片手でつかまって左足を持ち上げる，3秒間	0☐	1☐	2☐	3☐	55.
56. **立位**：上肢の支えなしで，20秒間保持する	0☐	1☐	2☐	3☐	56.
57. **立位**：左足を持ち上げ，上肢の支えなしで，10秒間	0☐	1☐	2☐	3☐	57.
58. **立位**：右足を持ち上げ，上肢の支えなしで，10秒間	0☐	1☐	2☐	3☐	58.
59. **小さなベンチに座って**：上肢を使わないで立ち上がる	0☐	1☐	2☐	3☐	59.
60. **膝立ち**：右片膝立ちになってから立ち上がる，上肢を使わないで	0☐	1☐	2☐	3☐	60.
61. **膝立ち**：左片膝立ちになってから立ち上がる，上肢を使わないで	0☐	1☐	2☐	3☐	61.
62. **立位**：コントロールして，しゃがんで床に座る，上肢を使わずに	0☐	1☐	2☐	3☐	62.
63. **立位**：しゃがみ込む，上肢で支えずに	0☐	1☐	2☐	3☐	63.
64. 上肢で支えずに，床から物をつまみ上げ，立位に戻る	0☐	1☐	2☐	3☐	64.
D領域の合計点					

項目E：歩行，走行とジャンプ	点　数				
65. **立位，大きなベンチに両手をついて**：右側に5歩，横に歩く	0☐	1☐	2☐	3☐	65.
66. **立位，大きなベンチに両手をついて**：左側に5歩，横に歩く	0☐	1☐	2☐	3☐	66.
67. **立位，両手でつかまって**：前方へ10歩歩く	0☐	1☐	2☐	3☐	67.
68. **立位，片手でつかまって**：前方へ10歩歩く	0☐	1☐	2☐	3☐	68.
69. **立位**：前方へ10歩歩く	0☐	1☐	2☐	3☐	69.
70. **立位**：前方へ10歩歩いて止まり，180°回転し戻ってくる	0☐	1☐	2☐	3☐	70.
71. **立位**：後方へ10歩歩く	0☐	1☐	2☐	3☐	71.
72. **立位**：前方へ10歩歩く，大きな物を両手でもって	0☐	1☐	2☐	3☐	72.
73. **立位**：20cmの間隔の平行線の間を，前方へ10歩連続して歩く	0☐	1☐	2☐	3☐	73.
74. **立位**：2cmの幅の直線上を，前方へ10歩連続して歩く	0☐	1☐	2☐	3☐	74.
75. **立位**：膝の高さの棒をまたぎこえる，右足を先に	0☐	1☐	2☐	3☐	75.
76. **立位**：膝の高さの棒をまたぎこえる，左足を先に	0☐	1☐	2☐	3☐	76.
77. **立位**：4.6m走り，停止し，戻ってくる	0☐	1☐	2☐	3☐	77.
78. **立位**：右足でボールを蹴る	0☐	1☐	2☐	3☐	78.
79. **立位**：左足でボールを蹴る	0☐	1☐	2☐	3☐	79.
80. **立位**：両足同時に30cm上方にジャンプする	0☐	1☐	2☐	3☐	80.
81. **立位**：両足同時に30cm前方にジャンプする	0☐	1☐	2☐	3☐	81.
82. **右片足立ち**：60cmの円の中で，右足で10回片足跳びをする	0☐	1☐	2☐	3☐	82.
83. **左片足立ち**：60cmの円の中で，左足で10回片足跳びをする	0☐	1☐	2☐	3☐	83.
84. **立位，一方の手すりにつかまって**：4段上る，一方の手すりにつかまって，交互に足を出して	0☐	1☐	2☐	3☐	84.
85. **立位，一方の手すりにつかまって**：4段下りる，一方の手すりにつかまって，交互に足を出して	0☐	1☐	2☐	3☐	85.
86. **立位**：4段上る，足を交互に出して	0☐	1☐	2☐	3☐	86.
87. **立位**：4段下りる，足を交互に出して	0☐	1☐	2☐	3☐	87.
88. **15cmの高さの段上に立つ**：飛び降りる，両足同時に	0☐	1☐	2☐	3☐	88.
E領域の合計点					

これらの評価の結果は，子どもの「日常の」能力を表していますか？　　　　　　　　はい☐　　いいえ☐
コメント：
_____
_____
_____
_____

GMFM
総合点

領　域	各領域の％点数の計算	目標領域（印をつける）
A. 臥位と寝返り	$\dfrac{\text{A領域の総計}}{51} = \dfrac{}{51} \times 100 = \underline{}\%$	A.☐
B. 座位	$\dfrac{\text{B領域の総計}}{60} = \dfrac{}{60} \times 100 = \underline{}\%$	B.☐
C. 四つ這いと膝立ち	$\dfrac{\text{C領域の総計}}{42} = \dfrac{}{42} \times 100 = \underline{}\%$	C.☐
D. 立位	$\dfrac{\text{D領域の総計}}{39} = \dfrac{}{39} \times 100 = \underline{}\%$	D.☐
E. 歩行，走行とジャンプ	$\dfrac{\text{E領域の総計}}{72} = \dfrac{}{72} \times 100 = \underline{}\%$	E.☐

$$\text{総合点} = \dfrac{\%A + \%B + \%C + \%D + \%E}{\text{領域の数の総計}}$$

$$= \dfrac{++++}{5} = \dfrac{}{5} = \underline{}\%$$

$$\text{目標総合点} = \dfrac{\text{目標領域と考えられる各領域の\%点数の総計}}{\text{目標領域の数}}$$

$$= \dfrac{}{} = \underline{}\%$$

[D. Russell et al.（著），近藤和泉，福田道隆（監訳）：GMFM粗大運動能力尺度　脳性麻痺児のための評価的尺度，p.35-40，医学書院，2000 より許諾を得て改変し転載]

- 評価のための所要時間はおよそ45分である．
- 88の評価項目は，①臥位と寝返り（17項目），②座位（20項目），③四つ這いと膝立ち（14項目），④立位（13項目），⑤歩行・走行とジャンプ（24項目）の5領域に分類されている．
- 採点は，各項目とも0（＝まったくできない），1（＝少しだけできる），2（＝部分的にできる），3（＝完全にできる）の4段階のLikert scaleを用いて点数がつけられ，総合点を算出する．
- 各項目の採点の判定基準と評価実施のためのガイドラインが明確に定義されて

GMAE : gross motor ability estimator

- いる．
- 近年，88項目の評価項目数を66項目に絞ったGMFM-66を用いて尺度化スコアが計算できるようになっている．
- 総合評価のために，GMAEというソフトを使用して，パソコンで簡単に評価できるようになっている．
- GMFMは，臨床研究にも広く用いられ，信頼性，妥当性，そして反応性をもった標準化された評価法である．

GMFCS : gross motor function classification system

b. 粗大運動能力分類システム（GMFCS）

- 1997年にパリサノ（Palisano）らによって提唱された粗大運動能力分類システムである．
- GMFCSは判別的な尺度であり，脳性麻痺児の粗大運動および移動能力の障害程度を分類するものである．
- GMFCSは，子どもが自分で行った動作をもとに作成され，とくに座位（体幹のコントロール）および歩行に重点をおいている．
- GMFCSにおける運動能力の区分けは，社会生活能力の制限および歩行補助具（歩行器，杖，クラッチ）および車いすなどを含む補助具使用の必要性などをもとにしており，運動の質はあまり重視していない．
- GMFCSでは，脳性麻痺児の粗大運動能力を大きく5つのレベル（Level Ⅰ～Ⅴ）に分けている．
- また，それぞれのレベルにおいて発達段階に合わせて「2歳の誕生日の前日まで」「2～4歳の誕生日の前日まで」「4～6歳の誕生日の前日まで」「6～12歳の誕生日の前日まで」「12～18歳の誕生日の前日まで」の各年齢グループに分類して，各レベルの年齢グループ別に粗大運動能力が細かく規定されている．
- **表2-4**に「6～12歳の誕生日の前日まで」の粗大運動能力の規定を示す．
- ローゼンバウム（Rosenbaum）らは，4年間の縦断的コホート研究によって，GMFM-66の評価に基づいてGMFCSの5本の異なった運動発達曲線motor development curvesを作成した（**図2-4**）．
- GMFCSレベルⅠ，Ⅱ，Ⅲ，Ⅳ，ⅤのGMFM-66のリミットはそれぞれ87.7，68.4，54.3，40.4，22.3ポイントになることが示されている．
- この運動発達曲線では，GMFCSレベルⅤであれば頸定が得られても座位をとることは困難であり，GMFCSレベルⅣであれば座位がとれても支えなしで10歩歩くことは難しく，歩行可能な脳性麻痺児は少なくともGMFCSレベルⅡかⅠであることを意味している．
- GMFCSは，脳性麻痺児の運動発達の段階づけ（重症度）を可能とするとともに，最終的な機能目標の設定（予後予測）を可能とした．
- この分類が適応できるのは生後18ヵ月～18歳までである．

表2-4　GMFCSの5つのレベルと6～12歳の誕生日の前日までの粗大運動能力

Level	粗大運動能力	
I	〔制限なく歩行〕 家や学校，屋外や近隣を歩く．手すりを使わずに階段を昇りことができる．走行，跳躍などの粗大運動スキルはできるが，速度，バランス，および協調性は制限されている．	
II	〔歩行に制限がある〕 ほとんどの生活環境で歩き，手すりにつかまって階段を昇ることができる．長い距離を歩いたり，不整地や傾斜地，混雑した場所や狭い場所でバランスを取ったりすることは困難である．長距離は，身体的補助，携帯型移動装置，または車輪付の移動装置を使用して歩くことができる．走行や跳躍のような粗大運動スキルは，ほんのわずかな能力しかない．	
III	〔手で持つ歩行補助具を使って歩行〕 屋内のほとんどの生活環境で，手に持つ移動器具を使って歩く．監視または介助が必要であるが，手すりにつかまって階段を昇ることができる．長距離を移動する時は車輪付の移動装置を使用し，短距離であれば自走できる．	
IV	〔自力移動に制限；電動の移動手段を使用〕 ほとんどの生活環境で，身体的介助または電動の移動手段を必要とする移動方法を使用する．家では，短距離であれば身体的介助を受けて歩行したり，電動の移動手段や身体支持型歩行器を使ったりする．学校や屋外や近隣では，手動車椅子で移送されるか，電動の移動手段を使用する．	
V	〔手動車椅子で移送〕 すべての生活環境において，手動車椅子で移送される．彼らは，頭と体幹を抗重力的な姿勢に維持すること及び上下肢の運動をコントロールする能力に制限がある．	

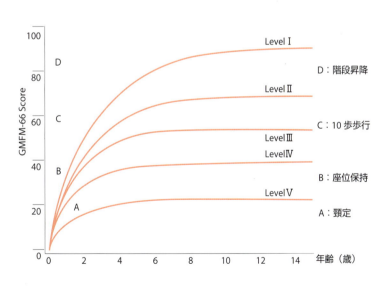

図2-4　GMFCSにおける運動発達曲線
motor development curves
(Rosenbaum PL et al, 2002)

図中のLevel I～Vの曲線が，表2-4に示した5つの粗大運動能力にそれぞれ対応する．
[水本憲枝ほか：療育にかかわる各専門家の考え方についての研究（第II報）―Evidence-Based-Educationのための発達予測，愛媛大学教育学部紀要 **52**(1)：p.117-127, 2005より引用]

memo

GMFM-66は2000年に発表され，GMFM-88の88項目が66項目に絞られたものである．評価によって得られた値をGMAEというソフトウェアに入力すると，尺度化スコアが算出され，Item Map（難易度マップ）も出力される．算出された尺度化スコアは間隔尺度であり，重症度が異なる症例の比較が可能である．

Item Mapは，算出された尺度化スコア（実線）と95%信頼区間（波線），その左右に66項目の番号と内容が示された1枚のシートである．左右に示された各項目の欄には0から3の点数が記されており，○印がついている得点がその項目の達成程度である．このマップにより，粗大運動能力の段階や可否がわかり，治療の効果判定や次に獲得すべき能力を予測することも可能となる．

memo

機能的移動能力評価尺度（FMS）

FMS：functional mobility scale

- 2004年にハーヴィー（Harvey）らによって開発された脳性麻痺児の移動能力の評価法であり，半構造化面接によって評価が行われる．
- 5m（家），50m（学校），500m（地域）の異なる移動距離（環境）を，どのような移動手段を実際に選択して移動しているかを1～6の6段階で評価する．5m（家）については「C＝這う」，500m（地域）については「N＝適応なし」の採点もある．
- 得点が高いほど機能的な移動能力を有していることになる．
- 脳性麻痺児の日常生活上での機能的移動能力を使用する移動補助具を考慮して分類し，客観的に把握できる．
- 4～18歳の脳性麻痺児が対象である．

MACS：manual ability classification system
WeeFIM：functional independence measure for children
FIM：functional independence measure

手指操作能力分類システム（MACS）

- エリアソン（Eliasson）らによって，4歳から18歳の脳性麻痺児が日常生活で物・道具を扱う際に，手をどのように使うかを分類するために開発された評価システムである．
- 手の操作能力を5つのレベル（Ⅰ～Ⅴ）に分類しており，レベルⅠは操作能力が高く，レベルⅤは操作能力が低いことを意味している．
- MACSによって，日常生活場面における評価対象の年齢にふさわしい物の取り扱い方（遊び，余暇活動，食事，衣服の着脱など）の能力を知ることができる．
- また，日常生活場面における自立の程度や，ある動作を行う際の援助の程度や環境調節の必要性についても知ることができる．
- 日本語版MACSが入手可能である．
- 1歳から4歳に使用できるMini-MACSも開発されているが，日本語版は現時点（2023年）ではない．

memo

WeeFIMは，近年の評価尺度の科学的根拠の研究により，その信頼性（内部一貫性，検者間信頼性，再テスト信頼性），妥当性（内容妥当性，構成概念妥当性），反応性が優れていることが報告されている．WeeFIMは，実施時間が短く，能力低下のみを測定しているので能力低下を概観するのに適している．

理学療法評価としての推奨グレードは「A」となっている（推奨グレードについては本書の17章を参照）．

4 日常生活および能力障害の評価

a. 子どものための機能的自立度評価法（WeeFIM）（表2-5）

- 成人用の（FIM）をモデルとした18項目の観察式測定法である．

表2-5 WeeFIMの評価尺度および評価項目

評価尺度			
	7	完全自立（時間，安全性含めて）	介助者なし
	6	修正自立（補助具など使用）	
	5	監視または準備	介助者あり
	4	最小介助（子ども自身で課題の75%以上）	
	3	中等度介助（50%以上）	
	2	最大介助（25%以上）	
	1	全介助（25%未満）	
運動項目	セルフケア 　食　事 　整　容 　清　拭 　更衣（上半身） 　更衣（下半身） 　トイレ動作 排泄コントロール 　排尿コントロール 　排便コントロール		移　乗 　ベッド，いす，車いす 　トイレ 　浴槽，シャワー 移　動 　<u>歩行，車いす，這い這い</u> 　階　段
認知項目	コミュニケーション 　<u>理　解</u> 　<u>表　出</u>		社会認知 　社会的交流 　問題解決 　記　憶

下線を引かれた項目が，子どもの評価に適するように成人用FIMが一部修正されている．
[問川博之，里宇明元，高橋秀寿：ADL評価，総合リハビリテーション **34**(6)：p.523-532, 2006より引用]

- 6ヵ月～7歳程度の子どもの能力低下を評価するために開発された．
- 評価項目は，運動項目が13項目で，セルフケア，排泄コントロール，移乗，移動の4領域に組織化され，認知項目が5項目でコミュニケーションと社会的認知の2領域に組織化されている．
- そのうち6項目で子どもへの応用を考慮した修正が加えられている．
- 個々の項目は，項目課題を完了するために必要な介助量に基づいて，7段階スケール（1～7点）を用いて採点する．
- 総得点は18～126点の間に入り，最高得点は機能的自立度が最高のレベルであることを示す．
- 評価は，直接観察または主要な介護者のインタビューにより実施する．
- テストにはおよそ20分を要し，トレーニングされた臨床家が実施する．
- 米国とわが国の健常児の標準化データが発表されている．
- テストをした項目と領域の得点をグラフィック描写するためのソフトウェアが利用できる（WeeFIMware）．

b. 子どもの能力低下評価表（PEDI）（表2-6, 2-7, memo参照）

- PEDIは，日常の活動における子どもの能力とパフォーマンスを測定するために開発された包括的機能評価法である．
- PEDIでは，機能的制限と能力低下の2つの階層を評価することが意図されている．
- 対象は6ヵ月～7歳6ヵ月の運動障害だけ，あるいは運動障害と認知障害のあ

PEDI：pediatric evaluation of disability inventory

表2-6 PEDIの機能的スキルの内容と測定尺度

（ ）内は項目数

セルフケア領域（73）	移動領域（59）	社会的機能領域（65）
1. 食物形態の種類	1. トイレ移乗	1. 言葉の意味の理解
2. 食器の使用	2. いす/車いす移乗	2. 文章の複雑さの理解
3. 飲料容器の使用	3. 車への移乗	3. コミュニケーションの機能的使用
4. 歯磨き	4. ベッド移動/移乗	4. 表出的コミュニケーションの複雑性
5. 整髪	5. 浴槽移乗	5. 問題解決
6. 鼻のケア	6. 屋内の移動方法	6. 社会的交流遊び
7. 手を洗うこと	7. 屋内の移動 ― 距離とスピード	7. 仲間との交流
8. 身体と顔を洗うこと	8. 屋内の移動 ― 物品を引っ張る/運ぶ	8. 物で遊ぶ
9. かぶり/前開きの服	9. 屋外の移動方法	9. 自己に関する情報
10. 留め具	10. 屋外の移動 ― 距離とスピード	10. 時間のオリエンテーション
11. ズボン	11. 屋外の移動 ― 路面	11. 家庭の仕事
12. 靴/靴下	12. 階段を上る	12. 自己防衛
13. トイレ動作	13. 階段を下りる	13. 地域における機能
14. 排尿管理		
15. 排便管理		

0.	ほとんどの場面でその項目を遂行できない．または，能力が制限されている
1.	ほとんどの場面でその項目を遂行できる．または，以前にマスターされており，機能的スキルはそのレベルをこえて進歩している

［里宇明元，近藤和泉，問川博之（監訳）：PEDIリハビリテーションのための子どもの能力低下評価法，医歯薬出版，2003より引用］

表2-7 PEDIの複合的活動の内容と測定尺度

セルフケア領域	移動領域	社会的機能領域
1. 食事	1. いす/トイレ移乗	1. 機能的理解
2. 整容	2. 車への移乗	2. 機能的表出
3. 入浴	3. ベッド移動/移乗	3. 共同問題解決
4. 上半身更衣	4. 浴槽移乗	4. 仲間との遊び
5. 下半身更衣	5. 屋内の移動	5. 安全性
6. トイレ	6. 屋外の移動	
7. 排尿管理	7. 階段	
8. 排便管理		

介護者による援助尺度		調整尺度	
5.	自立	N.	調整なし
4.	見守り/促し/モニター	C.	子ども向けの（特殊ではない）調整
3.	最小介助	R.	リハビリテーション器具
2.	中等度介助	E.	広範な調整（例：家屋改修，車いす）
1.	最大介助		
0.	全介助		

［里宇明元，近藤和泉，問川博之（監訳）：PEDIリハビリテーションのための子どもの能力低下評価法，医歯薬出版，2003より引用］

- る子どもであるが，この年齢相当の機能レベルの年長児（7歳6ヵ月を超えた）にも適用できる．
- PEDIは，対象児の保護者，もしくは対象児のことをよく知る臨床家や教育者のための判断基準を標準化し構成された，インタビューもしくは質問紙法である．
- 評価項目は，日常生活における機能的スキル197項目と複合的活動20項目からなる．
- 機能的スキルと複合的活動の項目ともに①セルフケア，②移動，③社会的機能の3領域に分類されている．
- 機能的スキルの197項目の3領域の項目数は，セルフケア73項目，移動59項目，社会的機能65項目である（**表2-6**）．
- 複合的活動の20項目の3領域の項目数は，セルフケア8項目，移動7項目，社会的機能5項目である（**表2-7**）．
- 測定尺度は，機能的スキルの項目が機能的スキル尺度（0と1の2段階），複合活動の項目が介護者による援助尺度（0～5の6段階）と調整尺度（N，C，R，Eの4段階）が用いられる．
- 機能的スキル尺度と介護者による援助尺度で得られた得点は，領域ごとに基準値標準スコアと尺度化スコアの2種類のスコアが得られる．調整尺度のスコアは算出されない．
- 基準値標準スコアは暦年齢を考慮した値で，暦年齢で期待される機能的スキルおよびパフォーマンスに対する相対的位置づけを示すものであり，平均50（標準誤差10）に設定されている．同年齢の子どもとの比較が行える．
- 尺度化スコアは，各領域の項目を難易度順に並びかえて，その子どもの機能状態を知る指標となるもので，0～100の間に入る．その数値は遂行度を表し，より高い得点はより高い機能的遂行度とより少ない介助量を表している．個々の児の発達段階を捉えることができる．
- データ処理用のプログラムを使用することで尺度化スコアが算出され，各領域の評価項目ごとのItem Map（難易度マップ）が出力される．
- Item Map（難易度マップ）には，各領域の項目番号（セルフケア領域であれば1～73）が横軸の0～100の間に難易度順に示され，できている項目とできていない項目が分かるようになっている．それとともに，個々の児の尺度化スコアと95%信頼区間も示される．
- 評価の所要時間は，対象児の年齢と機能障害，さらに実施方法により45分～1時間である．
- 米国の健常児を対象としたデータをもとに基準値標準スコアと尺度化スコアが計算されている．

> **memo**
> PEDIは，近年の評価尺度の科学的根拠の研究により，その信頼性（内部一貫性，検者内/検者間信頼性，再テスト信頼性），妥当性（内容妥当性，構成概念妥当性，一致妥当性，識別的妥当性，評価的妥当性），反応性が優れていることが報告されている．反応性に関しては，WeeFIMと比較すると，変化に対する反応性が高いとされている．
> 理学療法評価としての推奨グレードは「A」となっている（推奨グレードについては本書の17章を参照）．

COPM：Canadian occupational performance measure

> **memo**
>
> **カナダ作業遂行測定（COPM）**
> - 1990年にカナダ作業療法士協会により開発された，対象者中心の作業療法を実践するための評価尺度であり，半構造化面接によって評価が行われる．
> - クライエント（患者自身あるいは家族）における日常生活の中での作業遂行上の問題を特定し，各問題の重要度を決定し（10段階で評定），問題を5つ以内に絞り，その問題の遂行度と満足度を評定し（10段階で評定），介入前後の得点を比較して効果を確かめるという手順を踏む．
> - 評定の段階は，10に近いほど重要度，遂行度，満足度が高いことになる．
> - 遂行度と満足度のそれぞれを合計し，列挙した問題数で除すことで，平均遂行度と平均満足度を算出することができる．
> - 遂行度と満足度については，介入後の得点から介入前の得点を引くことでそれぞれの変換を確認することができる．

5 筋緊張低下の症状に対する検査

- 正常を逸脱して全身の筋緊張低下を示す新生児および乳児を総称してフロッピーインファント floppy infant という．
- 自発運動が乏しく，抗重力姿勢の保持が困難で，運動発達は遅滞する．
- フロッピーインファントは，筋疾患，染色体異常，精神遅滞，脳性麻痺などでみられる．
- 異常姿勢，筋と関節の受動運動に対する抵抗の減少，関節の可動性の増大に対して以下の検査を行う．

a. 背臥位での弛緩性テスト

- 背臥位：自発運動は乏しい．全身の筋緊張低下のため四肢の抗重力運動が困難で，四肢が外転してベッドに押しつけられた従重力弛緩姿勢（蛙様姿勢）をとる（図2-5a）．この姿勢は，ダウン症候群に限らず，フロッピーインファント全般に認められる姿勢である．
- 引き起こしテスト：両手をもって引き起こそうとしても頭が後方に残り，自分から起き上がろうとする気配が乏しく，上肢屈筋群，腹筋群，股関節屈筋群の収縮といった協調的な反応もみられない（図2-5b）．

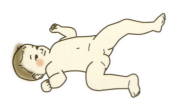 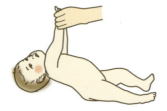 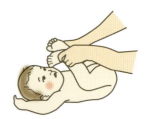

a. 従重力弛緩性姿勢　　b. 引き起こしテスト　　c. 耳-踵テスト

図2-5 背臥位での姿勢観察

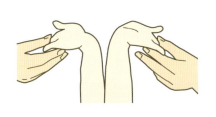
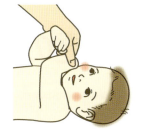
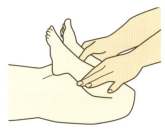

a. 手と指の弛緩性テスト　　b. スカーフ徴候　　c. 下肢の弛緩性テスト

図2-6　四肢の弛緩性テスト

- 耳-踵テスト heel to ear：背臥位で股関節を深く屈曲するとともに膝関節を伸展し，下肢の伸展度をみる．筋緊張が低いと抵抗なく足部が耳についてしまう（図2-5c）．

b. 四肢の弛緩性テスト

- 手と指の弛緩性テスト：手関節と手指の屈筋の伸展性をみる．筋緊張が低いと手背が前腕背部に容易につく（図2-6a）．
- スカーフ徴候 scarf sign：上肢を首に巻きつけるように水平内転し，肩関節と上腕の伸筋群の伸展性をみる．筋緊張が低いとスカーフを巻くように，上腕が首に巻つく（図2-6b）．
- 下肢の弛緩性テスト：腹臥位で膝関節を屈曲し，大腿四頭筋の伸展性をみる．筋緊張が低いと，踵が殿部に容易につく．あわせて足関節を底屈させ，足関節の背屈筋群の伸展性を確認することもある（図2-6c）．

学習到達度自己評価問題

以下の問題で正しいものに○，誤っているものに×を記しなさい．
1. 遠城寺式乳幼児分析的発達検査法は，子どもの運動発達のレベルと運動機能障害の状況を把握するための運動発達検査である．
2. DENVER II（デンバー発達判定法）は，子どもの発達を「個人-社会」「微細運動-適応」「言語」「粗大運動」の4領域に区分している．
3. ミラー二の発達チャートは，運動発達と反射・反応を照らし合わせて評価する．
4. GMFMは，通常8歳児なら遂行可能な88項目の運動課題の達成度を観察し，判定する．
5. GMFCSにおける運動発達曲線はレベルⅠ～Ⅴの5つに分かれ，レベルⅠが粗大運動能力が低いことを示している．
6. WeeFIMは，成人用のFIMの評価項目のうち6項目を子どもへの応用を考慮して修正が加えられたものである．

定型発達

3 運動発達の理論

一般目標
- 子どもの運動が獲得される過程について，神経学的，生物学的，行動学的観点に基づいて理解を深める．

行動目標
1. 脳の機能の発達について説明できる．
2. 神経成熟理論について説明できる．
3. 神経細胞集団選択理論について説明できる．
4. ダイナミックシステム理論について説明できる．
5. 行動分析学に基づいた運動発達理論について説明できる．
6. アフォーダンスについて説明できる．

調べておこう
- 過去から現在にいたるまで，わが国の小児理学療法はどのような理論的背景に基づいて実践されてきたか，学会抄録や研究論文，症例報告などを参照して調べよう．

A 運動発達理論とは

- 「**理論 theory**」とは，先人たちの経験や知識，観察された事実を1つの枠組みにまとめ，経験，知識，事実の関係性を順序立てて説明した知識の体系である．
- 優れた理論は，観察された多くの現象をひとまとめに説明してくれる．また，知られていない現象については，その理論を使ってその現象が生じる原因や結果，関連する事柄などを推し測り理解することができる．
- 臨床場面において理論は，観察された子どもの行動や運動発達の知識，理学療法士が過去に経験した事柄をそれぞれ関連づけたり，それらを1つの枠組みにまとめたりすることで，子どもがなぜ行動を起こすのか，どのように行動するのかを理解するのに役立つ．また，検査や介入に対して新しい考え方や仮説を引き出させてくれる．
- 「**発達**」とは小児科学領域において，運動や知能の機能的変化を示す．また，発達心理学領域では人の一生におけるさまざまな変化を示し，その変化には年齢に伴う機能の成熟（遺伝）や，学習（経験）が関与している．

- 運動発達の理論とは，子どもの運動や行動を観察した事実に基づき，その機能

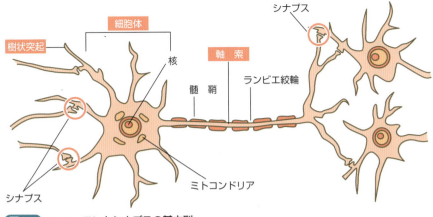

図3-1　ニューロンとシナプスの基本型

的な変化を年齢や遺伝，環境，学習などの視点から，互いに関連づけたり順序立てたりして説明した知識の体系である．
- 本章では神経学的，生物学的背景に基づく理論と，行動学的背景に基づく理論の2つの側面から述べる．

B　脳の機能の発達

- 脳の機能の発達は，**神経回路（シナプス）の形成**と**髄鞘化**による．
- 受精3ヵ月以降になると**神経細胞**の分裂増殖により脳は急速に発達する．
- 分裂増殖した神経細胞は，外表面へ移動，分化して大脳皮質などの肥厚が形成される．
- 成熟した神経細胞は，樹状突起によって他の神経細胞と接合して，シナプスをつくる（図3-1）．
- 神経細胞やシナプスははじめ過剰につくられるが，その後，細胞死やシナプス削除が起こる（図3-2）．
- 生後の脳重量の増加は，支持細胞である**グリア細胞**（神経膠細胞）や血管の増殖，神経細胞の樹状突起，軸索の成長による．
- シナプスは生後数年まで増え続けた後，急速に減少して15歳ごろには大人の密度に近づく（図3-2）．
- シナプスの数を減らすことで，神経回路網は無駄がなく，効率よくなる．その過程では，遺伝的な生得プログラムと，外部からの刺激や学習などによる神経活動との影響を受け，神経細胞が性質を変えたり，再構築されたりする．
- 成人の大脳皮質で，神経細胞の数は約140億〜150億（中枢神経系全体では1000億ともいわれる），各神経細胞には数千から2，3万のシナプスがあるといわれる．
- シナプスの形成とともに，軸索が髄鞘化することで，シナプスは高頻度の信号

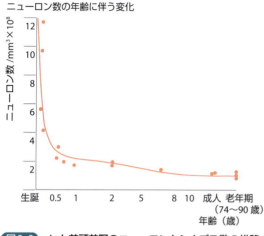
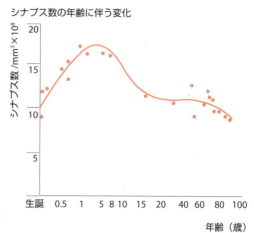

図3-2　ヒト前頭前野のニューロンとシナプス数の推移

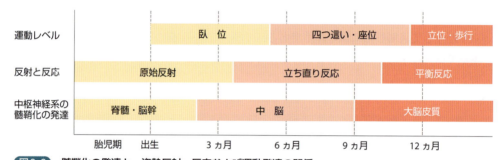

図3-3　髄鞘化の発達と，姿勢反射・反応および運動発達の関係

- を速く，確実に送れるようになる．
- 髄鞘化とは，神経線維（軸索）が脂質の鞘でおおわれる状態をいう．
- 髄鞘化は，胎生4ヵ月ごろからはじまり，すべての部分（前頭前野）の髄鞘化が完成するには20年程度かかる．
- 中枢神経系の髄鞘形成は，下位から上位，すなわち脊髄，脳幹，中脳，大脳皮質へと進む．
- 新生児では，脊髄まで髄鞘形成がなされ，加えて後索，視床脊髄路，脊髄小脳路の髄鞘形成も進んでいるが，皮質脊髄路はまだ髄鞘化されていない．
- 生後1ヵ月の終わりには皮質脊髄路が，12ヵ月ごろになると大脳の一部にまでみられるようになる．
- ヒトの運動発達段階もこの髄鞘化と相応していると考えられている（図3-3）．

C　神経学的，生物学的背景に基づく運動発達理論

1　神経成熟理論 neuromaturational theory

- マグロウ（McGraw）やゲゼル（Gesell）によって提唱された理論である．

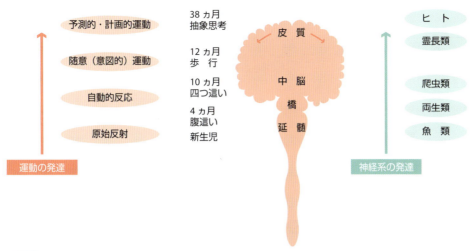

図3-4 ドーマン-デラカトによる脳の系統発生的進化（無足獣，四足獣，二足獣）の段階と，神経系，および運動発達の関係

- 運動発達は学習や環境によって促されるのではなく，中枢神経系であらかじめ決定されている．
- 新生児から幼児期の脳の機能的な発達段階は，脳の系統発生的進化と対応され，無足獣，四足獣，二足獣の3つの段階がある（ドーマン-デラカト［Doman-Delacato］）（図3-4）．
- 無足獣レベルは，原始的な**脊髄レベル**，および**脳幹レベル**の反射によるもので，腹臥位，背臥位の発達である．
- 四足獣レベルは，**中脳レベル**の立ち直り反応 righting reaction を獲得し，寝返り，這う姿勢，座位姿勢が可能な発達である．
- 二足獣レベルは，**皮質レベル**の発達により平衡反応 equilibrium reaction を獲得し，立位，歩行が可能な発達である．
- これをヒトの発達と照らし合わせると，新生児は主に脊髄や下部脳幹の原始反射を中心とした運動レベルで，系統発生的には無足獣レベルに相当する．
- 神経系の発達が中脳，大脳皮質へと進むと運動レベルも四つ這い，歩行へと進み，系統発生レベルでは哺乳類，ヒトへと進む．
- このように中枢神経系の発達と，姿勢反射，および運動の発達は相互に関連している．
- 姿勢反射の発達は，中枢神経系の発達（髄鞘化の進行）レベルに応じて，脊髄，脳幹，中脳，大脳皮質の順に，下位から上位へ出現し，発達する．
- 運動発達も中枢神経系の発達，姿勢反射の発達にあいまって，臥位から座位，立位，歩行と抗重力方向へ進む．
- 運動発達の順序は，頭から尾側へと発達する（**発達の頭尾律**）（運動発達は髄鞘化とは逆方向に進む）．
- 運動発達は中枢神経系の階層的な成熟過程によってなされ，上位中枢の発達によって，下位中枢の反射性の運動は抑制され，運動の随意性が促されていく

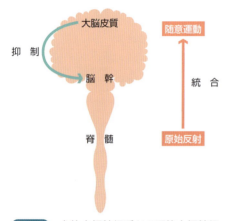

図3-5 上位中枢神経系から下位中枢神経系への抑制

図3-6 神経系の階層性発達と運動発達（神経成熟理論）

表3-1 神経成熟理論の主要な原理

1.	神経筋系の発達は中枢神経系の上位領域と下位領域の2領域によってコントロールされる
2.	上位領域の発達は神経筋系の機能を促進するように働く一方で，下位領域の活動を抑制するように働く
3.	発達の順序は遺伝によって個別に決定される
4.	運動発達には方向があり，頭側から尾側へ，近位から遠位へ，中枢部から末梢部へ発達する．
5.	発達は内的要因（遺伝）に制御され，外的要因（環境）の影響を受けない．
6.	運動発達は螺旋的過程である．運動発達は運動の各要素が出現，退行を繰り返すことで，より新しい運動機能を獲得していく．

*陽性徴候，陰性徴候
陽性徴候とは，上位中枢の病変により，障害されていない下位中枢の機能が抑制から解放されて表出する徴候，陰性徴候とは脳の病変により，通常あるべき機能が減弱，もしくは喪失した状態を示す．たとえば，脳卒中片麻痺の場合，陽性徴候は腱反射亢進や連合運動，異常姿勢などを指し，陰性徴候は運動麻痺を指す．本文中に示したのもそれらの一例である．

（図3-5）．
- 脊髄，脳幹レベルの姿勢反射は，中脳の機能により修飾され，さらに大脳皮質レベルの姿勢反応によってコントロールされる．
- このような運動制御理論を**神経成熟理論**という（図3-6）．
- 神経成熟理論の主要な原理は表3-1のとおりである．
- たとえば，マグロウは図3-7のように直立移動の発達を考えた．直立移動の発達はaからgまでの7期にわたる．
- 新生児期は脊髄や下部脳幹レベルで，その運動は**不随意的な反射性の動き**が中心で，**抗重力姿勢**は未発達である．
- 生後3ヵ月ごろには橋レベルまで発達が進み，首のすわりという抗重力姿勢がみられるようになる．
- 5〜8ヵ月ごろには中脳レベルの発達によって，**立ち直り反応**が出現し，寝返りや腹這い，四つ這い，座位を獲得する．
- さらに大脳皮質レベルの発達によって，**平衡反応**が出現し，1歳ごろには起立，歩行を獲得する．

- 姿勢反射が出現すべき時期に消失あるいは減弱している場合（**陰性徴候***）や，消失すべき時期になっても原始反射が持続してみられる場合（**陽性徴候***）に

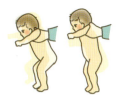

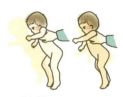

a. 自動歩行
脳幹髄鞘化の発達による自動歩行の出現

b. 抑制期（静止期）
大脳皮質から脳幹への抑制作用による自動歩行の減退

c. 移行期
下肢のステップ運動が反射性か随意性か区別が困難

d. 随意歩行期
大脳皮質レベルの発達による下肢のステップ運動の獲得

e. 自立歩行期
運動機能と平衡機能との協調性による前方への推進力の獲得

f. 踵-つま先歩行期
歩行時に足関節の運動が著明に出現

g. 統合期（直立移動の成熟）
上肢と下肢との同調した運動が出現

図3-7 直立移動の発達の7期

は神経系の障害が疑われる．
- 反射の出現様式に左右差があるときにも神経学的な異常が疑われる．
- 運動発達障害は首のすわり（頸定）や，おすわりなどのマイルストン（発達指標）の獲得の遅れ，異常な筋緊張や姿勢反射の出現を基礎と考える．
- 運動発達障害をもつ子どもの理学療法には運動発達に最も必要と考えられる筋緊張の正常化に焦点を当てている．
- 本理論は従来の理学療法評価・介入における基礎となっており，現在でも広く臨床場面で応用されている考え方である．

2 神経細胞集団選択理論 theory of neuronal group selection

- ノーベル生理学医学賞を受賞したエーデルマン（Edelman）によって提唱された理論である．
- 脳内には無数の神経細胞が存在し，神経細胞はシナプスで互いに結合することによって情報伝達を可能にする．
- この理論によると，脳の神経細胞は集団としてまとまって結合し合っており，その神経細胞集団どうしの結合は運動発達の必要性や目的に応じてコントロールされる．
- 発達過程において，習慣的あるいは必要な機能や行動に関しては神経細胞どうしの結合（ネットワーク）が強化され，そうでない場合ネットワークは弱まり，神経細胞間の連携が選択的に淘汰される．
- 脳の発生や機能の解明のために，ダーウィン（Darwin）が唱えた自然選択による進化論を脳に応用するという考え方で，これを**神経細胞集団選択理論**あるいは**神経ダーウィニズム**という．

表3-2 神経細胞集団選択理論の主要な原理

1. 発生的選択	早い段階で神経系が解剖学的に構築される．そのとき，神経細胞どうしの結合が形成される
2. 経験的選択	行動や環境からの刺激によって，神経細胞どうしの結合が強くなったり弱くなったりする
3. 再入力	発達の過程において，脳の各領域が互いに結合し合う．結合によって情報のやりとりが繰り返され，脳活動の協調性が高まる

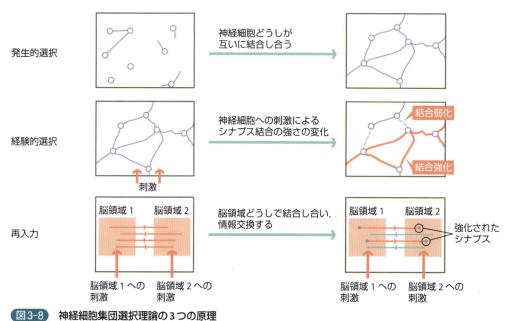

図3-8 神経細胞集団選択理論の3つの原理
[Gerald M. Edelman：Bright Air, Brilliant Fire, p.84, 1992, BasicBooksをもとに作成]

- 神経細胞集団選択理論はつぎの3つの原理からなる（表3-2，図3-8）．
- 本理論は，従来の運動発達理論では十分検証されてこなかった生物学的側面について，神経系と感覚，経験，環境などとの相互作用が神経細胞レベルでどのような変化が生じているかを説明した．
- 運動発達障害を有する子どもに対し，何らかの運動機能を獲得し維持させることを意図した場合，望ましい運動行動を多く経験させることによって，中枢神経系の解剖学的な構築を促進させることが期待できる．

D　行動学的背景に基づく運動発達理論

1 ダイナミックシステム理論 dynamical systems theory

- 運動発達の過程は単に中枢神経系の作用に影響されるだけはなく，特定の状況や環境にも影響される．

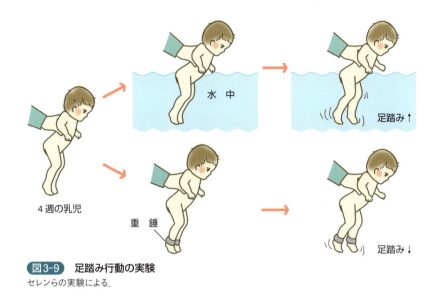

図3-9 足踏み行動の実験
セレンらの実験による.

- 運動は中枢神経系からの指令によって生じるだけではなく，運動を起こすのに必要な骨格筋系や感覚系，神経系，覚醒状態，動機づけ，環境などの要素が影響する.
- そして，互いの要素が相互に作用し合った結果，その状況に適した運動が生じる.
- このような理論を**ダイナミックシステム理論**という.
- セレン（Thelen，米国の心理学者）はこの理論に基づいて運動発達の仕組みを解明した.
- とくに，マグロウが述べた生後1〜2ヵ月の自動歩行の統合や，生後8〜10ヵ月での足踏みの出現について，ダイナミックシステム理論に基づき以下のような実験を通して検証した.

【足踏み行動の実験】
- 出生後の乳児は自動歩行という姿勢反射を有しており，床面に足底を触れさせ体を前傾させると数歩足踏みをする．生後1〜2ヵ月ごろになると，中枢神経系の成熟によって足踏み行動は次第に減弱することが知られている.
- 一方で，生後1〜2ヵ月の乳児は，この時期皮下脂肪の蓄積によって急激な体重増加が生じる.
- セレンは，この体重増加が相対的に筋力を弱化させ，重力下における足踏み運動を困難にするという仮説を立て，次のような実験を行っている.
- 生後4週の乳児に対して，下肢にかかる重力の影響を除くため，頭部より下の体幹・四肢を温水の中に沈めた.
- また，同様の乳児に対して，さらなる荷重負荷をかけるため，下肢に重錘をつけた.
- 下肢に重錘をつけていないとき，水中で足踏みの頻度は増大したが，重錘をつけると荷重負荷によって足踏みは減少した（**図3-9**）.

- セレンはこのような実験を通して，足踏みの生起は単に中枢神経系の成熟だけが影響するのではなく，筋力や体重，重力なども影響すると考えた.
- ある運動パターンの獲得を目標とする場合，運動を引き起こす背景にある多くの要因がどのように相互に影響し合っているかを検証する必要がある.

*ABC分析　標的とする行動が何によって生じたのか，またその行動の結果，それが増えたのか減ったのか，行動の原因を探ったり，行動の法則性を理解したりする分析手法．
行動のきっかけになる環境刺激を「先行刺激 Antecedent stimulus：A」といい，それによって引き起こされた「行動 Behavior：B」の結果，環境に変化をもたらす（「後続刺激 Consequent stimulus：C」）．後続刺激は先に生じた行動を増加・減少・不変させる機能をもつ．

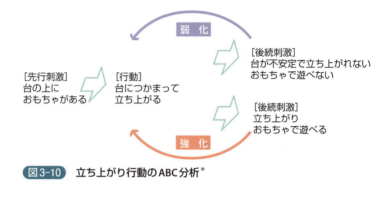

図3-10　立ち上がり行動のABC分析*

2 行動分析学に基づいた運動発達理論

*行動分析学　米国の心理学者スキナー（Skinner BF）によって体系化された行動科学である．行動の原因を「心」にあるとは考えず，「個人と個人にかかわる環境との相互作用」にあると考える．

- 発達障害領域にかかわる理学療法士にとって，言語理解が困難な子どもに対し，いかに行動を出現させるか，どのように行動を定着させるかは関心事の1つである．
- 行動は，行動した結果，環境からよい応答があるとその行動の頻度が増加する（<u>強化</u>）．逆に，わるい応答では減少する（<u>弱化</u>）．
- **行動分析学***では，行動を増加させた環境からのよい応答を**強化刺激**といい，行動を減少させた応答を**嫌悪刺激**という．
- 子どもの立ち上がり行動を例にとれば，台の上におもちゃがあり（先行刺激），台につかまって立ち上がれば（行動），おもちゃで遊べる（後続刺激）．その結果，立ち上がり行動が「強化」される．逆に，先行刺激の後，台につかまって立ち上がろうとするが（行動），台が不安定で立ち上がれなかったり，おもちゃで遊べなかったりしたら（後続刺激），立ち上がり行動は「弱化」される（図3-10）．
- 子どもの運動発達に関しても，子どもを取り巻く環境や外的な刺激を変化させることによって行動を変化させることができる．
- 以下に，生後3ヵ月の乳児を対象とし，環境設定と動作獲得・保持との関係について検証した研究を示す．
- 実験手順は以下のとおりである．

【足蹴り動作の獲得と保持に関する研究】
①実験は4日間連続して実施された．
②乳児の足部に紐を取り付け，足の動きに連動して天井からつるされたおもちゃが動くように設定した．なお，おもちゃは乳児の視野の範囲に入るよう設定されている．
③1日に5セッション（1セッションは3分）が連続して実施された．
④1セッション目（B1）はキッキングのベースラインに当てられ，足を動かしてもおもちゃは動かない．
⑤2〜4セッション目（A2〜A4）の9分間は「獲得期」とし，キッキングに応じておもちゃが動くように設定された．
⑥5セッション目（E5）では，おもちゃはキッキングによっても再び動かないように設定された（消去）．
⑦はじめの3日間はすべての乳児に①〜⑥の手順を実施し，4日目はコントロール群と実験群に分類し，実験群では新しいおもちゃにつけ替えた．

- 実験の結果，1日目から3日目にかけてキッキングは徐々に頻度を増していった．
- 4日目において，実験群はおもちゃが新しかったためかキッキングの頻度は減少したが，獲得期で動作頻度は飛躍的に増加した（図3-11）．

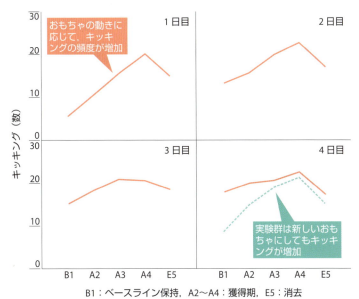

図3-11 条件づけの有無によるキッキングの変化
[Rovee CK, Fagen JW：Extended Conditioning and 24-Hour Retention in Infants, *Journal of Experimental Child Psychology* **21**, p.5, 1976をもとに作成]

- この研究において，生後数ヵ月の乳児においても身体の動きと環境の変化の関連性を知覚し，行動を選択的に生じさせることが明らかとなった．つまり，条件設定次第で行動を強化することができるのである．
- これらの研究結果は，生後間もない時期から周囲の環境の影響を受け，子どもの行動が強化されたり弱化されたりしていることを示している．
- 子どもは周囲の環境に適応して選択的に行動を生じさせているのである．

3 アフォーダンス

- アフォーダンスは心理学者であるギブソン（Gibson，米国の心理学者）によって提唱された概念で，afford（与える）という英語の動詞を名詞化したギブソンの造語である．
- アフォーダンスは，環境が持つ性質を人間に与えることで人間に何らかの行為が発生する可能性を意味する．
- ここでいう環境とは人間や動物が知覚する世界を意味し，地面や水，空気，服，道具，他の人・動物など，人間や動物を取り巻くさまざまな対象を指す．
- たとえば，床に座っている赤ちゃんの前に箱がある．この箱は固く，重いので赤ちゃんが押しても動かなかったり，壊れたりしない．この時，箱はその性質から赤ちゃんに「体を支える」という情報を与え（アフォードし），「つかまり立ち」という行為が生まれる可能性がある（図3-12）．
- 逆に，箱がもろく，軽ければ，赤ちゃんが押すと動いたり，壊れたりするかもしれない．この時，箱はその性質から赤ちゃんに「体を支える」という情報を与えられないため，「つかまり立ち」という行為は生まれないかもしれない

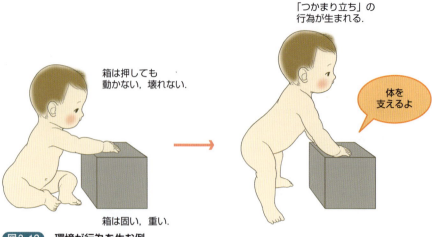

図3-12　環境が行為を生む例
図の箱は「体を支える」という情報を与える（＝アフォードする）.

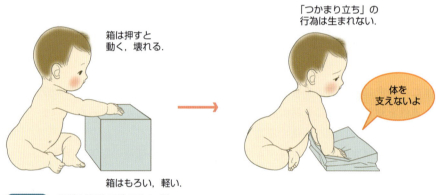

図3-13　環境が行為を生まない例
図の箱は「体を支える」という情報を与えない.

（図3-13）.
- 健常な子どもは動くことによって新しい環境に触れる機会が与えられ，そこで新たな行為が生まれる可能性がある.
- しかし，運動障害を有する子どもは健常な場合と比べると，新しい環境に触れる機会が少なく，新たな行為が生まれる機会が奪われるかもしれない.
- 環境に接する機会の減少は子どもの行為が生まれる機会を妨げる結果となり，運動発達の阻害になる可能性がある.
- 環境は子どもにとって興味を駆り立て，行為を発現させるきっかけとなるため，子どもに応じた環境づくりは運動発達を促す重要な手段である.

E　臨床的意義

- 運動発達理論は，運動発達障害を呈する子どもが示す複雑な運動，行動の原因

や意味をわかりやすく説明してくれる．
- たとえば，目の前に痙直型四肢麻痺の子どもがいて，未熟な立ち直り反応を示し，腹臥位での頭部・体幹伸展が不十分で，頸定が不完全な状態を呈している．これまでの理論に基づいてこの状況を解釈してみよう．
- 神経成熟理論の観点では，上位中枢神経系が発達途上であることが推察され，立ち直り反応の出現は今後見込めるかもしれない．さらなる腹臥位姿勢の発達や頸定の獲得には立ち直り反応を促す必要がある．
- 神経細胞集団選択理論の観点では，好ましくない習慣的な姿勢は神経細胞レベルの結合を強固にしてしまい，現状を助長してしまう可能性がある．腹臥位姿勢や頸定を獲得するには，補助具や感覚刺激などを応用して腹臥位姿勢や頸定を多く経験させることで感覚，運動の刺激を入力し，その姿勢や機能に関連する神経細胞どうしの結びつきを促す必要がある．
- ダイナミックシステム理論の観点では，子どもを能動的な存在と考え，年齢に応じた機能を促す．運動パターンが変化しつつあるタイミングを捉え，子どもが新しい運動パターンを能動的に探索できるよう促していく．また，望ましい行動を妨げている要因を把握し，調整する．たとえば，頸定が不十分な要因が肩甲帯周囲の不安定性にあれば，肩の固定を補助し，能動的に頭部を起こす機会を多く経験させていく．
- 行動分析学的理論の観点では，たとえば遊びの場面（先行刺激）で，偶然頭部を持ち上げても（行動），誰からも注目されなかったり，好きなおもちゃがなかったりしたら（後続刺激），頭部を伸展する行動は弱化される．そこで，頭部，体幹を伸展したらおもちゃがみえたり，親に声をかけてもらえたりするなどの強化刺激を付与する．そうすることで頭部・体幹の伸展運動を強化することができる．
- アフォーダンスの観点では，子どもの運動発達を促す環境設定に留意する．腹臥位での頭部・体幹伸展が不十分である場合，on elbowsによって前腕による頭部・体幹支持が困難となり頸定の発達を阻害していることが想定される．
- 頸定の獲得を目的とするならば，腹臥位にて前胸部にクッションを敷くことによってon elbowsを補助し，頸定の発達を促すことが可能になる．この場合，クッションは「頭部・体幹を支持する」ことを子どもにアフォードし，頭部を挙上して保持する行為を生み出す可能性をもつ．
- 運動発達障害に携わる理学療法士にとって，子どもの運動発達を促すにはどうすればよいか，いかに行動を獲得，定着させるかは最大の関心事の1つである．
- 神経系の問題によって運動発達が障害された場合，神経系の可塑性を発揮させるには，可及的早期から適切な運動（行動）を行わせる必要性がある．
- つまり，治療者の意図する随意運動を引き出せるか否かが鍵となる．
- その意味では，子どもを取り巻く環境を調整して，適切な感覚・運動経験を促す動機づけを行い，子どもの能動的運動（行動）を引き出せるような小児理学療法の構築が重要となってくるであろう．

学習到達度自己評価問題

以下の問題で正しいものに〇，誤っているものに×を記しなさい．

1. 脳の機能の発達は，主として神経回路（シナプス）の形成による．
2. 神経成熟理論において運動の発達は，下肢からはじまり頭部へ進む．
3. 中枢神経系の発達が大脳皮質レベルまで進むと，立ち直り反応が出現する．
4. 神経成熟理論では，運動発達は学習や経験，環境の影響を強く受ける．
5. 神経成熟理論において，発達の順序は遺伝によって個別に決定されている．
6. 神経細胞集団選択理論では，機能的に必要な行動に関与する神経細胞どうしはその結合を強くする．
7. 神経細胞集団選択理論では，立位，歩行を習慣的に実施していなくても，立位，歩行の発達を司る脳神経細胞どうしの結合は一定に保持されている．
8. ダイナミックシステム理論において，運動の発現は中枢神経系の発達が中心的な役割を果たす．
9. 行動分析学的理論において，望ましい行動が出現したときに注目，賞賛するとその行動は強化される．
10. 行動分析学的理論において，意図する行動を引き出したい場合，難易度が高い課題を繰り返し実践させるとその行動の出現頻度は増大する．
11. アフォーダンスにおいて，杖や車いすは移動することをアフォードする．

定型発達

4 姿勢反射の発達①
正常姿勢反射と運動発達

一般目標
1. 神経成熟理論（階層性発達理論）による神経系の成熟と姿勢反射の発達，および運動発達との関連を理解する．
2. 姿勢反射の正常反応と検査方法を理解し，検査が実施できる．

行動目標
1. 神経系の成熟（発達）過程が説明できる．
2. 神経系の成熟（発達）過程と姿勢反射との関係が説明できる．
3. 姿勢反射と運動発達との関係が説明できる．
4. 姿勢反射の正常反応と出現，消失の時期，および検査方法を説明できる．
5. 姿勢反射の検査が実施できる．

調べておこう
- 中枢神経系の発生，および機能，解剖について調べよう．

A 姿勢反射の発達

1 原始反射

- 新生児期からみられる反射を**原始反射** primitive reflex という（新生児反射 neonatal reflex ともいう）．
- 原始反射は，脊髄，脳幹に反射中枢をもつ反射をいうことが多い．
- 原始反射は，胎生5～6ヵ月ごろより急速に発達しはじめ，出生時（40週）までにはすべての原始反射が最高度に達し，高次の神経機構（中脳，大脳皮質）の完成により生後3ヵ月のうちに消失していく（抑制される）（**図4-1**）．
- 原始反射の欠如と消失の遅延は，神経系の障害を表す．

2 脊髄レベルの反射

- 脊髄内に中枢をもつ反射であり，生後3ヵ月ごろには消失する．
- 脊髄レベルの姿勢反射を原始反射ということもある．

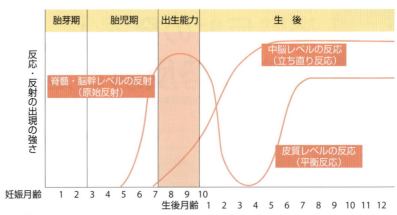

図4-1 反射，反応の発達経過

> **memo**
> 「反射」と「反応」について
> 両者の区別は明確ではない．本書では，中枢神経系の成熟レベル（神経成熟理論）によって，脊髄・脳幹レベルのものを原始反射，中脳レベルのものを立ち直り反応，皮質レベルのものを平衡反応とし，それらを総称して姿勢反射とした．ただし，姿勢反射には，原始反射のうち把握反射や吸啜反射などのように，姿勢変化に影響しないものは含めないこととした．

> **memo**
> 立ち直り反応は5歳ごろには消失するとするものもあれば，継続するとするものもある．本書では，皮質レベルで統合されるという立場で記載した．

NOB: neck righting reaction on the body
BOH: body righting reaction on the head
BOB: body righting reaction on the body

3 脳幹レベルの反射

- 橋を中心とした脳幹レベルの反射で，**静的な姿勢反射**である．
- 迷路性の刺激や頸部筋の固有受容器の刺激により姿勢筋緊張の変化が生じる．
- 生後1～2ヵ月ごろに最も顕著に現れ，6ヵ月ごろまでに上位中枢の発達により消退する．
- 脳障害のある子どもでは，脊髄・脳幹レベルの反射が生後1～2週間は減弱または欠如し，その後は上位中枢からの抑制の欠如によって徐々に増強することで運動発達を阻害する．

4 中脳レベルの反応

- 中脳レベルの反応は，**立ち直り反応**である．
- 立ち直り反応は，頭部と体幹のアライメントや空間での位置が変化したとき，正常な位置に身体を保持する（戻す）反応である．
- 生後5～6ヵ月ごろから出現し，皮質が成熟する5歳ごろまで残存する．
- 中脳が発達し，脊髄・脳幹レベルの反射が統合されてくると，**立ち直り反応**が出現してくる．
- **体に働く頸の立ち直り反応（NOB）**は，頭部–体幹の分節的な回旋運動に関与する．
- **頭に働く体の立ち直り反応（BOH）**は，頭部のコントロールの発達に関与する．
- **体に働く体の立ち直り反応（BOB）**は，体に加わったねじれを戻そうとする反応で，体幹の正中性を保つように働き，寝返り動作のような回旋パターンを伴う動作の場面で観察される．
- ランドウ反応は，体幹の支持性の発達に関与し，座位・立位の発達を可能とする．
- 保護伸展反応は，転倒から身を守り，姿勢の安定と保護に関与する．

5 大脳皮質レベルの反応

- 大脳皮質レベルの反応を**平衡反応**といい，この反応が立位，二足歩行を可能と

- する．
- 平衡反応は，姿勢の変化に伴い，頭部・体幹・四肢の平衡を自動的に調整して抗重力姿勢を保持する反応である．
- 生後8ヵ月ごろに出現し，5～6歳ごろに完成し生涯存在する．
- 腹臥位から出現し，背臥位，座位，四つ這い位，立位，歩行と抗重力方向に発達する．

⑥ 検査にあたっての留意事項

- 検査は，保護者からの情報収集，子どもの行動観察，スクリーニングテストなどを実施して，発達状況を全般的に把握する．
- 子どもの機嫌がよく目覚めているときに行う．
- 過剰なストレスがかからないように注意する．ストレス徴候は，呼吸が不安定になる，皮膚の色が赤くなる，チアノーゼが出現する，手足の運動の協調性がなくなる，体が反り返る，泣き状態が激しくなるなどである．
- 異常な反応がみられる（反応が現れない，左右差がある，過剰な反応が出現する）場合は，2～3回確認する．また後日再実施する．
- 反射や反応に異常がみられる場合は，画像の診断（CTやMRI所見）や他の神経学的検査と照らし合わせて評価する．

CT：computed tomography
MRI：magnetic resonance imaging

B　姿勢反射と検査方法

- 各種姿勢反射と検査方法，および解釈を以下の囲みにまとめる（資料「姿勢反射の一覧」参照）．

① 脊髄レベル

a. 手掌把握反射 palmar grasp reflex, hand grasp reflex

［体位］背臥位で頭部中間位，上肢は半屈曲位で，子どもの手掌を開かせる．
［刺激］検者の指を尺側から手の中に入れ，手掌を軽く圧迫する．
［反応］検査者の指をしっかりと握りしめる．
［期間］3ヵ月ごろから弱くなり，4～6ヵ月ごろには消失する．
［備考］脳障害，上部脊髄損傷で消失あるいは減弱する．
- 下部上腕神経叢の障害では，病側で消失あるいは減弱する．

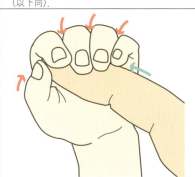

図中，青矢印は刺激，赤色矢印は反応を表す（以下同）．

b. 足趾把握反射 plantar grasp reflex

［体位］背臥位で頭部中間位にする．
［刺激］足趾基部や足底を検者の母指で軽く圧迫する．
［反応］全趾が屈曲する．
［期間］3ヵ月ごろから弱くなり，9ヵ月ごろには消失する（12ヵ月とするものもある）．
［備考］反応の左右差を確認する．
- 足趾把握反射は起立可能になる前に消失する．

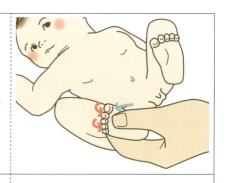

c. バビンスキー反射 Babinski reflex

［体位］背臥位で脚を少し曲げる．
［刺激］足底の外側を踵から足先に向けて*，スティックか検査者の指先で，こする．
［反応］母趾の背屈と，他4趾の開扇現象がおこる．
［期間］1歳半ころまで．
［備考］続けて誘発すると反応が出にくくなる．少し間をおいて実施する．

*注）足先から踵方向へこする方法もある．

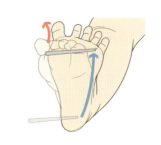

d. 磁石反射 magnet reflex

［体位］頭部中間位の背臥位で，下肢を半屈曲位にする．
［刺激］足底を検者の母指で軽く圧迫する．
［反応］磁石にくっついたように足が伸展していく．
［期間］1〜2ヵ月まで．
［備考］反応の左右差を確認する．

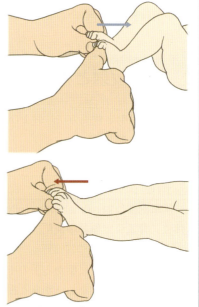

e. 逃避反射 withdrawal reflex

［体位］頭部中間位の背臥位，両下肢はリラックスしたやや伸展（自然な状態）位にする．
［刺激］一側下肢の足底を検者が爪またはピンで軽く刺激する．
［反応］刺激された側の下肢を屈曲する．
- 刺激が強ければ，両側の下肢を屈曲し，足を引っ込める．

［期間］1〜2ヵ月まで．

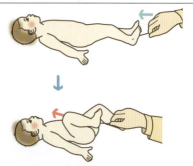

f. 交叉性伸展反射 crossed extension reflex

[体位] 背臥位で，頭部中間位にする．
[刺激] 検者の手で子どもの一側下肢の膝を押さえ，一側下肢を伸展させる．伸展させた側の下肢の足底部に圧を加えて刺激する．
[反応] 反対側の下肢は，最初に屈曲した後に，刺激を与えている手を払いのけるように伸展する．
[期間] 1～2ヵ月まで．

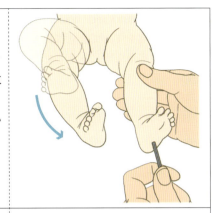

g. 陽性支持反射 positive supporting reflex（PSR）

[体位] 腋窩に検者の手を入れて直立に抱き，足底を床から離して保持する．
[刺激] 足底を床にしっかりとつけて，立たせるようにする．
[反応] 下肢の伸筋の筋緊張度が増し，下肢全体が突っ張って体重を支える．
[期間] 3～8ヵ月まで．

h. 台乗せ反射 placing reflex

[体位] 直立に抱き，一方の手で一側の下肢を支える．
[刺激] 支えている側と反対側の自由になっている側の足背を机の縁にこすり上げる．
[反応] 刺激した下肢を屈曲して机の上に持ち上げて，足底を台の上に乗せる．
[期間] 5～6ヵ月まで．
※注）踏み出し反射と言われることもある．

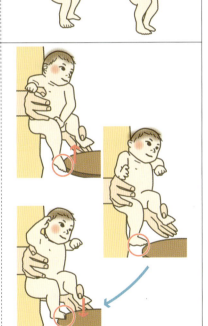

i. 自律歩行 automatic walking
［体位］腋窩を支えて直立に抱き，足底を床から離して保持する．
［刺激］足底を床面に下ろして，身体を前傾させる．
［反応］両下肢に歩行様の交互性足踏みがみられる．
［期間］1〜2ヵ月まで．
※注）歩行反射，自動歩行 stepping reflex, walking reflex（movements）と言われることもある．

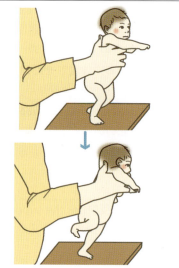

j. ガラント反射（側彎反射）Galant reflex
［体位］腹臥位で新生児の胸腹部を支えて水平位に保持する．
［刺激］脊柱の約3cm外側を脊柱と平行に，第12肋骨から腸骨稜付近まで検者の指でこする．
［反応］刺激側の脊柱筋が収縮し，反対側が凸の側彎となる．殿部は刺激側に屈曲する．
［期間］1〜2ヵ月まで．
［備考］反応の左右差を確認する．片麻痺の麻痺側では弱い．
- 脊髄障害があると，障害部位以下では刺激に反応しない．
- ガラント反射の残存は，座位，立位，歩行に必要な体幹の対称的な安定性を阻害する．

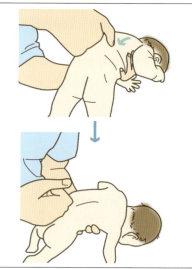

② 脳幹レベル

a. 探索（四方）反射 rooting reflex
［体位］背臥位で頭部中間位にする．
［刺激］検者の指で口唇の上下，左右を軽くこする．
［反応］刺激の方向に口を開き，続いて頭部を向ける．
［期間］5〜6ヵ月まで．
［備考］母親の乳首や哺乳瓶の乳首を探索してくわえることができる．

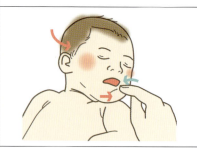

b. 吸啜反射 sucking reflex

［状態］空腹時．
［体位］背臥位で頭部中間位にする．
［刺激］検者の指を新生児の口の中に入れる．
［反応］検者の指に力強く，リズミカルに吸いつく．
［期間］5～6ヵ月まで．
［備考］吸啜反射の低下で哺乳障害がみられることがある．

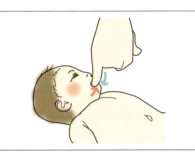

c. 非対称性緊張性頸反射 asymmetrical tonic neck reflex（ATNR）

［体位］背臥位で頭部中間位にする．
［刺激］頭部を他動的に一側に回旋する．
［反応］顔を向けた側の上下肢が伸展し，反対側（後頭側）の上下肢が屈曲する．
　■ 典型的なパターンはフェンシング姿勢と呼ばれる．
［期間］新生児期から4～6ヵ月まで．
［備考］6ヵ月を過ぎると，フェンシング姿勢は支配的ではない．筋の緊張は影響を受けつつ，自発的な運動がみられるようになる．
　■ ATNRが支配的であると，両手を口にもっていけない，定型の運動パターンでの寝返りができない，腹臥位や背臥位で頭をまっすぐあげることができない，視覚的な注意や追視が十分にできない，支持なしでの座位保持ができないなどの運動発達障害がみられる．

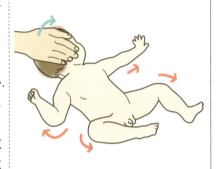

d. 対称性緊張性頸反射 symmetrical tonic neck reflex（STNR）

［体位］腹臥位で水平位に保持する．
［刺激］頸部を他動的に前屈するか，後屈する．
［反応］頭部を前屈すると，上肢の屈曲と下肢の伸展が起きる．
　■ 頭部を後屈すると，上肢の伸展と下肢の屈曲が起きる．
［期間］4～6ヵ月から8～12ヵ月まで．
［備考］対称性緊張性頸反射が残存すると，上下肢の相反的な運動が阻害される．

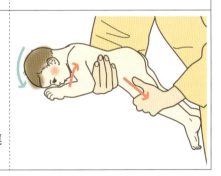

e. 緊張性迷路反射 tonic labyrinthine reflex（TLR）
▷背臥位
［体位］背臥位で頭部中間位にする．
［刺激］頸部を軽度後屈させる．
［反応］四肢が伸展し，他動的に屈曲させようとすると抵抗を感じる．

▷腹臥位
［体位］腹臥位で頭部中間位にする．
［刺激］頸部を軽度前屈させる．
［反応］四肢が屈曲し，他動的に伸展させようとすると抵抗を感じる．
［期間］新生児期から5～6ヵ月まで．
［備考］緊張性迷路反射が残存すると，手を正中にもっていくことができず指しゃぶりができない，寝返りができないなどの運動発達障害がみられる．
- 緊張性迷路反射の消失は，迷路性立ち直り反射の出現と時期的に一致し，5～6ヵ月で消失すると，乳児は寝返り，おすわりができるようになる．

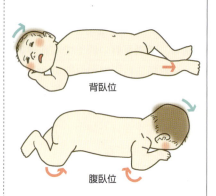
背臥位
腹臥位

f. モロー反射 Moro reflex
［体位］背臥位で頭部中間位にする．子どもの後頭部に手をやって，15cmほど頭を持ち上げる．
［刺激］頭部を急激に手の上に落下させる．
［反応］反応は第1相と第2相からなる．
- 第1相：両上肢が外転かつ伸展し，両手が開く．
- 第2相：両上肢が屈曲，内転する．抱きつくように交叉することもある．

［期間］5～6ヵ月ごろまで．
［備考］反応に左右差がないか確認する．
- 強い刺激のため子どもが泣き出すこともある．検査の最後に行う．

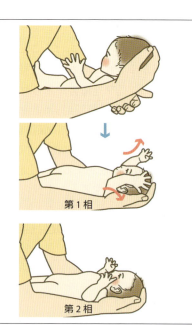
第1相
第2相

③ 中脳レベル

a. 頸の立ち直り反応 neck righting reaction（体に働く頸の立ち直り反応 neck righting reaction on the body：NOB）

［体位］背臥位で頭部中間位にする．
［刺激］自動的，または他動的に頭部を一側へ回旋する．
［反応］肩，体幹，腰部を頭部と同じ方向に回旋する．
［期間］4～6ヵ月から5歳ごろまで．
［備考］その後はいろいろな立ち直り反応と組み合わさって，分節的な反応となる．

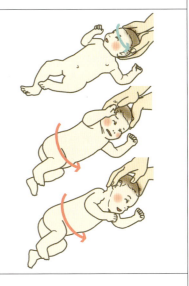

b. 体の立ち直り反応 body righting reaction

①頭に働く体の立ち直り反応 body righting reaction on the head（BOH）

［体位］背臥位にする．
［刺激］体幹を他動的に回旋させ，側臥位にして体の一部を床に触れさせる．
［反応］頭部が回旋し，頭の位置を正中位に戻す．
［期間］4～6ヵ月から5歳ごろまで．
［備考］皮質からのコントロールが強まってくるに従って平衡反応と重複し，反応は統合されて，消失する．

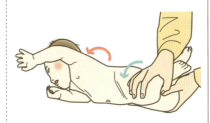

②体に働く体の立ち直り反応 body righting reaction on the body（BOB）

［体位］側臥位にする．
［刺激］非対称性な位置に体幹を回旋させる．
［反応］体幹が回旋し，体幹のねじれを戻す．
［期間］4～6ヵ月から5歳ごろまで．
［備考］7～12ヵ月で最高となり，皮質からのコントロールが強くなるにつれ弱まり，5歳ごろには消失する．

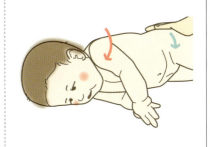

c. 迷路性立ち直り反応 labyrinthine righting reaction

[体位] 子どもに目隠しをして，腹部を支えて腹臥位にするか，背部を支えて背臥位で保持する．もしくは，体幹を支えて座位や立位で保持する．

[刺激] 空間における腹臥位や背臥位自体，あるいは左右への体の傾斜が刺激となる．

[反応] 頭部が垂直方向に立ち直る．

[期間] 腹臥位，背臥位では3〜5ヵ月から，座位，立位では6〜7ヵ月から発現する．

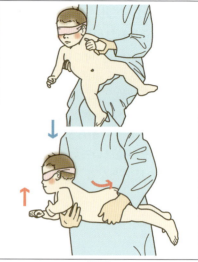

d. 視覚性立ち直り反応 optical righting reaction

[体位] 開眼している子どもの腹部を支えて腹臥位にするか，背部を支えて背臥位で保持する．もしくは，背部を支えて背臥位にするか，体幹を支えて垂直にし，空間に保持する．

[刺激] 空間における腹臥位や背臥位自体，あるいは左右への体の傾斜が刺激となる．

[反応] 頭部を持ち上げて立ち直る．

[期間] 腹臥位では3ヵ月，座位・立位では5〜6ヵ月から発現し，生涯持続する．

[備考] 視覚性立ち直り反射と迷路性立ち直り反射は協働で出現する．

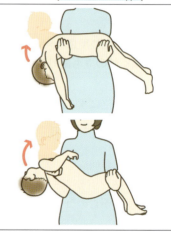

e. ランドウ反応 Landau reaction

[体位] 子どもを腹臥位にし，子どもの腹部を支えて空間に保持する．

[刺激] 他動的，または自動的に頭部を伸展する．

[反応] 反応は第1相から第3相に分かれる．

①**第1相（0〜6週）**
- 頭は軽度屈曲し，体幹も軽度屈曲し，四肢も軽度屈曲位をとる．

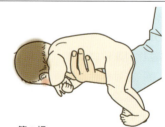

第1相

②**第2相（7週〜3，4ヵ月まで）**
- 頸部は水平となるが，頸部の伸展は肩までで，体幹は軽度屈曲位をとる．
- 手は開いているが，四肢は軽度屈曲位をとる．

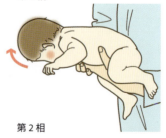

第2相

③第3相（6ヵ月〜1, 2歳で統合される）
- 頸部を伸展して挙上し，体幹は胸腰椎移行部まで伸展する．
- 下肢は軽く外転し，ゆるやかに伸展するか，または屈曲している．
- 上肢は軽く屈曲し自由にしている．手は開いている．

[備考] ランドウ反応は迷路性立ち直り反応，頭に働く体の立ち直り反応，視覚性立ち直り反応の影響が複合されたものと考えられる．

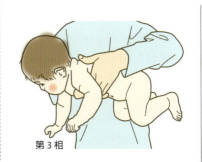
第3相

f. 保護伸展反応 protective extension reaction（パラシュート反応 parachute reaction）

①下方保護伸展反応 downwards protective extension reaction of the arm

[体位] 胸部を支えて空中で垂直位に保持する．
[刺激] 空中で支えた子どもを急激に下方へ引き下ろす．
[反応] 両下肢の伸展外転反応と足趾開排が生じ体を支えようとする．
[期間] 約6ヵ月で発現し，その後継続する．

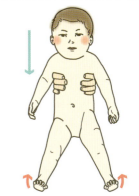

②前方保護伸展反応 forwards protective extension reaction of the arm

[体位] 子どもの胸部を支えて，空中で水平な腹臥位に保持する．
[刺激] 子どもの頭部と上部体幹をベッド面に急激に倒す．
[反応] 肩を屈曲し，肘を伸展して体を支えようとする．
[期間] 約6〜7ヵ月で発現し，その後継続する．

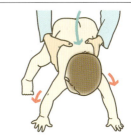

③側方保護伸展反応 sideways protective extension reaction of the arm

[体位] 子どもを長座位，またはあぐら座位にする．
[刺激] 検者は子どもの肩，または側胸部から側方に押して，体幹のバランスを崩す．
[反応] 押した方と反対の肩の外転，肘の伸展，手指の外転と伸展をし，体を支える．
[期間] 約7〜8ヵ月で発現し，その後継続する．

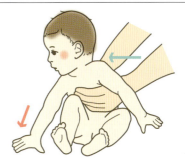

④後方保護伸展反応 backwards protective extension reaction of the arm

[体位] 子どもを長座位，またはあぐら座位にする．
[刺激] 検者は子どもの肩，または前胸部から後方に押して，体幹のバランスを崩す．
[反応] 子どもは両上肢を後方へ伸展させ，体を支える．
[期間] 約9〜10ヵ月で発現し，その後継続する．

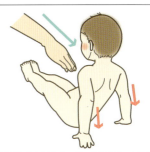

④ 皮質レベル

a. 傾斜反応 tilting reaction

▷ 背臥位と腹臥位

[体位] 子どもを傾斜台の上で，背臥位，または腹臥位で寝かせる．上肢を屈曲位または伸展位，下肢を伸展位にする．
[刺激] 傾斜台を一方に傾ける．
[反応] 下方側の上，下肢は外転，伸展する．頭部と体幹が上方側へ回旋する．

▷ 四つ這い位

[体位] 子どもを床の上に四つ這い位にさせる．
[刺激] 子どもの体側を一側に押して傾ける．
[反応] 体の傾斜側と反対側の上，下肢が外転，伸展する．

▷ 座 位

[体位] 子どもをいすに腰掛けさせる．
[刺激] 子どもの体幹を側方へ引き寄せて傾ける．
[反応] 引き寄せた側と反対側の上，下肢が外転，伸展する．

▷ 膝立ち位

[体位] 子どもを床の上に膝立ち位にさせる．
[刺激] 子どもの一側上肢をもって，側方へ引き寄せて傾ける．
[反応] 引き寄せた側と反対側の上，下肢が外転，伸展する．
[期間] 検査肢位によって発現時期が異なる．臥位・座位は約6〜8ヵ月，四つ這い位は約9〜12ヵ月，膝立ち位は約15ヵ月で発現し，生涯継続する．

b. ホップ反応（ホッピング反応）hopping reaction

[体位] 両下肢に体重を負荷して立位を保持させる．
[刺激] 腰部を支え，強く押したり引いたりする．
[反応] 支持側の下肢で跳び直ろうとする．
[期間] 約15〜18ヵ月で発現し，その後継続する．

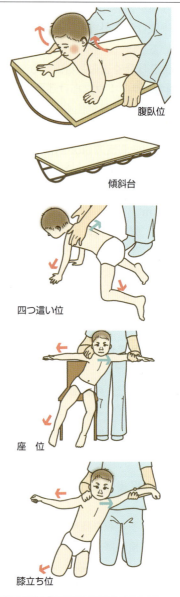

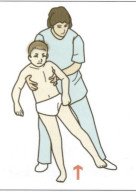

c. ステッピング反応（足踏み反応）stepping reaction

［体位］両下肢に体重を負荷して立位を保持させる．
［刺激］側方，前方，後方へ体を傾斜させる．
［反応］下肢を交叉して外力が加わった側の下肢を踏み出す．
［期間］つかまり立ち，つたい歩きができるようになるころより出現し始め，歩行がころばないでできる1歳6ヵ月ごろに前後，左右ともに完成し，その後継続する．
［備考］側方からの外力で重心移動した側の下肢を踏み出す反応をホップ反応，下肢を交叉して外力が加わった側の下肢を踏み出す反応がステッピング反応である．

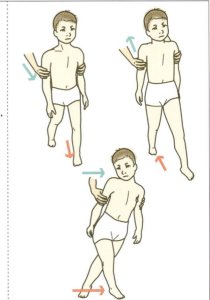

d. 背屈反応 dorsiflexion reaction

［体位］両下肢に体重を負荷して立位を保持させる．
［刺激］後方へ体を傾斜させる．
［反応］足関節が背屈する．
［期間］約10〜12ヵ月に発現し，その後継続する．

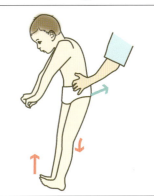

e. シーソー反応 see-saw reaction

［体位］検者が一側上・下肢の手と足を握り，握った足を床から持ち上げ，片足で立たせる．
［刺激］検者は握った手を前方に引き，さらに側方へ引く．
［反応］足部を握った下肢の外転と伸展がみられる．
［期間］約15ヵ月に発現し，その後継続する．

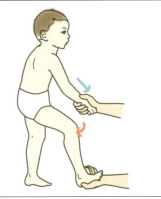

5 その他の姿勢反応

a. 引き起こし反応 traction response

[体位] 背臥位にし，顔は正面を向かせ，肘関節を屈曲位にして両前腕を支持する．

[刺激] 前腕をもってゆっくりと（約3秒ほどかけて），座位へ引き起こす．

[反応] 両上肢の屈曲緊張が増し，頸部を屈曲させて起き上がる反応を示す．

[期間] 3，4ヵ月になると，頭と頸部は体幹と並行して遅れないようについてくる．5，6ヵ月になると肘を曲げて引き起こしに協力する．

[備考] 反応に左右差がないかどうか確認する．

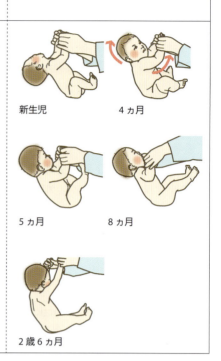

新生児　　4ヵ月

5ヵ月　　8ヵ月

2歳6ヵ月

C 姿勢反射と運動発達の関係 （表4-1）

1 出生〜生後3ヵ月

ATNR：asymmetrical tonic neck reflex
TLR：tonic labyrinthine reflex

- **非対称性緊張性頸反射（ATNR）や緊張性迷路反射（TLR）の影響を受ける．**
- 姿勢は，定型発達の新生児では背臥位では頭部は右か左に回旋した非対称姿勢（図4-2a），腹臥位では屈曲姿勢である（図4-2b）．
- 運動は，不随意的な原始反射を伴った動きが優位である．
- 生後3ヵ月ごろ，非対称性緊張性頸反射（ATNR）や緊張性迷路反射（TLR）が減弱し頭部の立ち直り反応が発達するにつれて，**正中位での頭部コントロール**，**正中位指向**（身体中心線上での四肢の運動），**臥位での抗重力運動**を獲得する．

2 生後3〜6ヵ月

- ATNRやTLRの影響は次第に消失し，**頭部・体幹の立ち直り反応**の発達と相まって，対称性姿勢，頭部の安定性（頸定）を獲得する．
- 正中位指向の運動が活発になり，**頭-目-手の協調性**が発達する（図4-3）．

- **4ヵ月ごろ，中脳レベルの発達が次第に進み，立ち直り反応，ランドウ反応（第2相），臥位での平衡反応（傾斜反応）が発達してくる．**
- 背臥位では，両下肢を腹部に引きつける運動（ボトムリフティング bottom lifting），体幹回旋運動が活発となり，**寝返り運動**（図4-4）が可能となる．

C 姿勢反射と運動発達の関係　065

表 4-1 姿勢反射と運動発達の関係

月数	姿勢反射	運動発達	図
出生〜3ヵ月	・非対称性緊張性頸反射（ATNR） ・緊張性迷路反射（TLR）	・左右非対称の屈曲姿勢	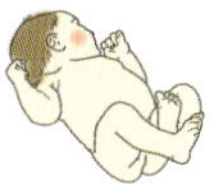 図4-2a 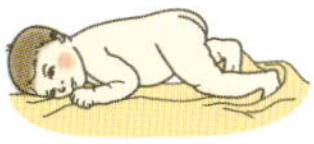　図4-2b
生後3〜6ヵ月	・ATNR, TLR消退 ・頸と体の立ち直り反応 ・ランドウ反応 ・臥位での平衡反応 ・対称性緊張性頸反射（STNR）	・頸定 ・背臥位での正中位方向への運動〜両下肢の持ち上げ bottom lifiting ・腹臥位での肘支持 on elbows・手掌支持 on hands, ピボット ・寝返り運動	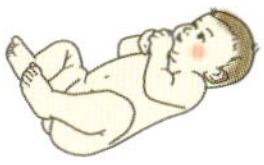 図4-3 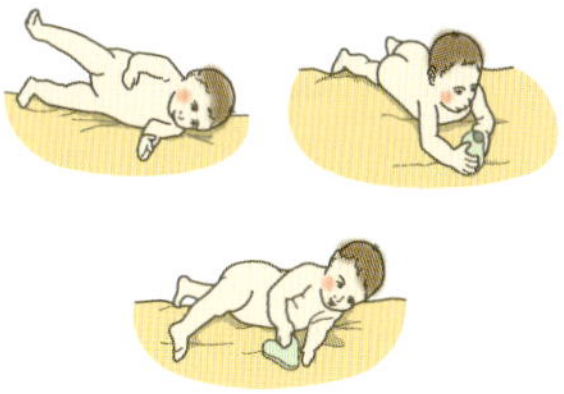　図4-4 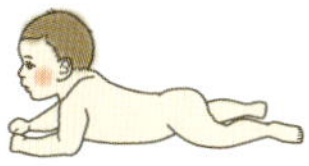 図4-5a 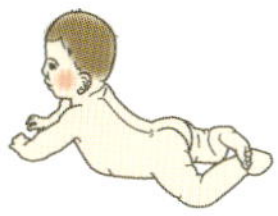　図4-5b 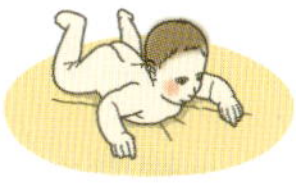 図4-5c
生後6〜9ヵ月	・STNR消退 ・四つ這い位，座位での平衡反応 ・保護伸展反応（前方・側方）	・腹這い〜四つ這い移動 ・座位保持	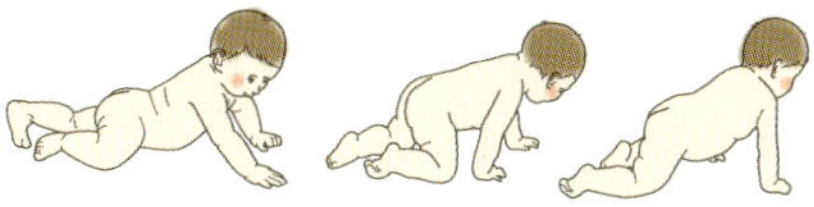 図4-6 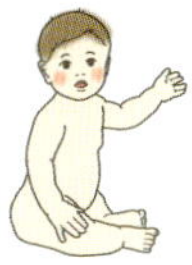　図4-7
生後9〜12ヵ月	・膝立ち，立位での平衡反応 ・保護伸展反応（後方） ・足趾の把握反射消失 ・ステッピング反応・背屈反応	・臥位-座位-四つ這い移動の自由な姿勢転換 ・つかまり立ち〜伝い歩き ・歩行の獲得（12〜13ヵ月ごろ）	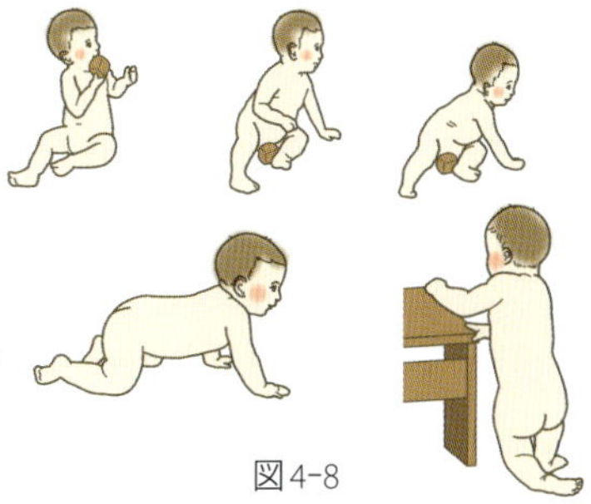 図4-8 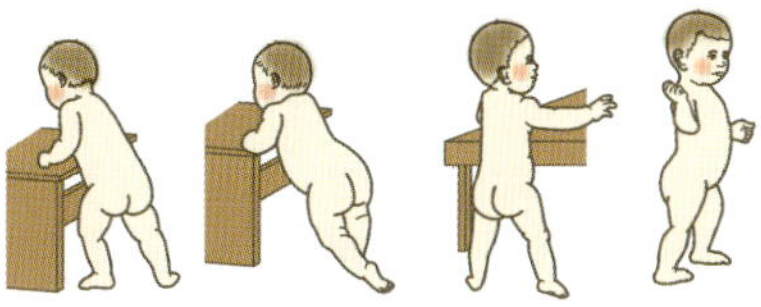 図4-9

姿勢反射が運動発達を促し，また運動発達が姿勢反射を強化するというように相互関係にある．

- 腹臥位では，3ヵ月ごろから前腕支持（on forearm），4ヵ月ごろから肘支持（on elbows）（図4-5a），5ヵ月ごろから手掌支持（on hands）（図4-5b），6ヵ月ごろピボットプローン pivot prone（飛行機肢位 airplane posture）（図4-5c）が可能となり，体幹筋群の協調的な活動と姿勢コントロールが発達する．

③ 生後6〜9ヵ月

- 座位での立ち直り反応やランドウ反応（第3相），四つ這い位・座位での平衡反応（傾斜反応），前・側方の上肢保護伸展反応が成熟し，臥位-側臥位-四つ這い-座位のさまざまなパターンと変化に富んだ姿勢で遊ぶようになる．
- 腹臥位では，7ヵ月ごろから腹這い，8ヵ月ごろには四つ這い位が可能となる（対称性緊張性頸反射（STNR）が四つ這い姿勢を誘導する）．

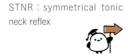

- 8ヵ月ごろSTNRが次第に消失し，9ヵ月ごろから交互性の四つ這い移動が可能になる（図4-6）（交互性の四つ這い移動が可能になるにはSTNRが消失しなければならない）．
- 座位では，9ヵ月ごろから支持なしでの座位が可能となる（図4-7）（モロー反射が消失し，上肢保護伸展反応が出現していなければならない）．

④ 生後9〜12ヵ月

- 膝立ちや立位での平衡反応（傾斜反応），後方への保護伸展反応，立位でのステッピング反応（足踏み反応）や背屈反応が発達する．
- 四肢・体幹の支持機能や運動の自由度が増し，臥位-座位-四つ這い移動-つかまり立ちの活発な姿勢変換を行う（図4-8）．
- 四つ這いからテーブルにつかまり立ちをする．

- 立位獲得時には足趾把握反射が消失し，ステップ反応・背屈反応が発達する．
- 立位での平衡反応が発達するに従い，下部体幹，下肢の支持機能と分離運動，バランス機能が発達し，つかまり立ち，つたい歩き，そして歩行を獲得していく（図4-9）．
- 独歩獲得時には，上肢はハイガード姿勢で，体幹を伸展させ，下肢はワイドベースでバランスを保持しながら歩く（始歩は12〜15ヵ月ごろ）．

学習到達度自己評価問題

以下の問題で正しいものに○，誤っているものには×を記しなさい．
1. 新生児では立ち直り反応が出現する．
2. 新生児では緊張性迷路反射の影響により，腹臥位では伸展優位の姿勢となる．
3. モロー反射は皮質レベルの姿勢反射である．
4. 生後6ヵ月の健常の乳児は，ATNRの影響により左右非対称姿勢となることが多い．
5. 支持なしでの座位が可能となるにはモロー反射が出現しなければならない．
6. 足趾把握反射は，手掌把握反射と同時期に消失する．
7. 生後6ヵ月の健常の乳児では，ランドウ反応が成熟してくる．
8. 中枢神経系の発達が皮質レベルまで進むと，立ち直り反応が出現する．
9. 交互性の四つ這い移動が可能になるころには，ATNRが消失していなければならない．
10. 歩行を獲得した乳児では，保護伸展反応はみられない．

定型発達

5 姿勢反射の発達②
異常姿勢反射と運動発達障害

一般目標
- 姿勢反射の正常・異常反応と運動発達障害との関係を理解する．

行動目標
1. 脳性麻痺児における姿勢と運動発達の特徴が論述できる．
2. 脳性麻痺児における異常姿勢反射の影響が論述できる．
3. 脳性麻痺児における姿勢と運動発達の特徴と，異常姿勢反射の関係が論述できる．

調べておこう
- 脊髄-脳幹レベルの原始反射を調べ，自分の身体で体験してみよう．

A 脳性麻痺児の異常姿勢反射と運動発達障害

- 脳性麻痺では，周産期・新生児期の脳形成異常や破壊性病変（脳虚血，脳出血など）により，①**上位ニューロン障害（錐体路障害）**による**痙性麻痺**と**随意運動障害**，②**原始反射の残存**，③**立ち直り反応や平衡反応**の姿勢反応の運動発達障害を呈する．
- これに，**正常な感覚運動の欠如**，および**異常な感覚運動の経験学習**が加わる．
- 加えて，**二次障害**として，筋骨格の構築学的変化（筋短縮，筋力低下，関節拘

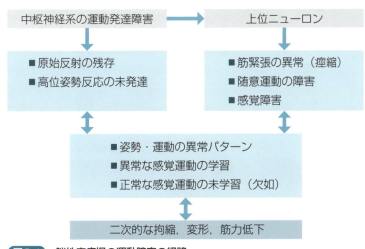

図5-1 脳性麻痺児の運動障害の経路

表5-1 姿勢反射の異常と運動発達障害の関係

姿勢反射の異常	運動発達障害	図
非対称性緊張性頸反射（ATNR）	■ 非対称性姿勢 ■ 頸定困難	図5-2　**非対称性緊張性頸反射**：頭部の回旋によって非対称性緊張性頸反射が誘発され，顔が向いた側の左上下肢は伸展し，後頭部側の右上下肢は屈曲する．骨盤は頭部と同じ方向に回旋し，同側の股関節は屈曲・内転・内旋する． 図5-3　脳性麻痺児の背臥位の姿勢：**緊張性迷路反射**の影響により四肢が伸展する．また，非対称性緊張性頸反射の影響で，頭部は左右どちらかを向き，顔を向けた側の上下肢は伸展優位となり，反対側の上下肢は屈曲優位となるため，非対称な姿勢になる．
緊張性迷路反射（TLR）	■ 背臥位では伸展緊張優位 ■ 腹臥位では屈曲緊張優位 ■ 全身性姿勢パターン total postural pattern ■ 臥位での運動獲得の障害	図5-4　**緊張性迷路反射**の影響による病的な全身性姿勢パターン：背臥位では緊張性迷路反射の影響で伸筋の緊張が高くなり，また，腹臥位では屈筋の緊張が高くなり，重力方向に引かれる． 図5-5　アテトーゼ型児の腹臥位の姿勢：**緊張性迷路反射**や**対称性緊張性頸反射**の影響により，屈筋の筋緊張が高く重力方向に引かれている．上肢は屈曲し，頭部を挙上することが困難である． 図5-6　痙直型両麻痺：背臥位から腹臥位への寝返り：肩甲骨と骨盤の間にみられる体幹回旋運動が欠如し，丸太様に寝返る． 図5-7　痙直型両麻痺児のずり這い：下肢は両側伸展パターンで運動性は少ない．頭部を持ち上げて前腕で支える．両腕を交互もしくは同時に前後することでずり這いする． 図5-8　痙直型両麻痺児：背臥位から座位へ：伸展優位で後ろにそり返る．

（つづく）

表5-1 姿勢反射の異常と運動発達障害の関係（つづき）

姿勢反射の異常	運動発達障害	図	
対称性緊張性頸反射（STNR）	■四つ這い姿勢困難 ■バニーホッピング	図5-9a　図5-9b	図5-9　**対称性緊張性頸反射**：（a）四つ這い位をとらせ他動的に頭部を持ち上げて重心を後方に移動させると，対称性緊張性頸反射により，上肢の伸展と下肢の屈曲が起きる．（b）頭部の支持をなくして頭部を前屈すると，上肢の屈曲と下肢の伸展が起き，四つ這い位を保持できずに倒れてしまう．
		図5-10a　図5-10b 図5-10c 前額面　図5-10d 矢状面	図5-10：痙直型四肢麻痺児：腹臥位から座位へ
		図5-11	図5-11：痙直型両麻痺児の四つ這い
		図5-12	図5-12　痙直型四肢麻痺児：いす座位
陽性支持反射（PSR）	■はさみ脚肢位 scissors position ■はさみ脚歩行 scissors gait	図5-13　図5-14	図5-13　痙直型四肢麻痺児の立位：**陽性支持反射**の影響により伸展パターンを示しつまさき立ちする．
			図5-14　痙直型両麻痺児の立位：立ち直り反応や平衡反応（ステップ反応，背屈反応）の減弱または消失．
		図5-15	図5-15：痙直型両麻痺児の立位

（つづく）

表5-1 姿勢反射の異常と運動発達障害の関係（つづき）

姿勢反射の異常	運動発達障害	図
モロー反射	■ 座位および保護伸展反応の障害	図5-17 モロー反射：頭部の不安定性により，モロー反射が誘発され，第1相の反応（両上肢が外転・伸展，両手が開く）が起こっている．
連合反応	■ 共同運動パターン（上肢屈曲・下肢伸展パターン）	図5-18 右片麻痺児の立位：左手の使用により連合反応が増強し，麻痺側の右側では肩甲帯後退，肩関節屈曲・外転・外旋，肘屈曲，手指屈曲がみられ，骨盤帯も後退している．麻痺側の右足の体重負荷が少ない．

図に示した主な原始反射の残存が運動発達障害の要因となる．

縮・変形，脱臼，側彎など），体力低下（易疲労性）などが生じ悪循環が生じる（図5-1）．
- 原始反射の残存は，定型的な運動パターンが強くなるとともに，立ち直り反応，保護伸展反応，および平衡反応の発達を妨害し，運動発達障害に結びつく（**表5-1**）．

B 脳性麻痺児の原始反射と運動発達障害

- 脳性麻痺児では原始反射が残存し，上位の姿勢反応（立ち直り反応や保護伸展反応，平衡反応）の獲得が遅滞・障害され，運動発達障害をきたす．

- 脳性麻痺児の運動発達を妨げる原始反射としては，**緊張性迷路反射（TLR）**，**非対称性緊張性頸反射（ATNR）**，**対称性緊張性頸反射（STNR）**，**陽性支持反射（PSR）**，**モロー反射**などがある．
- 脳性麻痺児の理学療法では，どのような原始反射が残存し運動発達に影響しているか，またどのような姿勢反応の獲得が遅滞・障害されているかを理解（評価）することが必要である（第4章参照）．

1 非対称性緊張性頸反射（ATNR）（図5-2, 5-3a）

- 痙直型，アテトーゼ型にみられる．

- 背臥位で最も影響が現れやすく，ATNRの影響を受けて，**中間位での頭部コントロール**が難しく，**非対称姿勢**を呈する．
- 非対称姿勢は，顔面側上肢は伸展・内旋・やや内転，後頭部側上肢は屈曲・肩の後退・外転し，後頭部短縮（頭部伸展），脊柱後彎，骨盤前傾，腰椎過伸展となる．

背臥位における全身的伸展パターン	腹臥位における全身的屈曲パターン
上肢の全屈曲パターン	上肢の全伸展パターン
肩　　：後方引っ込め，屈曲，外転，外旋	肩　　：前方突出，伸展，内転，内旋
肘　　：屈曲（まれに伸展）	肘　　：伸展（しばしば屈曲）
手関節：背屈，橈側偏位	手関節：掌屈，尺側偏位
指　　：伸展（または屈曲）	指　　：屈曲（または伸展）
下肢の全伸展パターン	下肢の全屈曲パターン
股　　：伸展，内転，内旋	股　　：屈曲，外転，外旋
膝　　：伸展	膝　　：屈曲
足関節：底屈，内反	足関節：背屈，外反
趾　　：屈曲	趾　　：伸展

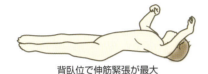
背臥位で伸筋緊張が最大

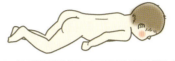
腹臥位では，伸展緊張が減弱，屈筋緊張が相対的に増強する

図5-4　緊張性迷路反射の影響による病的な全身性姿勢パターン
背臥位では緊張性迷路反射の影響で伸筋の緊張が高くなり，また，腹臥位では屈筋の緊張が高くなり，重力方向に引かれる．
[穐山富太郎，川口幸義ほか（編著）：脳性麻痺ハンドブック-療育にたずさわる人のために，第2版，2015，医歯薬出版より許諾を得て改変し転載］

- 非対称姿勢により，**正中位指向**と両手使用に伴う対称性の経験，**目と手の協調性発達**を阻害する．
- 下肢よりも上肢にATNRの影響が大きい．
- 臥位での立ち直り反応や平衡反応を獲得できず，**頭部・体幹の回旋運動や寝返り運動**の獲得が阻害される．
- 一側に優位であると**脊柱側彎**（後頭部側凸），股関節に屈曲・内転・内旋が生じ，**脱臼や亜脱臼**をきたすおそれがある（後頭部側に生じやすい）．

２ 緊張性迷路反射（TLR）

- 緊張性迷路反射は，空間における頭部の位置の変化によって，全身の姿勢緊張に変化を引き起こす．
- 脳性麻痺児では，TLRの影響を受けて，**全身性姿勢パターンtotal postural pattern**を示す（図5-4）．
- 背臥位では**伸展緊張**，腹臥位では**屈曲緊張**が相対的に高まる．
- 背臥位では，肩が後方に押しつけられて肩が屈曲・外転・外旋する．下肢は伸展し，股関節は内転・内旋し，交叉した**伸展パターン**を伴った姿勢を呈する（図5-3b）．
- 腹臥位では，伸重力方向に引かれた**屈曲パターン**を伴った姿勢を呈し，**頭部の持ち上げ，肘支持on elbow（s），手掌支持on hand（s）**が難しくなる（図5-5）．
- ランドウ反応や立ち直り反応の発達を障害し，頭部コントロール，前腕支持on forearm，肘支持，手掌支持，四つ這いなどの**抗重力方向への運動発達**を阻

害する．
- 痙直型両・四肢麻痺児の**寝返り動作**は，頭部から寝返りを開始し，下肢は伸展・内転位に固定され，**体幹回旋運動（肩甲帯-骨盤の回旋）が欠如**し，**丸太様に寝返る**（図5-6）．
- 痙直型両・四肢麻痺児の**ずり這い動作**は，両上肢を交互，もしくは同時に腹部に引き込むように屈曲しながら**身体を引きずって前進**する．下肢は硬く突張って動きが少ない．肩甲帯と骨盤の回旋が欠如しているために，交互性の乏しい運動になる（図5-7）．
- 痙直型両・四肢麻痺児の背臥位から座位への**引き起こし**は，伸展緊張によって**反り返る**ようになり，頭部・体幹・股関節・下肢は伸展し**屈曲抵抗**が増す（図5-8）．
- アテトーゼ型児も背臥位から座位へ引き起こす際，頸部屈筋群の弱さと伸筋群の過緊張から，頭部が遅れて後方に引かれる．
- アテトーゼ型児では，上肢では肩甲帯が後退し，上肢，手の支持（両手支持）が難しく，下肢では過度な屈曲外転を呈する．**腹臥位を嫌う**ことが多い（図5-5参照）．

③ 対称性緊張性頸反射（STNR）

- **頭部の後屈**は上肢の伸展緊張，下肢の屈曲緊張を増し，逆に**前屈**は上肢の屈曲緊張，下肢の伸展緊張を増す．

- STNRは四つ這い姿勢を誘発するが，STNRの残存は**四つ這い姿勢の保持および四つ這い移動**を難しくする（図5-9）．
- 痙直型両・四肢麻痺児では，STNRの影響により臥位から四つ這い姿勢への移行が難しく，腹臥位から頭を低く下げて体幹と上肢を極端に屈曲し，両膝を腹部の下に引き込むようにし，それから上肢を伸展して体幹を持ち上げて**割り座**となる（図5-10a，b）．

- 痙直型両・四肢麻痺児では，**割り座**を好み，股関節内転・内旋位になる．この肢位で安定するが，立位や歩行での不良姿勢とバランス障害の要因ともなる（図5-10c，d）．

- 痙直型両・四肢麻痺児の**四つ這い移動**は，両下肢が半屈曲位で固定された交互運動に乏しいうさぎ跳び様の<u>バニーホッピング</u>を呈する（図5-11）．
- 痙直型両・四肢麻痺児の**いす座位**では，体幹のバランスが不安定なため上肢での支持を必要とする．**仙骨で座り**，脊柱の後彎と骨盤後傾を呈する．股関節が十分屈曲せず**下肢が伸展・内転・内旋**し，**足底接地**ができない（図5-12）．

④ 陽性支持反射（PSR）

- 陽性支持反射が残存することで，立位での下肢の伸筋・屈筋緊張が増強して病的な同時収縮が起こり，**下半身を中心とした伸展緊張と伸展パターン**が亢進する．
- 痙直型脳性麻痺児に多少なりみられ，**立位保持・バランスや歩行の獲得**を困難

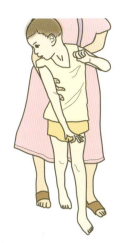

図5-16　アテトーゼ型四肢麻痺児の歩行

とする．
- 痙直型四肢麻痺児では，立たせると，全身性の伸展パターンが生じ，<u>つま先立ち（尖足位）</u>になってしまう（図5-13）．
- 体重は足部内側・前方に負荷され（外反変形），支持基底面が狭く不安定でバランスを崩しやすい．静止立位保持が困難で，後方へ倒れやすい．
- 足関節，足趾の背屈反応は出現せず，逆に底屈しバランスを後方へ崩すように働く（図5-14）．
- 痙直型両麻痺児の<u>立位姿勢</u>は，肩甲帯を内転して上半身が反るようにしてバランスをとる．腰椎は過度前彎，骨盤前傾，股関節・膝関節屈曲位，股関節内転位（内転筋の痙縮），足関節の底屈・内反位（底屈筋痙縮）の，いわゆる「<u>はさみ脚肢位 scissors position</u>」を呈する（図5-15）．
- 痙直型両麻痺児の<u>歩行</u>は，上肢の<u>ハイガード姿勢</u>でバランス取りながら，腰椎前彎・骨盤前傾・両側股関節と膝関節を屈曲・内転・内旋位で，体幹の回旋運動を利用して歩行する，いわゆる「<u>はさみ脚歩行 scissors gait</u>」を呈する（図5-15）．

5 交叉性伸展反射

- 痙直型片麻痺児，両側性片麻痺児，アテトーゼ型四肢麻痺児に残存する．
- 臥位や座位・立位で<u>一側下肢が屈曲</u>すると，<u>対側下肢が伸展</u>する．
- アテトーゼ型四肢麻痺児では，支えて歩かせると，ATNRと交叉性伸展反射を利用して，一側下肢を伸展させ体重を負荷し，他側下肢を屈曲して引き上げて，飛び跳ねるように屈曲と伸展を交互に繰り返して歩く（図5-16 表外，本ページ上部）．

6 モロー反射

- 痙直型両麻痺・四肢麻痺児やアテトーゼ型四肢麻痺児に残存する．
- モロー反射の残存は，<u>立ち直り反応や保護伸展反応の発達を阻害</u>し，<u>座位の獲</u>

得が困難となる（図5-17）.

7 ガラント反射（側彎反射）（p.56参照）

- ガラント反射 Galant reflex が長く残存すると，**体幹の対称性や頭部コントロール，座位獲得**が困難となる．
- **側彎**の原因となる．

8 連合反応

- 病的連合運動で，痙直型にみられる緊張性姿勢反射の1つである．**痙直型片麻痺児**にみられることが多い．
- 努力を要する**随意運動**や**精神的緊張**により，直接その運動に関与していない他の罹患部位に痙縮の増強が生ずる．

- 痙直型片麻痺児では，**麻痺側上肢の共同屈曲パターン**（肩甲帯の後退，肩の屈曲，肘の屈曲・回内，手指の屈曲（握りしめている），**麻痺側下肢伸展パターン**（麻痺側骨盤が後方に引かれ下肢伸展位，足関節内反尖足，鷲爪足趾 claw toe）が生じる（図5-18）.

学習到達度自己評価問題

以下の問題で正しいものに〇，誤っているものに×を記しなさい．
1. 脳性麻痺児では，原始反射が残存することで，立ち直り反応や平衡反応の姿勢反応の発達が促進される．
2. 脳性麻痺児ではTLRの影響を受けて，背臥位では屈曲緊張，腹臥位では伸展緊張が相対的に高まる．
3. 痙直型四肢麻痺児の背臥位姿勢は，TLRやATNRの影響を受けて，左右対称の姿勢で，股関節は屈曲・外転・外旋しやすい．
4. 痙直型四肢麻痺児やアテトーゼ型児では，立ち直り反応や平衡反応の発達は良好である．
5. 痙直型脳性麻痺児では，モロー反射が保護伸展反応を出現させ座位の獲得を促す．
6. 痙直型両麻痺児では，陽性支持反射が残存して，はさみ脚肢位となりやすい．
7. ATNRは四つ這い姿勢を誘発する反射である．
8. 痙直型両麻痺児では，ATNRの影響を受け，「バニーホッピング」で移動する．
9. モロー反射の残存により，臥位や座位・立位で一側下肢が屈曲すると，対側下肢が伸展する．
10. 痙直型片麻痺児では，連合反応の影響により，麻痺側上肢は共同伸展パターン，麻痺側下肢屈曲パターンを呈しやすい．

第Ⅱ部

運動発達障害

- 6 脳性麻痺総論
- 7 脳性麻痺① 痙直型四肢麻痺
- 7-1 ケーススタディ 痙直型四肢麻痺
- 8 脳性麻痺② 痙直型両麻痺
- 8-1 ケーススタディ 両麻痺児の成長と歩行・移動能力
- 8-2 ケーススタディ 脳室周囲白質軟化症
- 9 脳性麻痺③ 痙直型片麻痺
- 9-1 ケーススタディ 学童期の片麻痺児
- 10 脳性麻痺④ アテトーゼ型
- 10-1 ケーススタディ 緊張型アテトーゼ
- 10-2 ケーススタディ 純粋型(非緊張型)アテトーゼ
- 11 子どもの整形外科疾患
- 12 知的障害児およびその他の発達障害児
- 13 子どもの遺伝性疾患
- 13-1 ケーススタディ 筋疾患児の呼吸障害
- 14 重症心身障害児(者)
- 15 子どもの呼吸障害
- 15-1 ケーススタディ NICUの早産出生体重児
- 15-2 ケーススタディ 重症心身障害児(GMFCS Ⅴ)
- 16 運動発達障害の療育体系と療育指導および支援教育
- 16-1 ケーススタディ 障害児の地域リハビリテーション,訪問リハビリテーション
- 17 小児理学療法のエビデンス

運動発達障害

6 脳性麻痺総論

一般目標
1. 脳性麻痺の定義と概念，障害像を理解する．
2. 脳性麻痺の理学療法評価，リハビリテーション，治療（薬物療法・外科的治療含む）について理解する．

行動目標
1. 脳性麻痺の定義，その原因について説明できる．
2. 脳性麻痺の分類（病型）ごとの症状，および二次障害について説明できる．
3. 脳性麻痺の評価および，理学療法の考え方について説明できる．

調べておこう
1. 乳幼児期からの運動発達過程について調べよう．
2. 乳幼児期からかかわることの特殊性について考えてみよう．

A 脳性麻痺の定義

- 脳性麻痺（CP）とは，運動麻痺のみならず，時間経過とともに多くの障害を包含するため，わが国では1968年に厚生省（現：厚生労働省）によって定義が定められた（表6-1）．
- 発達神経学的な知識の集積や画像検査の進歩により，脳の障害の詳細が明らかとなってきたこと，国際生活機能分類（ICF）が2001年に世界保健機構（WHO）で採択され，障害像の捉え方が変化した背景もあり，2004年に米国のベセスダBethesdaで国際ワークショップが開催され，脳性麻痺の「定義」と「分類」の更新が試みられた（表6-2）．
- ベセスダのワークショップの定義では，ICFの「活動の制限activity limitation」を引き起こすものであり，活動の制限を伴わない運動と姿勢の異常は，脳性麻痺の概念の中には含まれないとしている．
- 『脳性麻痺リハビリテーションガイドライン 第2版』では，厚生省の定義，またはベセスダのワークショップの定義のいずれかを用いることを推奨している．

CP：cerebral palsy

ICF：International Classification of Functioning, Disability and Health
WHO：World Health Organization

> **表6-1** 厚生省脳性麻痺研究班会議で定められた定義（1968年）
>
> 脳性麻痺とは受胎から新生児期（生後4週間以内）までの間に生じた脳の非進行性病変に基づく、永続的なしかし変化しうる運動および姿勢の異常である．その症状は満2歳までに発現する．進行性疾患や一過性運動障害または将来正常化するであろうと思われる運動発達遅延は除外する．

> **表6-2** Workshop in Bethesdaにおいて設定された定義（2004年）
>
> 脳性麻痺[1]の言葉の意味するところは，運動と姿勢[2]の発達[3]の異常[4]の1つの集まり[5]を説明するものであり，活動の制限[6]を引き起こす[7]が，それは発生・発達しつつある胎児または乳児[8]の脳[9]のなかで起こった非進行性の障害[10]に起因する[11]と考えられる．脳性麻痺の運動障害には，感覚[12]，認知[13]，コミュニケーション[14]，認識[15]，それと/または行動[16]，さらに/または発作性疾患[17]がつけ加わる[18]．

B　脳性麻痺の疫学

- オーストラリアやヨーロッパなどでは脳性麻痺児の登録制を設けその動向を正確に把握している国もあり，その頻度はおおむね出生1,000あたり2〜2.5で，年次的にもほとんど変化してないとされている．
- わが国では2009年の『産科医療補償制度設計に係る医学的調査報告書』において，脳性麻痺の発生率は，沖縄県で出生1,000あたり2.3（1998〜2001年），姫路市で2.2（1993〜1997年）と推計されている．
- 脳性麻痺児の実態把握に関する疫学的調査報告書において，鳥取県，徳島県，栃木県の3県で2009〜2013年の5年間の結果，脳性麻痺の発生率は出生1,000あたり1.7であった．年別では1.4〜2.1で推移している．
- 在胎週数が短く出生体重が小さいほど，脳性麻痺の発生率が高い結果となった．

C　脳性麻痺の原因と病理

- 脳性麻痺の原因は多岐にわたり，受胎から生後4週間以内に生じるとした定義から発生時期別に区分すると，遺伝要因と胎生期要因は5〜30%，周産期要因は70〜80%，出生後要因は15〜20%と推定されている．

1 胎生期要因

a. 遺伝要因

- 脳性麻痺に特有な遺伝疾患に，まれなメンデル遺伝病，血液型不適合妊娠がある．メンデル遺伝病の代表的な疾患としては，ビリルビン代謝異常症がある．
- 遺伝子解析により，先天性血栓性素因（不育症の原因となる可能性）に関連した因子や，炎症性サイトカイン増加（早産児の脳性麻痺発症と関連）にかかわる遺伝子の存在が明らかにされてきている．

b. 中枢神経系の形態異常

- 欧州で行われている脳性麻痺の多施設共同研究（SCPE）の報告によると，脳性麻痺の約12～15％に先天性の形態異常がみられる．その内訳は，脳神経系の異常が72％を占め，水頭症と小頭症が多くみられた．

SCPE：surveillance of cerebral palsy in Europe

c. 子宮内感染

- 先天性サイトメガロウイルス感染症や先天性トキソプラズマ症は，中枢神経系や内耳に病変がみられ，運動障害や精神遅滞，難聴，小頭症，失明，てんかんを発症するリスクがある．
- 先天性風疹症候群の3大症状は，先天性心疾患，白内障，難聴であり，その他にも網膜症，肝脾腫，血小板減少，糖尿病，発育遅滞，精神発達遅滞，小眼球などの症状を発症するリスクがある．

2 周産期要因

- 胎児が正常の発育よりも小さいとされる場合には，胎児発育不全，または，妊娠期間と出生体重により，SFD/SGAとも診断される．在胎期間*32～42週で出生した場合，脳性麻痺のリスクが4～6倍になるという報告がある．
- 多胎妊娠の脳性麻痺発症については，①単胎と比較して早産・未熟性が多くみられること，②一絨毛膜双胎における双胎間輸血症候群がリスク因子としてあげられる．
- 新生児仮死は，分娩前・分娩中・出生後において，胎盤または肺でのガス交換が障害されることによる低酸素状態を指す疾患であり，脳性麻痺の主要な原因の1つである低酸素性虚血性脳症（HIE）を引き起こす．
- 成熟児での重度の低酸素性虚血は，視床・大脳基底核損傷を引き起こし，アテ

SFD：small-for-dates
SGA：small-for-gestational-age

*在胎週数に応じた体の大きさからみた早産児の分類
small for dates（SFD）/small for gestational age（SGA）
身長・体重ともに出生時体格基準曲線の10％タイル値未満
appropriate for dates（AFD）/appropriate for gestational age（AGA）
身長・体重ともに出生時体格基準曲線の10％タイル以上90％タイル値未満

HIE：hypoxic-ischemic encephalopathy

> **memo**
>
> **アプガースコア（Apgar score）：新生児の呼吸循環動態の評価（表6-3）**
>
> 新生児仮死の状態はアプガースコアで評価される．
> 出生後1分・5分で評価され，1分値は生命予後と，5分値は神経学的予後と強く相関する．
>
> **表6-3 アプガースコア**
>
> | 点数 | 0 | 1 | 2 |
> |---|---|---|---|
> | 皮膚の色 Appearance | 全身蒼白または暗紫色 | 体幹ピンク・四肢チアノーゼ | 全身ピンク |
> | 心拍数 Pulse | ない | 100以下 | 100以上 |
> | 反射 Grimace | 反応しない | 顔をしかめる | 泣く／咳嗽・嘔吐反射 |
> | 筋緊張 Activity | だらんとしている | いくらか四肢を曲げる | 四肢を活発に動かす |
> | 呼吸 Respiration | ない | 弱い泣き声／不規則な浅い呼吸 | 強く泣く／規則的な呼吸 |
>
> ＊出生後1分と5分を評価する．8点以上を正常，4～7点を仮死，3点以下を重症仮死とする．1分時は，生命予後と相関．5分時は，神経学的予後と強い相関．

トーゼ型脳性麻痺の原因となる．一方，軽度であるが長時間に及ぶ低酸素性虚血は，大脳皮質・皮質下白質障害を引き起こし，痙直型両麻痺の原因となる．
- 新生児の低酸素性虚血性脳症とは，出生前の胎盤血流の途絶などにより，胎児または新生児の脳が低酸素かつ虚血状態に陥ることによって引き起こされる脳症の総称である．
- B群溶血性連鎖球菌は新生児感染症の原因菌として最も頻度が高く，感染により敗血症や髄膜炎をきたし，視覚障害や脳性麻痺となることも少なくない．

3 周産期〜出生後要因

IVH：intraventricular hemorrhage
ICH：intracranial hemorrhage

a. 脳室内出血（IVH）
- 正期産児における頭蓋内出血（ICH）の頻度は出生10,000あたり4.9と推計されている．その多くは分娩に伴う硬膜下出血であり，IVHの頻度は0.2%と少ない．
- 早産児の場合，脳室周囲または脈絡叢の血管破綻によって生じる．発症率は12.3%と報告があり，とくに在胎24〜27週で出生した超早産児に多くみられる．

PVL：periventricular leukomalacia

b. 脳室周囲白質軟化症（PVL）

- PVLは，主として在胎32週未満の早産児の脳室周囲白質部における虚血性病変であり，<u>痙直型両麻痺の主要因</u>である．
- 早産児の脳では，脳室周囲への血流供給が多く必要となるが，脳循環の自動調節能が低く，少しの血圧変動でも影響を受けやすい．そのため，体内での循環不全や出生後の循環変動によって虚血性壊死が生じやすい．
- PVLの原因として，以下の2つがあげられる．
  ①**出生前因子**：胎盤機能不全，ショック，胎内感染，胎児発育不全
  ②**出生後因子**：動脈管開存症，頻繁・重度の無呼吸発作・低酸素血症，敗血症，晩期循環不全，低CO_2血症，呼吸窮迫症候群（RDS），慢性肺疾患（CLD：RDSが28日以上続く状態）など

RDS：respiratory distress syndrome
CLD：chronic lung disease

- PVLの好発部位は，側脳室三角部から後角上部と外側部脳室周囲白質である．
- PVLにおける主な運動徴候は，下肢優位の痙性麻痺と体幹機能障害が主である．

c. 新生児脳梗塞
- 新生児脳梗塞の発生要因には，分娩外傷，胎児仮死・新生児仮死に伴うもの，先天性心疾患，髄膜炎などの感染症，血液・凝固系の障害，未熟性などがあげられる．

NAIS：neonatal arterial ischemic stroke

- 新生児脳梗塞のなかでも新生児動脈性虚血性梗塞（NAIS）の発症頻度は，在胎34週未満で出生した早産児の場合は，出生1,000あたり7人と発症頻度は高くなる．
- 新生児脳梗塞は，痙直型片麻痺の主要な病因である．新生児期に無症状で経過した場合は，乳幼児期に片麻痺などの症状から梗塞の存在が明らかになる症例も存在する．学習障害やてんかんなどを合併することがあるため，長期的に経過をみていく必要がある．

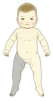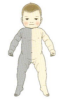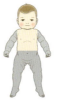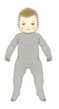

a. 単麻痺　　b. 片麻痺　　c. 両麻痺　　d. 四肢麻痺

図6-1 麻痺部位の具体例

d. 核黄疸（ビリルビン脳症）

- ビリルビン脳症では，アンバウンドビリルビンの神経毒によって惹起される選択的な神経障害が起こる．好発部位は，淡蒼球，視床下核，蝸牛神経核などである．
- 正期産児のビリルビン脳症では著しい高ビリルビン血症を認めるが，早産児ではその症状を欠くことが多い．症状は，<u>アテトーゼ型脳性麻痺，聴覚障害</u>が特徴的である．
- 出生後からの黄疸の管理により，正期産児のビリルビン脳症は極めて例外的となったが，超早産児（在胎28週未満出生）では，生存率改善とともに発症数が増えている．

D　脳性麻痺の分類

1　障害部位による分類

- 基本的に脳性麻痺は，四肢・体幹に麻痺症状が起こるが，部位による障害の程度の違いにより，四肢麻痺，両麻痺，片麻痺に分類される（**図6-1**）．

2　筋緊張異常や運動障害による分類

- 脳性麻痺は主に**痙直型**，または**アテトーゼ型**，**失調型**，**低緊張型**の4型に分類される．また，それぞれのタイプは複数の神経徴候を有し，それらのうち優位な徴候を分類の基準としていることが多い．

a. <u>痙直型</u>

- 痙縮 spasticity が特徴的で，最も多くみられる．筋の硬さやレパートリーの少ない定型的で全体的な運動パターンを示す．
- 痙縮は上位運動ニューロンの障害の構成要素の1つであり，中枢神経系の皮質脊髄路機能の損傷による運動の問題である．
- <u>痙縮は伸張反射の過剰な出現の結果であり，腱反射の亢進を伴う．また，速度依存性の亢進であり，被動抵抗は速度を増したときに増加し，さまざまな動きの方向により変化する．</u>
- <u>痙縮筋の過剰な同時収縮によって，麻痺のある部位の運動量は少なく定型的で，</u>

筋の粘弾性や動きの円滑性を欠く．
- 慢性的な痙縮は，軟部組織の性質を変化させ，筋の硬さ，拘縮，萎縮と線維化は痙縮と相互作用し，過緊張抗進を生じさせる．

b. アテトーゼ型
- アテトーゼ型の示す神経学的問題は，錐体外路障害に基づく筋緊張の病的で極端な変動と，不随意運動（アテトーゼ）である．
- 持続的あるいは間欠的な不随意運動・非対称的な姿勢・段階的な筋収縮のコントロールの難しさなどが特徴である．
- 筋緊張が高まる緊張型アテトーゼ（ジストニック）と，筋緊張があまり高くなく持続的な不随意運動が目立つ非緊張型アテトーゼ（舞踏病様アテトーゼ）に分かれる．
- また，臨床的には治療原則の違いから，緊張型アテトーゼを，過緊張から低緊張まで筋緊張の変動が激しいジストニックタイプと，過緊張から中等度の筋緊張亢進を示す痙縮を伴うアテトーゼに分類することが多い．
- アテトーゼは随意運動に混在して出現し，正常な動作が学習できず，結果として異常な運動感覚を経験する．

- 主動作筋と拮抗筋との間での相反神経抑制が過剰に起こり，同時収縮の障害を伴って協調性を欠く運動となり，姿勢の安定性や支持性・固定性を欠く．
- 精神的な不安や身体の物理的な不安定が筋緊張の変動と不随意運動（アテトーゼ）を誘発し，増強して，全身の筋緊張亢進を示す場合がある．

c. 失調型
- 原因は，錐体外路系障害や小脳障害であり，運動を細かくスムーズにコントロールすることが難しく，動きが大きくなりすぎたり，突発的になったりしやすく，バランス障害を示す．また，振戦や測定障害も特徴である．
- 失調型には純粋な失調型と，痙縮や不随意運動（アテトーゼ）を伴う混合型がある．
- 姿勢筋緊張は低く，同時収縮が欠如して，持続的な抗重力姿勢のコントロールや運動のコントロールが不可能または困難になる．
- 企図振戦や眼振，測定異常，変換運動障害，共同運動障害，書字障害，構音障害などの失調症状が出現し，巧緻運動や意図的な活動を困難にする．

d. 低緊張型
- 自発運動が低下し，低緊張状態を示す．成長してもそのまま低緊張を示す場合と，アテトーゼ型や失調型や痙直型に移行する場合がある．
- 低緊張は乳児期よりみられ，とくに四肢麻痺の場合，体幹や四肢にかなりの低緊張を示すことが多く，自発的な運動が乏しい．
- 全タイプの中で割合は1%と非常に低く，他のタイプに移行する前段階の一時的症状であることが多い．

E　脳性麻痺の症状と二次障害

- 脳性麻痺の臨床症状は多様である．身体機能・構造では，異常筋緊張，運動麻痺，原始反射の残存，異常姿勢反射の出現と，それに伴う姿勢制御反応の未成熟や欠如，けいれん発作などが含まれる．能力障害には，運動発達遅滞，ADL，コミュニケーションや環境探索のための知的機能や視知覚認知機能の障害があげられる．また臨床症状は，経年的・加齢的変化も伴いながら，二次障害の発生へと発展していく．とくに筋骨格系は，日常で行う動作や姿勢バリエーションの乏しさと，関節を動かす範囲の狭さ，運動量の少なさと関連して，拘縮が進行し，成長期に変形がより強くなる．

1　二次障害

- 二次障害とは，疾患の現障害と区別して，その経過に引き続いて起こる障害をいう．従来，多くは脳性麻痺の頸椎症などに代表される整形外科的問題が多くあげられていた．しかし，現在では，内科的問題，精神的問題も含めて幅広く考えられるようになっている．

a.　健康状態と歩行能力

- 成人脳性麻痺者の実態調査では，40歳以上の脳性麻痺者の4割弱が，自らの健康状態を「調子が悪い」と答えており，約7割が定期的な通院をしていた．医療機関受診時の主訴は，頸部痛，腰痛，四肢の痛みなどの疼痛の訴えが最も多く，一般成人と比較するとより若年で発症している．
- 脳性麻痺の運動能力は20〜25歳で最高レベルに達するといわれるが，歩行能力低下の時期は30歳代で多かった．元々の歩行レベルが低いほど低下する割合が多い傾向にある．
- 移動能力の低下は10歳代から始まり，30〜40歳代で最も多いとされ，歩行能力別に比較しても，同様の傾向であった．

b.　整形外科的問題（表6-4）

- **頸椎症**（頸椎症性脊髄症・神経根症），**股関節症**（股関節脱臼・変形性股関節症），**脊柱側彎症**，**腰椎分離すべり症**，**四肢の関節拘縮・変形**などが主要な問題としてあげられる．
- いずれも，麻痺や筋緊張の不均衡から骨への異常な力学的作用が働き，骨・関節形態異常をきたす．さらに，自発的運動の少なさや異常姿勢反射の影響から，異常姿勢が固定化しやすいことなどが関係する．
- 頸椎症はアテトーゼ型で，股関節形成不全（進行すれば股関節脱臼を引き起こす）や脊柱側彎症は立位歩行を獲得していない痙直型で多くみられる．

c.　内科的問題

①呼吸器合併症

- 脳性麻痺では，呼吸筋麻痺や筋緊張異常により呼吸パターンの異常，側彎症などの脊椎の変形により**拘束性換気障害**を呈することが指摘されている．麻痺が

表6-4 整形外科的問題

二次障害	きたしやすい脳性麻痺のタイプ	成人脳性麻痺に認める頻度	主な症状	その他の特徴
頸椎症 　頸椎症性脊髄症 　頸椎症性神経根症	アテトーゼ型	14%	手指のしびれ・疼痛 手指巧緻性低下 上肢挙上困難 歩行障害の増悪 排尿排便障害	アテトーゼ型脳性麻痺では若年から椎間板変性（15〜24歳で6割以上）を認め，急速に進行しやすい．
股関節症 　股関節脱臼 　変形性股関節症	四肢麻痺	20%前後	股関節痛 歩行機能低下 座位保持困難 介助量の増大（排泄など）	歩行不能例（麻痺の重度な者）で多い．
脊柱側彎症	痙直型四肢麻痺	20〜25%	脊柱の彎曲 座位保持困難 肋骨部褥瘡 心肺機能低下 腹部臓器・消化管への影響	麻痺の程度により発生頻度が異なり，寝たきり状態ではほぼ全例に認める．
腰椎分離すべり症	不明	不明 ※健常者の3〜4倍の頻度といわれている．	腰痛 下肢のしびれ・筋力低下 歩行困難	アテトーゼ型で腰痛を有する患者の57%，痙直型で21%に腰椎分離症を認めたという報告がある．
四肢関節の変形・拘縮	痙直型	80%	疼痛 歩行困難 足底部胼胝 介助量の増大（更衣・排泄など）	肘屈曲拘縮，膝屈曲拘縮，尖足，内反足，外反扁平足などがみられやすい．

[稲澤明香，高岡 徹：脳性麻痺者の加齢による変化と対応，脳性麻痺の加齢による機能低下と二次障害について，地域リハビリテーション，12(7)：538-543，2017より許諾を得て改変して転載]

重度で，移動能力が低いほどその傾向は強くなる．
- 嚥下障害を合併することも多く，誤嚥による呼吸器感染症を繰り返し，またもともと呼吸機能が低いこともあり，治癒が遅れ重症化しやすいと考えられる．

②消化器合併症
- 神経系の障害では便秘症を起こしやすく，重症心身障害の脳性麻痺者では，長期臥床，脊柱の変形，筋緊張亢進による腹圧・胃内圧の上昇，慢性呼吸障害などから胃食道逆流症の合併が多い．
- 腸閉塞は高齢化にともなって増加していくといわれている．

③嚥下障害
- 加齢の影響もあるが，脳性麻痺では思春期に低下のピークがあるが，成人期以降も悪化するケースもある．
- 機能低下の原因は，思春期では成長に伴う嚥下機能に関わる解剖学的構造の著しい変化，成人期以降では全身的な身体機能の低下が要因と考えられている．嚥下障害の急激な増悪もあるため，注意が必要である．

d. 精神的問題
- 身体的な二次障害が注目されることが多い一方，近年，脳性麻痺児の精神保健や社会適応に関する報告が増えている．
- 青年期では，10%程度に親子関係の問題，学校での不適応などがあり，成人期になると社会参加先での不適応，引きこもりや精神症状などが顕在化するケー

スが目立っている．成人脳性麻痺者の25%でうつ症状を認めるという報告もある．
- 障害により介助を受ける経験，親の過保護・過干渉による依存心の強さや主体性の乏しさ，あるいは自信のなさなどの心理的状態が生じやすい．さらに，合併する言語障害や認知発達特性による仲間集団への帰属の難しさや対人関係の築きにくさがあり，社会性の発達に影響を及ぼす．

F　理学療法評価

1 情報収集

a．患者情報
- 食事・睡眠などの生活リズム，言語機能・社会性などの認知面の発達状況を確認する．
- 養育者や家族の情報は，介入の初期にはとくに重要な情報となる．

b．医学的情報
①出生歴・成育歴
- 妊娠経過や周産期の情報，とくに出生時の体重，仮死や黄疸の有無，呼吸状態と管理状況について把握する．

②合併症
- てんかん発作，視覚および聴覚障害，嚥下機能障害（経管栄養の有無）などの合併症の有無について確認する．
- とくにてんかんや異常筋緊張に対する投薬の有無や，症状について把握する．

③画像所見
- 出生時のコンピュータ断層撮影（CT）や磁気共鳴画像診断（MRI）などの画像から脳の病巣や髄鞘化を把握する．
- 単純X線画像では主に股関節の脱臼や臼蓋形成の状態，脊柱の側彎の状態を把握する．
- 股関節脱臼の指標には，**骨頭の側方偏移率** migration percentage，**臼蓋骨頭指数（AHI）**，**CE角**，**シャープ sharp角** などを評価する（図6-2）（図7-14，p.101，102参照）．
- 側彎はCobb角（図6-3）を評価する．上位椎体上縁の接線と最下位椎体下縁の接線がなす角度で，50°以上で外科的手術の適応となる．

c．その他
- 年齢に応じた集団生活や就学の状況の確認をする．
- 他施設での理学療法の有無や，他部門（作業療法・言語聴覚療法）の実施状況を把握する．

CT：computed tomography
MRI：magnetic resonance imaging

AHI：acetabular head index
CE：center edge

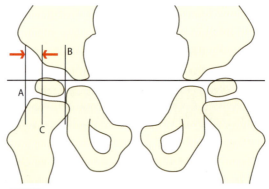

図6-2 股関節評価（骨頭の側方偏移率）
骨頭の側方偏移率（migration percentage）＝AC/AB×100

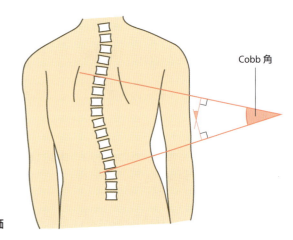

図6-3 側弯の評価

2 理学療法評価

a. 心身機能, 身体構造

①運動発達評価

- 定型発達の進行状況を確認しながら，麻痺やタイプ別によって発達レベルの停滞やゆがみなどの特徴的な様相などを確認する．
- 遠城寺式乳幼児分析的発達検査法，新版K式発達検査，DENVER Ⅱ（デンバー発達判定法）などの標準化されたテストを用いて，運動発達年齢を客観的に評価する．

②筋緊張検査, 深部腱反射・病的反射

MAS：modified Ashworth scale
MTS：modified Tardieu scale

- 痙縮の臨床的評価法として**修正版アシュワース・スケール（MAS）**や**修正版ターデュー・スケール（MTS）**が広く使用されている（表6-5）．MASは徒手による関節の他動運動の抵抗量を段階付けすることで評価する．MTSは測定肢位と筋の伸張速度が規定されており，関節可動域と筋の反応の質をそれぞれ測定する．
- 筋緊張の分布が局所性か，全身性かの判別と姿勢の影響を考慮することも必要である．

表6-5 修正版アシュワース・スケール（MAS）

0	筋緊張の亢進はない．
1	軽度の筋緊張亢進がある． 引っ掛かりとその消失，または屈曲・伸展の最終域でわずかな抵抗感がある．
1+	軽度の筋緊張亢進がある． 明らかに引っ掛かりがあり，それに続くわずかな抵抗を可動域の1/2以下で認める．
2	よりはっきりとした筋緊張亢進を全可動域で認める． しかし，運動は容易に可能．
3	かなりの筋緊張亢進がある． 他動運動は困難．
4	患部は硬直し．屈曲・伸展は困難．

③原始反射・姿勢制御反応
- 原始反射の残存の状況と，姿勢制御反応の成熟状況を把握することは，姿勢や運動の評価で重要なポイントとなる．また，二次障害を含めた予後予測に有益である．

④関節可動域（ROM）
- 関節可動域は理学療法や痙縮治療などの評価指標として幅広く用いられている．

ROM：range of motion

⑤筋力検査
- 麻痺が軽度の場合，とくにGMFCSレベルⅠ～Ⅲの歩行可能な脳性麻痺児での筋力トレーニングは有効であり，治療効果判定の必要性から実施が必要となる．
- 麻痺が重度な場合，痙縮の影響が強いため，その評価は本来の自発的な筋出力とは意味が異なるが，整形外科的な介入前後の評価として，重要になる場合がある．その際には，筋緊張検査と並行して行う必要がある．

GMFCS：gross motor function classification system

⑥形態測定
- 股関節脱臼や関節の変形拘縮の二次障害の評価として，重要な情報となる．
- 筋力検査による測定が困難な場合，周径の測定値を参考にする場合がある．また，栄養評価（体脂肪率の予測）にも周径の測定値が使用される．

b．活動，参加

①姿勢および粗大運動の分析
- GMFMは脳性麻痺児の粗大運動機能を質的・量的に評価するもので運動機能レベルやその経時的変化を客観的に検出できる．
- 脳性麻痺の異常な姿勢と運動の評価は，生活の質（QOL）に直結する最も重要な評価である．その延長線上にあるADLも合わせて評価する．
- 日常生活で用いることの多い姿勢と運動を中心に評価する．全身の運動パターン，頭部の向きの優位性，全身の非対称性，利き手，利き足，異常歩行などを観察する．

GMFM：gross motor function measure

②ADL
- 子どものADLは年齢によって変化するので，各時期に適した検査内容を考える必要がある．客観的なADL評価として，WeeFIMやPEDIがよく用いられる．
- WeeFIMは，成人用のFIMをもとに6ヵ月～7歳程度の小児の能力低下を評価するための必要最小限のデータセットとして開発された．日常の活動における

WeeFIM：functional independence measure for children
PEDI：pediatric evaluation of disability inventory

小児の自立度と介護度を測定し，現在の機能的パフォーマンス（実行状況）とその変化をとらえる評価法である．日常臨床における能力低下のスクリーニングおよび経過観察の手段として実用的である．

- PEDI（子どもの能力低下評価法）は，日常の機能的活動における小児の能力capabilityとパフォーマンス（実行状況：performance）の両方を測定する．能力は，小児がすでに習得した機能的スキルを確認しておくことで評価する．一方，パフォーマンスは，より複合的な活動を行う際に必要な介助量と環境調整の程度から評価する．機能上の遅れやその程度・範囲を検出でき，リハビリテーションの進歩をモニターするための評価的尺度や，治療プログラムを評価するためのアウトカム尺度として用いられる．

COPM：Canadian occupational performance measure

- カナダ作業遂行測定（COPM）は，セルフケア，仕事およびレジャーの3領域の中から，本人があらかじめ重要性を評価して設定した活動について，介入前後の満足度および達成度を評価する．本人が設定することから，幼児での実施の困難さが指摘されているが，両親などによる代理評価によっても実施することができる．子どもや親の視点が，個別的な目標に関する評価に反映されやすいというメリットがある．

memo
参加におけるF-wordsという考え方
F-wordsは，ICFの枠組みに，小児期の障害で重要視されなければならないFunction（活動），Family（環境因子），Fitness（心身機能，身体構造），Fun（個人因子），Friends（参加），Future（未来）を当てはめて作られている（**図6-4**）．
F-wordsの枠組みで子どもと家族の生活，関心事，希望を包括的に把握し「どの場面でどのように移動して何がしたいのか」を明確化することで，リハビリテーションに対する子どもと家族のモチベーションを高め，協業していくことが可能になる．

③ 評価結果の統合と解釈

- GMFCSやGMFMなどの機能分類は，予後の推定や理学療法の目的や方向性が推察に役立つ．
- 機能障害の評価の中でも，形態評価，神経系や運動器系の評価は，経時的な状況の推移を把握するために必要となる．
- 活動・参加レベルに関する問題点は，ゴール設定，治療方法の技術的な選択のヒントとなる．
- 病型，障害部位，機能障害の程度，年齢，知的発達を加味した総合発達レベル，随伴症状の有無などを考慮して，評価結果と吟味することで全体像を把握し，介入方法と頻度やゴールを明確にする．
- 背景因子の評価をもとに，ゴール達成のための個人の特性を把握し，活動・参加レベルの問題点と合わせて，物理的環境への介入の有無や，人的支援体制を考案する．

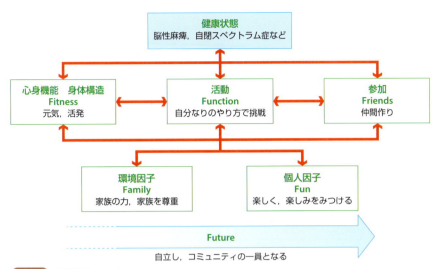

図 6-4　ICF と F-words

[小池純子：『障害者の加齢に伴う問題とその支援』障害者のライフイベントに合わせた支援，総合リハビリテーション，48(12)：1137-1144，2020 より引用]
[Rosenbaum, P. et al.：The 'F-words' in childhood disability：I swear this is how we should think! Child Care Health Dev. 38：457-463, 2012]

G　理学療法（治療）

- 脳性麻痺の GMFM の年齢曲線を考察すると，6〜8 歳までに可能な粗大運動が獲得され，それ以降の新たな獲得は期待できない．
- GMFCS のレベルⅢ〜Ⅴは，レベルⅢでは 8 歳以降，レベルⅣ・Ⅴでは 6 歳以降，運動機能の低下が示されている．（図 6-5）．その低下は，レベルⅣでとくに顕著である．
- レベルⅠ・Ⅱでは 12 歳にピークを迎え，最大獲得した機能は 21 歳まで維持される．
- 重症度が高くなるほど，異常筋緊張による姿勢や運動の制限が起こりやすく，また成長に伴う二次的な関節の拘縮や変形を来しやすい．
- それぞれのレベルに応じ，粗大運動機能のピークを考慮しながら，乳幼児期に焦点を合わせたアプローチから，全ライフステージを視野に入れ，その発達課題を明確にして，環境設定含めた介入が必要である．
- 脳性麻痺に対する理学療法は，『脳性麻痺リハビリテーションガイドライン　第 2 版』が 2014 年に刊行され，これまで実施されてきたリハビリテーションに関して，推奨グレードの高いものを中心に紹介する．

1　年齢による理学療法の考え方

- 乳児期は，子育ての中で運動発達の順序に沿った運動発達および総合的な心身の発達の獲得を目標とする．

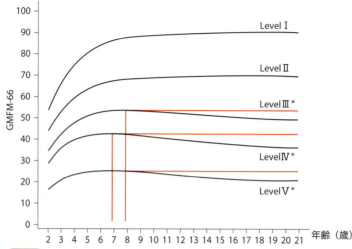

図6-5 GMFCSレベル別，GMFM得点の年齢ごとの推移

[Hanna SE, et al.: Stability and decline in gross motor function among children and youth with cerebral palsy aged 2 to 21 years. Dev Med Child Neurol, 51(4): 295-302, 2009]

- 幼児期は幼稚園などの社会参加が増加するため，関節可動域を維持しつつ，活動量の増加と，日常生活動作と遊びの中での運動機能の獲得を目標とする．
- 学齢期以降は，社会参加を支援するために，移動手段および運動機能の獲得・維持を目標とする．また，二次障害や生活機能の低下を予防し，健康を維持して社会参加を進め，人生の質の向上を図る．

2 機能に対するアプローチ

- 機能改善・維持に対する理学療法の手段としては，**関節可動域運動**，**筋力増強運動**，**ポジショニング*** ，**装具療法**などがある．

a. 筋力強化（推奨グレードA・B）

- 下肢の筋力トレーニングは，筋力・筋持久力を向上させる可能性や，GMFCSレベルⅠ〜Ⅲの歩行可能な脳性麻痺者に対して一定の条件のもと実施した場合，痙縮を強めることなく，筋力，バランス能力，粗大運動機能を向上させるという報告がある．
- 筋力トレーニングで効果があった実施方法の一定条件には，週2〜5日，1日40〜50分以上の実施を8〜12週継続と設定されており，高い頻度が必要となる．

b. 有酸素トレーニング（推奨グレードB・C）

- 一般的な有酸素トレーニングは，高い運動機能を有する脳性麻痺児（者）で行われ，最大有酸素能力を改善させ，歩行能力を改善させるという報告もみられるが，活動や参加レベルでの明確な指標への影響は不明である．
- 実施の際には，実際の運動レベルに合わせたトレーニング項目の選択が重要となる．
- 運動介入の効果についてのメタアナリシスでは，有酸素トレーニングの効果は，

*ポジショニング　身体各部の位置関係を調整し，目的に適した姿勢を安全で快適に保持することである．呼吸や摂食嚥下を効率よく行えるように，または運動機能を促通するように，目的に応じた設定を行う．

脳性麻痺児ではGMFMの項目の一部に改善がみられたという報告もあるが，効果検証のレベルは低く，さらに質の高い検証が必要と述べている．

3 能力・活動に対する介入

a. 神経生理学的アプローチ（NPA）

- 神経生理学的知見に基づいた中枢神経系疾患に対する治療アプローチや治療手技として，Bobath夫妻により発展した**神経発達学的アプローチ（NDT）**やVojta博士により考案されたボイタVojta法がある．
- NDTとは，主に姿勢制御，歩行などの移動機能や上肢機能へアプローチし，中枢神経障害による異常な運動パターンをできるだけ抑制し，効率的な運動の学習を促す．また，日常生活活動へもアプローチする（推奨グレードB・C）．
- ボイタ法は「反射性移動運動」を利用した運動機能障害に対する治療法であり，子どもに特定の姿勢をとらせ，特定の部分（誘発帯）に適切な刺激を与えると，全身に運動反応（筋収縮）が繰り返し引き出されることを利用するアプローチである（推奨グレードC）．

NPA：neurophysiological approach

NDT：neurodevelopmental treatment

b. 姿勢や歩行機能の安定化へのアプローチ

- 歩行によって歩行機能を改善するトレーニング方法としては，大きく平地歩行トレーニングoverground gait training，トレッドミル歩行トレーニングtreadmill based trainingに分けられ，両トレーニングともに体重免荷装置を併用するとGMFCSレベルⅣの対象児まで適応可能である．
- **部分免荷トレッドミル歩行練習（PBWSTT）**は，歩行速度や歩行距離などの歩行パラメーターが改善したとの報告もあり，行うことが推奨されている（推奨グレードC）．
- 機能的歩行トレーニングの効果についてのGMFCSレベルⅠ～Ⅲを対象にした研究から，歩行速度，耐久性，歩行に関連する粗大運動発達を改善するうえで高いエビデンスを有することが明らかになってきている．
- ロボットを用いた歩行トレーニングでは，歩行中の関節動作を適切な軌道に導く動的装具としての効果と，取り外した後にも装着中の正しい運動学習としての効果が期待される．その効果については見解が一致せず，今後の検討が必要である（推奨グレードC）．

PBWSTT：partial body-weight supported treadmill training

c. 上肢機能改善を中心としたアプローチ

- **CI療法**とは，片麻痺児に対して健側上肢をグローブやアームスリングで拘束し，発達過程で学習される麻痺側の不使用にアプローチする治療法である．練習期間は1日6時間を10日間（成人と同じ設定），もしくは，1日1時間を4週間とし，練習前後には評価を実施し，効果判定を行う（推奨グレードA）．
- 両側性脳性麻痺児の手機能および日常機能における両手両腕集中トレーニング（HABIT）も，CI療法と同様の効果があるとされている（Novakらによるシステマティックレビューでは「強く行うよう推奨」されている）．

CI療法：constraint induced movement therapy

HABIT：hand-arm bimanual intensive training

学習到達度自己評価問題

以下の問題で正しいものに○，誤っているものに×を記しなさい．
1. 脳性麻痺の定義は，運動と姿勢の変化しうる永続的な運動障害である．
2. 脳室周囲白質軟化症は，痙直型片麻痺の主要因である．
3. アテトーゼ型では，四肢を他動的に動かすと，全可動域で抵抗感を感じる鉛管現象が生じる．
4. 脳性麻痺の二次障害は整形外科的問題だけでなく，内科的問題，精神的問題も含めて幅広く考えられるようになっている．
5. GMFMの年齢曲線では，GMFCSレベルⅢ～Ⅴの粗大運動機能の最大獲得のピークは12歳であり，長期間にわたって積極的なアプローチが必要である．
6. GMFCSにおける運動能力の区分は歩行補助具および車いすの必要性をもとにしており運動の質はあまり重視していない．
7. 脳性麻痺アテトーゼ型では原始反射でもとくに探索反射が残存しやすい．

TOPICS 脳性麻痺の筋緊張異常に対する治療

一般目標

- 脳性麻痺の筋緊張異常（ジストニア）に対する薬物療法の概要を理解する．

行動目標

1. 脳性麻痺が示すジストニアの特徴を説明することができる．
2. ジストニアによる異常姿勢と関節変形を説明することができる．

調べておこう

1. 筋緊張のコントロールメカニズムについて調べよう．
2. 神経筋の伝導路について調べよう．

・脳性麻痺（CP）のジストニアに対する治療

- **ジストニア dystonia** とは，中枢神経障害に起因する異常筋緊張を主体とする症候の総称であり，不随意で持続的な筋収縮により，異常な姿勢と運動を引き起こす．
- ジストニアが出現する部位は全身性と局所性に分類され，治療法が異なる．
- ジストニアの重症度は永続的と可逆的に分類され，治療法が異なる．
- ジストニアのなかでも痙直型の示す痙縮と緊張型アテトーゼの示すジストニック（急激な不随意収縮）が成長期に長期間続くと，四肢関節や脊柱変形の原因となる．
- ジストニアに対する治療法は，手術療法と薬物療法に大別できる（図6-6）．
- 手術療法には，四肢関節の軟部組織に対する整形外科的手術療法と，筋緊張亢進にかかわる神経を脊髄から部分的に取り除く選択的脊髄後根切除術がある．
- 薬物療法には経口筋弛緩薬，ボツリヌス毒素療法，バクロフェン持続髄腔内投与治療（ITB）がある．

ITB：intrathecal baclofen

a. ボツリヌス毒素療法
- **ボツリヌス毒素療法**は，ボツリヌス菌が産生する毒素蛋白質（Botulinum toxin：製品名Botox）が筋収縮に不可欠な神経筋接合部のアセチルコリンの放出を阻害する作用を治療法として転用している．
- Botoxが作用した結果，アセチルコリンを受け取れない筋肉は収縮できない．
- 1989年に米国で薬剤として認可された後，痙性斜頸，顔面神経麻痺の治療薬として利用されていた．
- わが国でも2010年より脳性麻痺患者の痙縮緩和用治療薬として使用されている．
- 標的となる筋肉に対して注射による投与をするため，局所の治療に有効である．ボツリヌス毒素療法の長期効果や安全性が確立されており，痙縮による手関節変形，尖足などの局所治療として不可欠な方法となっている．

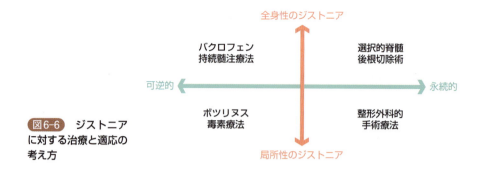

図6-6 ジストニアに対する治療と適応の考え方

- 通常，治療効果は4〜5ヵ月間持続し，運動療法との組み合わせで治療効果が延長することが報告されている．

b. バクロフェン

- バクロフェンは1960年代に経口筋弛緩薬として開発された薬である．

GABA：gamma aminobutyric acid

- バクロフェンは不随意運動を抑制する神経伝達物質（GABA）と同様に働き，筋肉が過剰に収縮したり，多くの筋肉が不随意に緊張するジストニアに作用する．
- 体内に埋め込んだポンプを用いて，バクロフェンの薬液を脊髄内に持続的に注入し痙縮をやわらげるのがITBである．
- 痙直型脳性麻痺のような痙縮に有効であるが，ポンプの埋め込み位置の関係から上肢や上部体幹に関連する筋肉の治療には十分な効果が得られない．
- ITBの長期効果や安全性が確立されており，子どもの重度痙縮の治療として不可欠な方法となっている．

SDR：selective dorsal rhizotomy

c. 選択的脊髄後根切除術（SDR）

- 脊髄反射弓の求心路を遮断するための手術である．
- 下肢筋にかかわる脊髄神経後根を電気刺激し異常筋緊張部位を同定した後，L2〜S1の後根を選択的に切除することにより痙縮の軽減をはかる．
- 下肢の痙縮を示す痙直型（四肢麻痺，両麻痺）で，下肢の不可逆的関節変形がない児童が適応となる．
- 『脳性麻痺リハビリテーションガイドライン 第2版』ではGMFCS Ⅲ〜Ⅳで，3〜8歳児を適応とすることがグレードBで推奨されている．
- 術後，一過性の感覚障害，膀胱直腸障害，筋力低下が出現することがある．
- 痙縮の軽減によりGMFMの改善，歩容の改善が報告されている．

d. 治療後の処置

- ジストニアの緩和により，不良姿勢や慢性疼痛が比較的短時間で改善するのは，子どものQOLを高める．
- ジストニアの治療後，安静状態におかれるのでは意味がなく，歩行などの運動，あるいは座位などの姿勢の改善に帰結するべきである．
- そのためには，ジストニア治療直後からの機能改善に積極的なリハビリテーションが必要とされている．
- ボツリヌス毒素療法，ITB，SDRと平行して実施される理学療法や作業療法により，運動機能が改善する事例が多く報告されている．

運動発達障害

7 脳性麻痺①
痙直型四肢麻痺

一般目標
- 痙直型四肢麻痺が呈する異常運動発達の特徴を総括し，理学療法を実践するうえで必要となる評価，介入の概要と構成要素を理解する．

行動目標
1. 痙直型四肢麻痺の発達に応じて変化する姿勢と運動の障害について説明できる．
2. 痙直型四肢麻痺の評価と介入のポイントについて説明できる．

調べておこう
1. 股関節脱臼のメカニズムについて調べよう．
2. 股関節に風に吹かれた変形 wind swept deformity を引き起こす原因について調べよう．
3. 使用される装具と実施される整形外科手術について調べよう．

A 痙直型四肢麻痺とは

- 脳性麻痺のタイプ別発生率では，痙直型がその大半を占める．
- 運動麻痺の分類別発生率では両麻痺を含む四肢麻痺が最も多く，運動麻痺の分布，程度はさまざまである．
- 四肢の痙縮は加齢に伴い徐々に増す傾向にあり，欲求，感情の変化，過剰な努力などは痙縮を高める要因になる．
- すべての筋群に痙縮がみられるわけではなく，筋緊張に不均衡を生じている．
- 活動性の乏しい筋は長期的にみると二次的に廃用性萎縮をきたす．

B 臨床症状，異常運動発達

1 乳幼児期

a. 背臥位
- 非対称性緊張性頸反射（ATNR）が一側で優位になると，脊柱の側彎や骨盤のねじれを引き起こす（図7-1）．

ATNR：asymmetrical tonic neck reflex

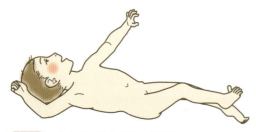

図7-1 痙直型四肢麻痺児の背臥位
頭部の左側回旋に伴い非対称性緊張性頸反射（ATNR）また，緊張性迷路反射（TLR）も影響を受けている．

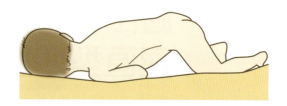

図7-2 痙直型四肢麻痺児の腹臥位（後頸側）

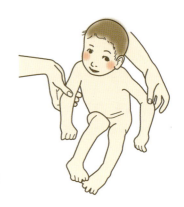

図7-3 痙直型四肢麻痺児の床上座位
介助を要することが多いが頭部のコントロールが良好であれば，円背になりながらも座位で周囲を見回すことができる．

- ATNRは<u>正中位指向midline orientation</u>を妨げ，両手動作を含む上肢機能の発達に影響を及ぼす．

b. 腹臥位

TLR：tonic labyrinthine reflex

- <u>緊張性迷路反射（TLR）の影響に伴う体幹を含めた異常な屈曲パターンにより，健常児で観察される頭部挙上に伴う体幹伸展の動きが極端に制限される</u>（図7-2）．

c. 床上座位

- 股関節外転・外旋により基底面をつくることができれば，座位は比較的安定するが，多様性をもたない．
- 頭部のコントロールが良好であれば，代償的に後頸部を短縮し，下顎を突き出しながら周囲を見回すようになる（図7-3）．

- <u>背臥位からの引き起こし時に頭部を持ち上げられない場合，頭部の伸展に伴い，全身の伸展パターンが誘発される</u>（図7-4a）．また，頸部屈筋群の緊張が高い場合，頭を持ち上げ，頭，体幹，上肢の屈曲筋緊張を強めるため，下肢は伸展パターンの連合反応が誘発される（図7-4b）．

2 学童期

a. 背臥位

- 頭部の伸展が強くなると，頸椎や腰椎に過剰な前彎をきたし，骨盤の前傾，股関節の屈曲が顕著になる．

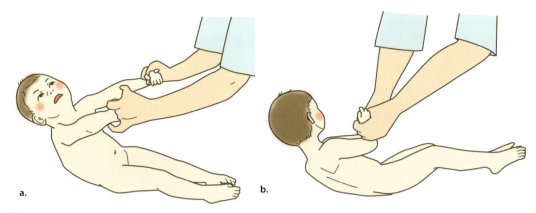

図7-4　痙直型四肢麻痺児の背臥位からの引き起こし
(a) 引き起こし時に頭部が過伸展すると，全身の伸展筋緊張を高めてしまう．(b) 頸部屈筋群の緊張が高い場合は，頭，体幹，上肢の屈曲筋緊張を強め，下肢は伸展パターンの傾向を示す．

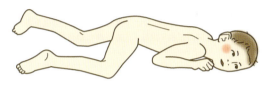

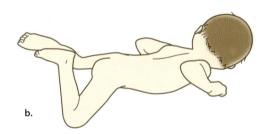

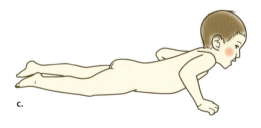

図7-5　痙直型四肢麻痺児の腹臥位
(a) 顔面側，(b) 重心の大部分が前胸部にかかり骨盤が床から浮いた状態になれば，頭部や体幹の伸展が得られにくい．(c) 頭部をあげようと努力することにより全身の伸展筋緊張が高まる．

b．腹臥位

- 肩関節の内転に加え，内旋がみられるようになると，上肢での支えが阻害されやすく，体重は手の橈側寄りにかかり，手は握りしめ尺側偏位を示す．また，手のつく位置が変化しなければ，頭部の自由な動きは制限される（図7-5a）．
- 上肢の支持が得られなければ，骨盤は床から浮き，重心の大部分は前胸部にかかる．こうした重心の偏りは体重移動を妨げ，子どもの動きをより阻害する（図7-5b）．
- 重力に抗して動こうとすればするほど，体幹を含む下肢の伸展筋緊張が亢進す

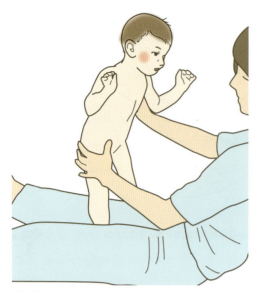

図7-6 痙直型四肢麻痺児の介助立位
介助で何とか立位保持が可能な場合でも，上肢に代償的なパターンを顕著に示す．

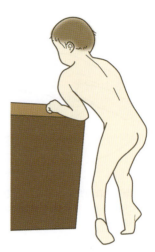

図7-7 痙直型四肢麻痺児の立位
何とか立位保持が可能な場合は代償的に下肢の筋緊張を高め，骨盤前傾，股関節屈曲・内転・内旋，膝関節屈曲，足部内反尖足の傾向（はさみ脚肢位）を示す．

る．とくに，股関節の内転と足関節の底屈は顕著になり，股関節内旋の緊張も高まる（図7-5c）．

c. いす座位
- 頭部，体幹，および上肢の運動性が良好な場合，一人で座れるようになるが，脊柱の円背に伴う後頸部短縮の代償性が強まるため多様性はもたない．

d. 立 位
- 一部の軽度痙直型四肢麻痺に限って，立ち上がりや立位保持ができる（図7-6）．
- 一般的に，加齢とともに下肢の筋緊張は亢進し，陽性支持反射の影響もあり尖足傾向が強まる．
- ハムストリングスの筋緊張が低い場合，反張膝を示すことがある．
- 反張膝による支持の繰り返しは，ハムストリングスの伸張反射を誘発し，加齢とともに膝関節の屈曲拘縮が強まる．その結果，骨盤前傾，股関節屈曲・内転・内旋の傾向を強める（**はさみ脚肢位** scissors position）（図7-7）．

e. 寝返り
- 頭部のコントロールが良好の場合，頭，体幹，上肢の動きが先行し，体幹回旋の乏しい全身性屈曲パターンを利用して一側へ寝返る（図7-8）．

f. 腹這い移動
- 側方への体重移動が困難な場合，上体の屈曲を強め，身体を前方に引きずることを覚える．こうした動作を過剰に繰り返すと，**連合反応**により下肢の筋緊張が亢進し，股関節内転・内旋，足部の内反尖足を示すようになる（図7-9）．
- 非対称性が顕著になれば，一側上下肢の使用頻度が増し，結果的に，他側の連合反応（骨盤のねじれ，上肢の屈筋緊張と下肢の伸筋緊張）を誘発する．

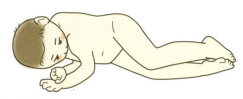

図7-8 痙直型四肢麻痺児の寝返り
全身性屈曲パターンを利用して一側への寝返りを行う.

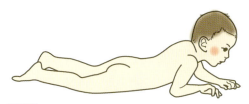

図7-9 痙直型四肢麻痺児の腹這い移動
上体の屈曲を強めて身体を前方に引きずろうとすれば下肢の伸展筋緊張が強まる.

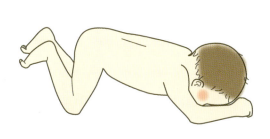

a.

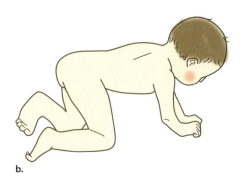

b.

図7-10 痙直型四肢麻痺児の起き上がり
(a) 頭を下げ全身の屈曲パターンを利用して両膝を腹部に引き込んで四つ這い位になろうとする. (b) (a) の状態から体幹を持ち上げ四つ這い位になっている. ただし, 手指は握り込みが強く, 前腕回内の影響により, 橈側寄りの手根部支持が顕著で, 肘関節は軽度屈曲傾向にある.

g. 起き上がり

- 頭部のコントロールに加え, 上肢の支持機能や下肢の運動性が良好な場合, 背臥位から腹臥位になり一人で起き上がる.
- 頭部を低く下げて, 体幹と上肢を屈曲し, 両膝を腹部の下に引き込むようにする. それから上肢で上体を押し上げ, 両膝の上に座るように起き上がる (図7-10a). この際, 手指は握り込みを強め, 前腕が回内した橈側寄りの手根部で支持し肘関節の伸展は十分にみられない (図7-10b).

h. 四つ這い移動

- 四つ這い位がとれる場合, 股・膝関節の屈曲を強め, 重心を後方に移動させる. その結果, 体幹回旋が阻害され, 下肢の交互性や分離性が乏しい**バニーホッピング**のパターンを獲得する (図7-11).
- 移動は努力を要し, 上肢の筋緊張が亢進し, 手関節の背屈に伴い, 手指の握り込みが強くなる. また, 肩関節内旋や前腕回内方向の緊張も高まるため, 手根部の橈側寄りでの支持となりやすい.

3 学童期以降

a. 背臥位

- 筋緊張亢進が顕著な場合, 股関節は経年的に左右差を示し (**風に吹かれた変形 wind swept deformity**, 図7-12), 脊柱の側彎を顕著に示すことがある.

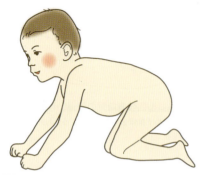

図7-11 痙直型四肢麻痺児の四つ這い移動
四つ這い位がとれる場合，股・膝関節とも過剰に屈曲させ，下肢の交互性や分離性が乏しいバニーホッピングのパターンで移動する．

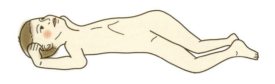

図7-12 風に吹かれた変形
頭部の伸展が強くなると，頸椎や腰椎の前彎が増強し，骨盤の前傾，股関節の屈曲が顕著に現れる．

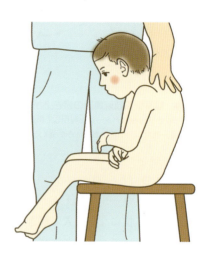

図7-13 痙直型四肢麻痺児のいす座位

b. 腹臥位

- 重力に抗して動こうとすればするほど，体幹を含む下肢の伸展筋緊張が亢進する．とくに，股関節の内転と足関節の底屈は顕著になり，股関節内旋の緊張も高まる（**図7-5c** 参照）．

c. いす座位

- **骨盤のねじれは座位姿勢における体重負荷の非対称性の原因となり，座位バランスがわるくなる．**
- 座位の安定をはかろうとすれば代償的に頭，体幹，上肢の筋緊張を高め，後頸部短縮を伴う頭部前屈，肩甲帯前突，円背，骨盤後傾に伴う股関節内転・内旋，膝関節伸展，足部内反尖足を誘発する（**図7-13**）．
- 頭部の動きの制限は，体幹の立ち直りや上肢の保護伸展反応にも影響を及ぼし，座位の獲得が遅れる．上肢の筋緊張亢進は肩関節屈曲・内転・内旋，肘関節屈曲，前腕回内，手関節掌屈・尺屈，手指屈曲を誘発する．

d. 腹這い移動

- 非対称性が顕著になれば，一側上下肢の使用頻度が増し，結果的に，他側の連

合反応（骨盤のねじれ，上肢の屈筋緊張と下肢の伸筋緊張）を誘発する．

e. 四つ這い移動
- 非対称性が強くなると四つ這い移動は非常に困難となり，一側上下肢を顕著に使用した対側を引きずるようなずり這い様の移動方法を獲得する．

4 変形，拘縮

- 経年的に非対称性を示しやすく，変形，拘縮は進行する．とくに，抗重力姿勢をとれない場合は顕著になる．

a. 頭頸部
　①頭蓋骨変形
　②斜頸
　③後頸部短縮

b. 脊柱，胸郭
　①側彎
　②後彎
　③腰椎過前彎
　④胸郭変形（フレアー変形，漏斗胸）

c. 上　肢
　①肩甲帯：前方突出，あるいは後方突出
　②肩関節：屈曲・内転・内旋
　③肘関節：屈曲
　④前腕：回内
　⑤手関節：掌屈・尺屈
　⑥手指：屈曲，母指内転

d. 下　肢
　①骨盤：前傾，側方傾斜
　②股関節：屈曲・内転・内旋，脱臼（亜脱臼），外反股，前捻増強，**臼蓋形成不全，風に吹かれた変形**（図7-12参照）
　③膝関節：屈曲，反張膝
　④下腿：内捻
　⑤足関節：内反・尖足，外反・尖足，外反・扁平
　⑥足趾：屈曲，外反母趾

5 痙直型四肢麻痺における股関節脱臼

a. 新生児の股関節の特徴
- 新生児の股関節は軟骨性であり，骨盤中では骨核はまだほとんど発達していない．
- 大腿骨では骨幹核は頸部の遠位1/2までしかなく，骨頭核はまだ現れていない．
- <u>頸体角，前捻角，臼蓋角は，骨頭や臼蓋にかかる荷重により骨成長が促され，成人では新生児期に比べて相対的に小さくなる</u>（**頸体角**：145→130°，**前捻**

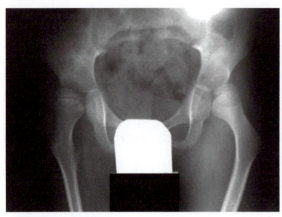

a. 股関節正面 X 線画像

a, a′：臼蓋傾斜角（sharp 角）
b, b′：CE（center-edge angle of Wiberg）角
c, c′：AHI（acetabular-head index）

b. 股関節の X 線画像計測
右側：正常，左側：亜脱臼

図7-14　股関節 X 線画像

角：40→10°，臼蓋角：30→10°）．

b. 股関節脱臼の要因
- 脊柱，および股関節周囲の筋緊張の不均衡が原因である．
- 股関節の屈曲・内転・内旋筋群の緊張亢進，および短縮に伴う股関節の伸展・外転・外旋筋群の相対的な活動性の低下．
- 股関節周囲筋の非対称的な力学的作用に伴う形態発達の左右差．
- 大腿骨頸部の形成不全（頸体角，および前捻角の増加）．
- 臼蓋に対する大腿骨頭の求心力低下に伴う**臼蓋形成不全**．
- 骨盤のねじれに伴う脊柱の側彎．

c. 股関節脱臼の X 線画像所見の特徴（図7-14）
- sharp角：左右涙痕下端の接線と涙痕下端と臼蓋嘴を結ぶ線とのなす角であり，臼蓋形成不全の程度を表す．諸外国における正常値は33〜38°とされるが，わが国の正常値は女性で38〜45°，男性で35〜42°である．女性で48°以上，男性で45°以上は明らかな臼蓋形成不全股とされる．
- CE角：骨頭中心と臼蓋嘴を結ぶ線とOmbredanne線のなす角である．正常では25〜35°であり，20°以下は臼蓋形成不全あるいは骨頭の偏位を疑う．
- AHI：大腿骨頭内側縁から臼蓋嘴までの距離を大腿骨頭内側縁から大腿骨頭外側縁までの距離で割ったもの．臼蓋の骨頭被覆の程度を表し，正常値は80〜85%である．

CE：center edge angle of Wiberg

AHI：acetabular head index

C　評価のポイント

1 臥位姿勢

a. 背臥位
- 頭部の運動性

- 正中線上における両手の運動性
- 下肢の運動性（交互性，および分離性）
- 胸郭，骨盤の対称性
- 姿勢変換時における筋緊張の変化

b. 腹臥位
- 肘，および手による体重支持パターン
- 支持基底面に対する頭・胸部の床からの挙上能力
- おもちゃへのリーチ動作

2 座位姿勢

a. 床上座位
- 下肢の構えに応じた骨盤の可動性
- 上肢，頭部，脊柱の支持性，運動性
- 空間における両上肢の操作性

b. いす座位
- 足底接地の有無による骨盤の可動性
- 上肢，頭部，脊柱の支持性，運動性
- 空間における両上肢の操作性

3 立位姿勢

- 足部の支持基底に応じた姿勢アライメントの変化

4 移動動作

a. 寝返り
- 体重非負荷側における頭部，体幹の立ち直り反応
- 体幹回旋の程度

b. 腹這い移動
- 上肢支持の対称性（支持基底面の安定性）
- 下肢の運動性（交互性，および分離性）

c. 起き上がり
- 上肢の支持性（手の支え方や肘の伸展性）
- 上肢の支え方に伴う頭部の位置の変化
- 下肢の支持基底面の安定性
- 下肢の運動性（交互性，および分離性）

d. 四つ這い移動
- 支持した上下肢における交互性，および分離性

e. 歩行
- 補装具などの利用を含めた下肢の交互性，および分離性

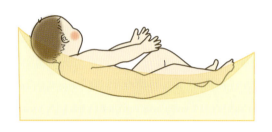

図7-15　背臥位の対称性コントロール
ハンモックの形状にくりぬいたフォームラバーを利用し，肩甲帯前方突出に伴う正中線での遊び，目と手の協調性を促す．

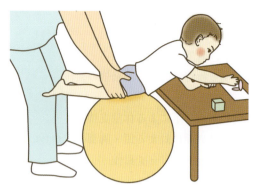

図7-16　腹臥位における頭部，体幹の立ち直り反応の誘導
子どもの股関節を外転・外旋，介助者の下肢に足底を接地させた状態で骨盤の安定をはかり，子どもが頭を起こし，背中を伸ばして遊べるように操作する．

D　理学療法

1　臥位姿勢

a. 背臥位
- 頭部の動きに伴う四肢や体幹の状態を把握しながら，正中線上における目と手の協調性を促す（**図7-15**）．
- 頭部伸展に伴う全身の伸展パターンが顕著な場合，下肢のポジショニング（股・膝関節屈曲）により全身の伸展パターンをコントロールする．

b. 腹臥位
- 三角ウエッジやロール（バスタオルでも可）を利用しながら上肢や前胸部での支持を明確にし，頭部挙上を促す．
- バルーン上の腹臥位において，股・膝関節の屈曲パターンに配慮しながら頭部や体幹の立ち直り反応を促す（**図7-16**）．

2　座位姿勢

a. 床上座位
- バルーン上の座位において頭部や体幹の立ち直り反応を促す（**図7-17**）．

b. いす座位

- 骨盤の可動性を促しやすい前傾座面のいすを利用して，足底接地や頭部，体幹の立ち直りを促す（**図7-18**）．子どもの能力に応じて，いすの高さを調整してみることも，また，車いすに胸ベルトや骨盤ベルトを取りつけることも前方にずれることへの対処として大切である．
- 下肢の支持性が乏しく，足底での全荷重支持の経験が乏しい子どもの場合は，ポニーウォーカーを利用すると，坐骨や上肢での支持により比較的安定した座

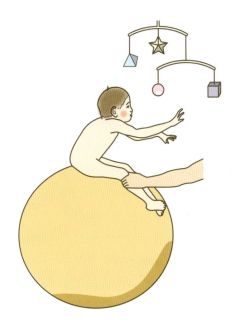

図7-17　床上座位における頭部，体幹の立ち直り反応の誘導
バルーン上座位にて股関節外転・外旋位を保ち，遊びのなかで前後左右に動かし，頭部と体幹の立ち直り反応を促す．

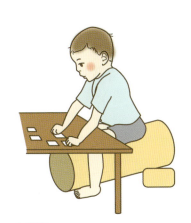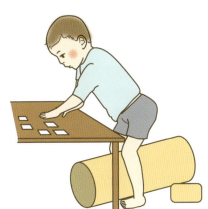

図7-18　いす座位における頭部，体幹の立ち直り反応の誘導
股関節の外転・外旋を保持した状態で前方に傾けたロール上に座らせる．前方に低めのテーブルをもってくることで子どもが遊びながら座位から立位になるのを促す．

位姿勢の管理が可能である（図7-19）．

3 立位姿勢

- 一人で立位がとれない場合でも**プロンボードやスーパインボード**（図7-20）を利用し，立位保持を経験させる．

4 移動動作

a. 寝返り

- 側臥位をスタートポジションとして，頭部，体幹の立ち直り反応を促す（図7-21）．

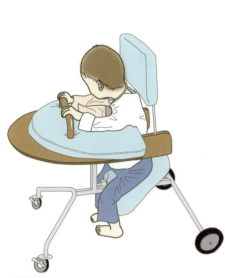

図7-19　ポニーウォーカーを利用した座位

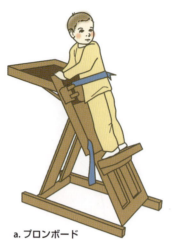
a. プロンボード

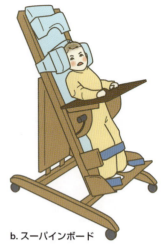
b. スーパインボード

図7-20　痙直型四肢麻痺児の立位
プロンボード（a）やスーパインボード（b）を利用して立位をとらせ，十分な支持性のための筋緊張と，垂直面での重力に抗した立ち直り反応を促す．必要に応じて傾斜角度を調整し，下肢にかかる荷重の増減を調整する．

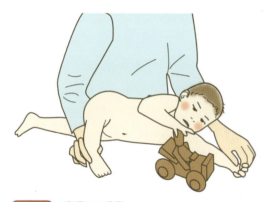

図7-21　寝返りの準備
子どもが側臥位で遊んでいるときに，上肢による適切な体重負荷と，対側の下肢にも体重を負荷し，頭部や体幹の立ち直り反応を促す．

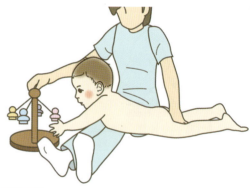

図7-22　腹這い移動の準備
子どもが腹臥位でおもちゃに一側上肢を伸ばす際に，腹這い移動の準備として同側下肢の屈曲を促し姿勢の安定をはかる．

＊両生類反応　腹臥位において片手を前に出すとき，同側骨盤の挙上に加え，同側下肢に自動的な屈曲が股・膝関節に起こる．この際，頭部は側方への立ち直り反応を示し，体幹回旋を伴いながら体重負荷側が引き伸ばされ，体重非負荷側が短縮（側屈）する反応を示す．こうした立ち直り反応や平衡反応の連続的な活性状態は全身に及び，空間での姿勢変換，つまり，腹這い移動の際の前方への推進力として役立つ．

b. 腹這い移動
- 一側上肢のリーチに伴う三点肢位において，同側下肢の両生類反応＊を誘導する（図7-22）．

c. 起き上がり
- 上下肢にかかる体重を免荷しながら，頭部，体幹の立ち直り反応を促す（図7-23）．

d. 四つ這い移動
- 胸と腹部を支えながら体幹の屈曲，側屈，回旋を誘導する（図7-24）．

e. 歩　行
- 比較的下肢の支持性や交互性がある場合，SRCウォーカー（図7-25a）を利用すると活動範囲を広げることが可能である．脳性麻痺リハビリテーションガイ

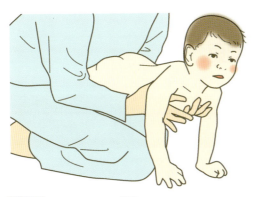

図7-23 起き上がりの準備
手掌で体重支持した腹臥位において，子どもの前胸部を支えた状態で体重を一側に移動させて頭部や体幹の側方への立ち直り反応を促す．

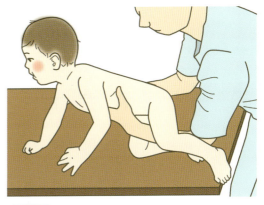

図7-24 四つ這い移動の準備
体幹の運動を促し，下肢の交互運動を誘導．

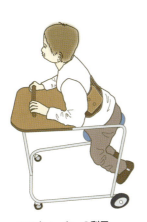

a. SRCウォーカーの利用

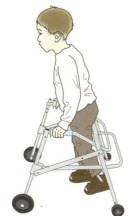

b. Posture Control Walker（PCW）の利用

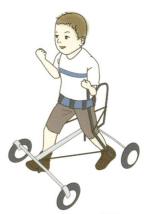

c. Hart Walkerの利用

図7-25 さまざまな装置を利用した歩行練習

ドラインにも歩行器はSRCウォーカーのような押して進むタイプanterior walkerのものよりもPCW（図7-25b）などの牽いて進むタイプposterior walkerのほうが直立姿勢も歩行エネルギー消費の点でもよいとする研究報告があり，適用の際には十分に留意する必要がある．

- ステップ肢位のなかで重心移動を経験させる（Hart Walkerであれば荷重が免荷されるためステップを促しやすい，図7-25c）．

PCW：posture control walker

学習到達度自己評価問題

以下の問題で正しいものに○，誤っているものに×を記しなさい．
1. 乳幼児期の臥位では全身性の緊張性反射群の影響を受けやすい．
2. 乳幼児期に背臥位から引き起こす際，全身の伸展パターンが誘発される．
3. 股関節周囲の筋緊張の不均衡は股関節脱臼をきたす要因となる．
4. 上体の屈曲を強めた腹這い移動が，下肢の連合反応を誘発することはない．
5. 陽性支持反射を誘発しながら下肢の支持機能を高めることは有効である．

7-1 ケーススタディ 痙直型四肢麻痺

A 症例

［年　齢］6歳
［性　別］男
［診断名］脳性麻痺　痙直型四肢麻痺
［家族構成］父，母，兄，本児，弟（CP）：本症例と弟は双胎．
［発達歴］

- 在胎29週4日，出生時体重1,082gにて出生（アプガースコア Apgar score 8点/1分値，9点/5分値）
- 63生日まで保育器を使用，7〜30生日まで人工呼吸器を使用．
- 初診時，0ヵ月程度の発達．頭部随意性はあるが，右向きが中心．追・固視あり．
- 1歳6ヵ月ごろ，背臥位での頭部正中位保持が可能となる．
- 2歳6ヵ月ごろ，介助座位で簡単なおもちゃで遊ぶことが可能となる．
- 3歳3ヵ月ごろ，SRCウォーカーで数m前進し始める．

［手術歴］4歳時：**痙性股関節亜脱臼整復術施行**（股関節周囲筋延長術ならびに閉鎖神経ブロック）
［GMFCS］レベルⅤ

CP：cerebral palsy

B 理学療法評価

［粗大運動］
- 背臥位：側臥位まで寝返り可能
- 腹臥位：両肘で体重を支持した腹這い on elbows 困難
- 座位：床上は腋窩介助にて頭部正中位保持可能，上肢支持は困難．
- 立位：腋窩介助立位可能
- GMFM：総合点5.9%（臥位と寝返り19.6%，座位10.0%，その他0%）

［巧緻動作］
- リーチ：右上肢の正中をこえるリーチ可能
- 握り：把持困難（母指外転不能）
- 離す：手関節掌屈を伴う手指の随意的伸展可能
- 両手：不能

［姿勢動作分析］
- 背臥位：右側下の風に吹かれた変形 wind swept deformity．頭部の随意性は

あり.
- 腹臥位：肩甲骨後退，肩伸展位で頭部の挙上困難.
- 座位：体幹が左に傾く．右上肢使用に伴い，左上肢屈曲と体幹伸展が強くなる．座位保持装置使用にて，頭部コントロールと上肢操作可能.
- SRC ウォーカー：下肢の振り出し困難．下肢伸展時，体幹伸展を伴い，はさみ脚肢位．左肩甲帯後退し，上肢屈曲パターンで固定.

[関節可動域測定（ROM-t）]
- 股関節外転（膝伸展位）右 25，左 10
- トーマステスト右 10，左 15（股関節伸展不能）
- 膝伸展右 − 10，左 − 15
- 足関節背屈（膝伸展位）右 25，左 20

[日常生活活動（ADL）]
- 移動：全介助．室内抱っこ．屋内屋外，車いす使用にて移送.
- 移乗：全介助
- 食事：口腔への取り込みは全介助．嚥下可能だが，誤嚥あり.
- 排泄：全介助．定時にトイレに行くことで，排泄可能．おむつ併用.
- 整容入浴：全介助
- PEDI　Score Summary

機能的スキル

	raw score	基準値標準スコア	標準誤差	尺度化スコア	標準誤差
セルフケア	7	<10	NA	28	2.5
移動	7	<10	NA	25.4	3.2
社会的機能	6	<10	NA	27.7	2.7

介助者による援助

	raw score	基準値標準スコア	標準誤差	尺度化スコア	標準誤差
セルフケア	2	<10	NA	20.1	8.4
移動	0	<10	NA	0	NA
社会的機能	1	<10	NA	11.3	11.3

調整尺度

	なし	子ども	リハ	広範
セルフケア	6	2	0	0
移動	7	0	0	0
社会的機能	4	1	0	0

機能的スキル，介助者による援助ともに基準値標準スコアは 10 未満．標準誤差は算出されないほどの遅れがある．また，尺度化スコアも 0 から 28 と低難度の項目しか達成ができていない．さらに，調整尺度をみると広範な環境調整やリハビリテーション機器の使用による活動の遂行も難しいことが推測される．よって，本児が生活するためには，人的援助に頼る部分が大きいと考えることができる．

memo

PEDI

子どもが日常生活で必要な特定の活動をどの程度遂行できるかを評価する尺度である．機能的スキルは，セルフケア，移動，社会的機能の 3 領域 197 項目をできる

（1点）・できない（0点）で表す．介助者による援助は，セルフケア，移動，社会的機能の3領域20項目の援助量を6段階（0〜5点）で評価する．調整尺度は，活動を遂行するために，どのような環境調整が必要か表す．機能的スキルと介助者の援助に記されるraw scoreは獲得した素点を示す．同様に基準値標準スコアは，年齢と遂行能力との関係を示し，年齢相応であれば，50となる．尺度化スコアはどの程度の難易度の活動が遂行できているか示している．ただし基準値標準スコアは，6ヵ月から7歳6ヵ月までしか適用できない．調整尺度にみられる「子ども」は市販の子ども用品を使用する場合であり，「リハ」はリハビリテーション用具や簡便な福祉機器などを使用する場合である．「広範」な調整は，さらに高度な調整を伴う場合である．

[神経学的所見]
- 深部腱反射：上腕二頭筋，上腕三頭筋，腕橈骨筋，膝蓋腱，アキレス腱の各深部反射にて亢進．
- 病的反射：バビンスキー，ロッソリーモ，ホフマン，オッペンハイム陽性．
- その他所見：足クローヌス陽性

[修正版アシュワース・スケール（MAS）（右　左）]
- 股関節外転　（1+　2）
- 膝屈曲　（1+　1+）
- 足背屈　（1　1+）

[考　察]
　深部腱反射，病的反射，MAS，四肢体幹の分離運動の状態から痙直型と判断した．また，麻痺の分布が四肢体幹と広い範囲であり，上下肢ともに機能的な使用が困難なことから，四肢麻痺と判断した．理学療法の目標設定については，本症例は6歳であり，GMFCSレベルVであることを加味すると，基本的機能の向上は困難であると推測された．よって，理学療法方針は身体機能維持とした．具体的な理学療法目標は，療育上の目標に沿って次のように定めた．楽しめる活動を増やすことに対して，座位保持装置を使用した上肢操作能力向上により机上での活動の幅を広げる．また，遊びの範囲内ではあるがSRCウォーカーを用いた移動手段を獲得することとした．積極的な意思表示を促すことに対しては直接関連する目標はないが，楽しめる活動を増やすことを通して能動的な活動を広げ，ついては積極的な意思表示につながると考える．家族の介護負担軽減に対しては，移乗動作の負担軽減のため介助立位維持，その他身体的介護や姿勢変換が行いやすいよう変形，拘縮を管理することをあげた．

[療育上の目標]
- 楽しめる活動を増やす．
- 積極的な意思表示を促す．
- **家族の介護負担軽減**

[理学療法目標]
- 座位保持装置を使用した上肢操作能力向上
- 移動手段の獲得（遊びの範囲内での使用）

- 介助立位維持
- 変形拘縮の管理（股関節脱臼の管理含む）

[阻害因子ならびに促通因子]

	阻害因子	促通因子
機能レベル	股・膝関節を中心としたROM制限	背臥位での頭部・四肢の随意性あり
能力レベル	抗重力姿勢（腹臥位含む）の保持困難	他者とのやり取りやおもちゃを楽しめる
参加レベル	日常的な介助量の多さ 積極的な意思表示の乏しさ	簡単なことばの理解

C 理学療法

①体幹・四肢各関節の他動運動（筋伸張）
②on elbowsでのアクティビティー（頸部抗重力位保持と肩甲帯安定性の向上）
③またがり座位でのバランス（身体の抗重力位保持，股関節外転に保持，平衡反応賦活）
④SRCウォーカーによる歩行練習（遊びの範囲を広げるため）
⑤つかまり立ち（体重支持能力向上，身体の抗重力位保持，股関節形成促進）
⑥補装具療法

座位保持装置
- 処方：ヘッドレスト，座面モールド，背もたれスリング，胸，肩，腰ベルト
- 配慮：内転防止パッド（股関節内転内旋の防止）
  体幹支持パッド（体幹の側方安定：とくに左側のパッドを高くする）
  テーブル（上腕支持のための構造を追加，上肢操作を容易にするため）

SRCウォーカー
- 配慮：サドル（幅を狭くする：はさみ脚肢位への対応）
  体幹サポート（肩甲骨上縁まで延長：体幹伸展への対応）

短下肢装具
- 処方：背屈10°，底屈0°で制動（尖足予防と荷重時の足関節固定）

▷配慮点ならびに工夫した点
- 背臥位にて右側下のwind swept deformityが現れ始めているため，脊柱側彎や股関節脱臼の再発の可能性が予測された．そのため，通常より対称性の保持に注意を払った．また，療育上の主目標である積極的な意思表示を促すかかわり方を理学療法実施中も配慮した．
- 本症例は兄弟例であり，**家庭でのかかわりは兄弟と同様に行える内容を提示**していった．とくに，本症例が他者どうしのやり取りをみて楽しむ傾向があったため，「**自分にかかわりをもってほしい**」という要求を引き出せるかかわりにも注意した．

8 脳性麻痺② 痙直型両麻痺

運動発達障害

一般目標
- 痙直型両麻痺が呈する異常運動発達の特徴を総括し，理学療法を実施するうえで必要となる評価，介入の概要と構成要素を理解する．

行動目標
1. 痙直型両麻痺の変化する姿勢と運動の障害について説明できる．
2. 痙直型両麻痺の評価と介入のポイントについて説明できる．

調べておこう
- crouching gaitとscissors gaitについて調べよう．

A 痙直型両麻痺とは

- 痙直型両麻痺とは，脳性麻痺の病型である痙直型のうち，麻痺の分布が四肢にあるが，両上肢に比べて両下肢の麻痺が強いものをいう．
- 痙直型の筋緊張は，**痙縮**spasticityに多少とも**固縮**rigidityを伴う．
- 両麻痺は両下肢の麻痺を主症状とするが，脊髄障害による対麻痺とは異なり，軽度ながら上肢にも麻痺を呈する．

- 両麻痺は，四肢麻痺のうち上肢の症状が軽度なものと考えることができ，そのため体幹にも問題を呈することが多い．
- 主要な原因は虚血性脳障害に起因する**脳室周囲白質軟化症（PVL）**である．
- 痙直型両麻痺の発生率は，出生1万人に対して4人程度とされている．

PVL：periventricular leu-komalacia

B 臨床症状，異常運動発達

1 臨床症状

- 痙直型の特徴として，**機敏性の低下**，筋力損失，脊髄反射の亢進が下肢を中心に起こる．
- 脊髄レベルでの相反神経作用の障害により動筋と拮抗筋が過剰収縮を同時に起こし，**病的な同時収縮**co-contractionとなる．病的な同時収縮は近位筋に著し

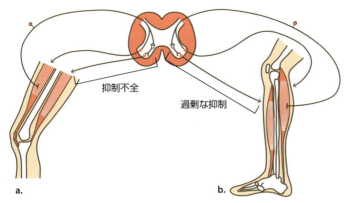

図8-1　相反神経作用の異常
正常な相反神経作用では動筋の収縮により拮抗筋に適度な抑制が働くが，痙直型では近位筋に抑制不全による病的同時収縮が（a），遠位筋に痙縮の強い拮抗筋から動筋に対して過剰な抑制（b）が生じる．

い（図8-1a）．
- 遠位筋では，痙縮の強い拮抗筋から過剰な**緊張性相反性抑制** tonic reciprocal inhibition が生じ，これにより動筋に機能不全がみられる（図8-1b）．
- **連合反応**が存在し，長時間の上肢動作や努力性の動作により下肢の緊張が増強する．
- 運動の随意性はあるが，筋緊張亢進，および伸張反射の亢進により，努力性で攣動的 jerky な動きとなりやすい．
- 筋緊張の亢進は抗重力筋群（上肢では屈筋群，下肢では伸筋群）に起こりやすい．
- 両下肢の麻痺は**交互運動** reciprocal movement を困難とし，**はさみ脚肢位** scissors position を呈しやすい．
- 立位や歩行を獲得できることも多いが，前方からみればはさみ脚肢位，側方からみればしゃがみ姿勢 crouching posture（クラウチング肢位）を呈することが多い．
- 運動麻痺以外の症状として，**視空間認知障害**が存在することが報告されている．
- 頭頂連合野や前頭葉が関係する模倣による作図は3歳ごろより遅れが認められるが，側頭連合野の機能である形の認知は比較的良好である．
- 就学後，字が読めるのに書けないなどの症状によって問題が表面化する．

2 異常運動発達

- 痙直型両麻痺においても他の脳性麻痺と同様，原始反射や連合反応，筋緊張の異常により**姿勢の固定化や運動のパターン化**が生じやすく，さらに二次障害の発生により姿勢の固定化や運動のパターン化が進むといった悪循環による異常運動発達を呈しやすい．
- 次に，痙直型両麻痺児の発達傾向を述べるが，月（年）齢については在胎期間（妊娠期間）から換算した**修正月（年）齢**（出産予定日に生まれた場合の月［年］齢）を用いる．

memo
攣動的 jerky な動きとは，滑らかでない，ぎくしゃくした動きを指す．
滑らかな動きには，関節にかかわる筋の協調的な働き（適度な相反神経作用と同時収縮）が必要とされるが，痙直型では脊髄反射が亢進し相反神経作用が障害されるために滑らかな動きが困難となる．

memo
脳性麻痺児では，運動麻痺に加えて視覚障害や視知覚障害を随伴していることがしばしば認められる．とくに早期産児のPVLでは，視神経の視放線との関係から視空間スキルに問題が現れることがある．

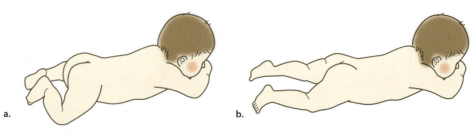

図8-2 全体的屈曲パターンと全体的伸展パターンによるキッキング
(a) 全体的屈曲パターンでは股関節と膝関節が屈曲，足関節が背屈する．(b) 全体的伸展パターンでは股関節と膝関節が伸展，足関節は底屈する．

a. 異常筋緊張の分布

- 異常筋緊張は主に骨盤帯と下肢に分布するが，体幹，および上肢にも軽度の異常筋緊張が存在する．
- そのため，程度の差はあるものの上肢機能にも問題をもつことが多い．
- 股関節や肩関節において内転筋と内旋筋に異常筋緊張が存在するため，四肢の**外転運動が困難**となる．

b. 新生児期

- 新生児期から生後3ヵ月までは，重症例を除くと無症状期にあたり，診断が困難となる．
- 新生児期では大脳皮質レベルの活動がまだ活性化していないため，皮質下の姿勢である全身屈曲優位を保ち，これが定型発達の新生児の屈曲優位姿勢と区別しにくくしている．
- よく観察すると下肢の**キッキング**が少なく，**分離運動**がほとんどみられない．
- 股関節の外転・外旋位をとりやすく，膝窩角が拡大することがある．
- 麻痺の程度に左右差がみられることもある．

c. 乳幼児期

- 生後4〜6ヵ月の時期では，下肢のキッキングにおいて，股，膝，足関節が同時に動く**全体的伸展パターン**と**全体的屈曲パターン**が交互に起こる定型的な伸展，屈曲運動を繰り返す（図8-2）．
- 生後4〜5ヵ月で頸定（頭部のコントロールを獲得）するが，遅れるものも存在する．
- 頭のコントロールや上肢の活動が増加してくると，連合反応により下肢の筋緊張が亢進してくる．
- 両麻痺の主症状は下肢の麻痺であるが，脊髄疾患による対麻痺と異なり，体幹や上肢にも軽度の運動機能障害を伴う．
- 生後7ヵ月以降では体重支持を行うと**陽性支持反射** positive supporting reflex が誘発され，下肢に**病的な同時収縮**が起こる．また，下肢の緊張を引き金に全身の伸展緊張が増大する（図8-3）．
- 下肢の筋緊張亢進は股関節の外転・外旋を阻害するため**開排制限**が生じ，おむつ交換時に足が開きにくい．
- 股関節の開排制限により股関節脱臼を疑われる場合もあるが，初期には股関節

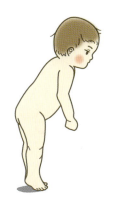

図8-3 陽性支持反射と全身の伸展緊張
陽性支持反射により膝関節は強い伸展がみられ、足関節は底屈によりつま先立ちとなる．

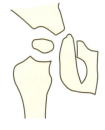
a. 新生児

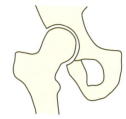
b. 正常な股関節

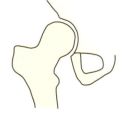
c. 臼蓋形成不全

図8-4 股関節のX線画像模式図

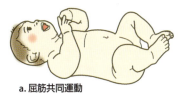
a. 屈筋共同運動

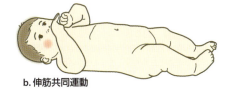
b. 伸筋共同運動

図8-5 下肢の共同運動

脱臼が生じることは少ない．
- 下肢の自発運動の不足，後に荷重経験の不足により**臼蓋形成不全**を生じ，股関節が亜脱臼から脱臼へといたる場合もある（図8-4）．
- 下肢の運動はパターン化を強め，屈曲するときには必ず股関節屈曲・外転・外旋，膝関節屈曲，足関節背屈をし，下肢を伸展するときは必ず股関節伸展・内転・内旋，膝関節伸展，足関節底屈する（図8-5）．
- さらに両下肢では**交互運動** reciprocal movementが困難となる．
- 上肢機能の障害は通常軽度であるが，体幹の抗重力筋の発達不全があり**分節的運動** segmental movementの困難を伴いやすい．
- 寝返りにおいては，上半身の過剰な努力によって可能となるため，連合反応により股関節の内転・内旋傾向が強くなる．
- 腹臥位では，軽症例ではon handsをとることもあるが，十分に脊柱と上肢を伸展することが困難なため，通常on elbowsでいることが多い．
- 這い這いでは上下肢の**交互運動**が困難で，上肢では両腕を胸の下に巻き込むよ

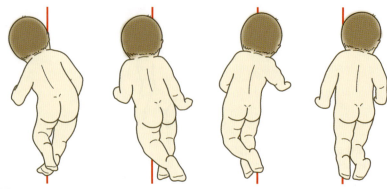

図 8-6 mermaid crawling
頭部を左右に移動させることで支持側上肢に荷重し，対側上肢を前方に移動させる．このとき，支持側上肢の力で推進力を得るが，この努力により下肢は伸展共同運動パターンをとり，あたかも mermaid（人魚）が這うような動きとなる．

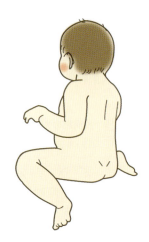

図 8-7 割り座
股関節は内転・内旋し，膝関節はより伸展していることも多い．支持基底面が広がるため安定しやすいが，骨盤のコントロールが獲得しにくい．

うにして身体をたぐり寄せ，下肢では屈曲パターンと伸展パターンを繰り返す．
- 下肢の伸展緊張が強い症例では推進力を上肢に依存するため，下肢は努力性の緊張により屈曲することが困難となり，伸展した両下肢を引きずるような腹這い（mermaid crawling）となる（図 8-6）．
- 起き上がりでは，四つ這い位からお尻を両足の間に落として**割り座**になる（図 8-7）．
- 割り座から上肢を前につき，上肢に両下肢を引き寄せるように移動する**バニーホッピング**が多くみられる（図 8-8）．

- 割り座やバニーホッピングは，股関節の屈曲・内転・内旋傾向を強める．
- 膝立ち位での移動（膝歩き）が可能となる場合もあるが，膝関節屈曲位で膝関節伸筋を働かせるため二関節筋の作用により股関節は屈曲・内転・内旋位となり，殿部が後方に引けた肢位で交互に下肢を出すのが困難となる（図 8-9）．

- 立ち上がり動作では片膝立て位を経由することが困難なため，手すりや台などに上半身をあずけながら重心を持ち上げ，両下肢を伸展パターンで伸ばして足趾を接地してから下肢に重心を移す（図 8-10）．
- 上記のような**努力性の動作**の繰り返しにより，前述したはさみ脚肢位，および

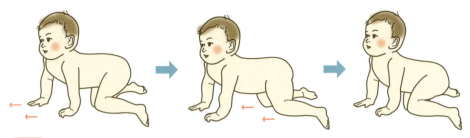

図8-8　バニーホッピング
下肢の交互運動が困難なため，両上肢を前につき，上肢に体重をあずけながら両下肢をそろえるように前に出す．

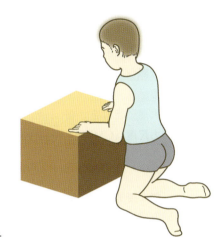

図8-9　膝立ち位の姿勢
股関節は屈曲・内転・内旋位となり，殿部が後方に引けている．

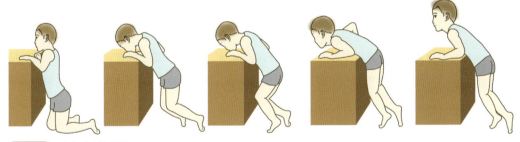

図8-10　立ち上がり動作
上半身に依存した努力性の立ち上がりとなるため，下肢には伸展共同運動パターンが出現し，はさみ状肢位となる．

しゃがみ姿勢となりやすい．

d. 学童期以降

- 幼児期後半から就学前後になると，四肢に変形，拘縮をきたしてくる場合が多い．
- 多くみられるものとして，股関節の亜脱臼や脱臼，股関節や膝関節の屈曲拘縮，足部の外反もしくは内反を伴った尖足がある．
- 就学をきっかけに医学的管理から離れてしまうことも多く，それが成長期の二次障害の増悪に拍車をかけている．
- 変形，拘縮は成長のさかんな時期（3～5歳，11～13歳）に増強しやすいため，予防的なアプローチが必要となる．

- 実用上問題となるのが，股，膝を中心とする下肢の屈曲拘縮，尖足，種々の足部変形，足趾変形などである．
- 就学中はある程度の活動量が維持できるが，学校を卒業すると運動量が低下し，そのために体重増加や拘縮の増悪から，**廃用症候群**にいたることもある．

C 評 価

1 重症度評価，および運動能力評価

GMFCS：gross motor function classification system

GMFM：gross motor function measure

脳性麻痺簡易運動テスト（SMTCP） GMFMをもとにわが国で考案された脳性麻痺児の粗大運動能力の評価尺度です．その目的は粗大運動能力の経時的変化を評価することで，短時間（約20分）で採点できるように27項目に絞られています．具体的なテスト方法や採点用紙は，厚生労働科学研究成果データベースにて公開されています〈https://mhlw-grants.niph.go.jp/system/files/2003/000247/200300272A/200300272A0003.pdf〉

SMTCP：simple motor test for cerebral palsy

- 麻痺の重症度評価，および予後予測のために，脳性麻痺児のための**粗大運動能力分類システム**（GMFCS，第2章 p.30参照）が用いられることが多くなっている．
- 粗大運動能力を評価し，治療効果の判定を行うために，脳性麻痺児の**粗大運動能力尺度（GMFM）**や**脳性麻痺簡易運動テスト（SMTCP）**＊が使用される．

2 運動発達検査

- 可能な姿勢や動作から発達年齢を把握する．
- 両麻痺児では上半身と下半身の発達に差がみられることが多く，また左右差にも注意を要する．
- 発達の経過のなかで現在の位置を明確にすることで，次に何を獲得するべきかという目標を明確にする．
- 発達を量的な側面から検査する．
- 具体的な評価法としては，**DENVER II（デンバー発達判定法）**や**新版K式発達検査（Kyoto scale of psychological development），遠城寺式乳幼児分析的発達検査法**が使用される．

3 姿勢・動作分析

- 獲得されている姿勢，動作について質的な側面から検査を行う．
- 脳性麻痺の異常運動発達が姿勢の固定化，運動のパターン化であることを念頭に置き，姿勢，動作を観察する．
- 姿勢・動作分析からは，今後生じやすい**二次障害**や**定型発達からの逸脱**が予想できる．

4 姿勢反射検査

- 中枢神経系の統合段階を把握する．
- 姿勢，動作に及ぼす影響を把握する．
- 中枢神経系の統合段階に応じて，目標となる姿勢，動作が決定できる．

5 神経学的検査

- 筋緊張の状態（亢進，正常，低下，変動の程度），筋の性状（痙縮，強剛，弛緩），異常の分布などを把握する．
- 筋緊張の具体的な評価法としては，**修正版タ一デュー・スケール（MTS）**や**修正版アシュワース・スケール（MAS）**が使用される．
- 深部腱反射，病的反射，クローヌスの有無などを把握する．
- 可能であれば，知覚に関する検査も行う．
- 中枢神経系のダメージを把握するための材料となる．

MTS：modified Tardieu scale
MAS：modified Ashworth scale

6 関節可動域（ROM）検査，および形態計測

ROM：range of motion

- ROM制限，過可動性を数字として把握すると同時に，他動的に関節を動かす際の抵抗などから軟部組織の短縮の程度を把握する．
- 両麻痺児は下肢の変形，拘縮などの二次障害を呈しやすいので，とくに重要となる．
- 異常発達の過程で股関節などに亜脱臼，脱臼，臼蓋形成不全を呈した場合，下肢長の計測により徴候が判断できる．
- 下肢ばかりではなく，骨盤の前傾，後傾，側方傾斜，脊柱のアライメントにも注意を要する．
- 周径からは筋の発育の程度が推定でき，とくに下肢の筋群の発育は不十分な場合が多い．成人の場合の萎縮（発達していた筋が変性する）とは区別を要する．
- 筋緊張が亢進している場合，ROMは関節を**他動的に動かす速度に影響を受ける**ため，ゆっくり動かす必要がある．

7 筋力検査

- 対象が成人の場合と異なり指示が通らないことも多いので，筋力の判断は動作によって行う場合も多い．
- 各関節における筋力のアンバランスは変形，拘縮の原因ともなるので注意が必要となる．
- 観血的治療（手術）が必要な場合は，手術前後での変化を把握する必要がある．
- 中枢神経系の疾患であるため，筋力と筋緊張の異常を区別して考える．
- 等尺性筋力や低速度での等速運動性筋力の測定は，十分な信頼性が検証されている．

8 日常生活活動（ADL）検査

ADL：activities of daily living

- 年齢（月齢）に応じ，起居動作，移動動作，移乗動作，日常生活上の姿勢保持などの方法と自立度について把握する．
- 移動動作については，単一の移動方法だけではなく，生活場面に応じた複数の移動方法を考慮する．
  ［例］家庭内での床上移動，施設内などでの屋内移動，屋外移動など．

筋力について

筋力というと，いかにも筋が発揮している力を指していると誤解されるが，実際は関節が回転運動をしようとする力（関節トルクもしくは関節モーメント）を意味する．たとえば，ある関節を屈曲する筋が 20 N・m（N・m はトルクの単位，力［N］×軸心から力のかかる位置までの距離［m］で表される）の力を発揮している場合，拮抗筋である伸展する筋が 20 N・m の力を発揮していれば関節トルクは 0 N・m，10 N・m の力を発揮していれば関節トルクは 10 N・m となってしまう．痙直型では相反神経作用が障害されるために関節トルクは小さくなり，同時収縮により関節を固定する働きが強くなりすぎる．

- 移動動作では方法以外に，安定性，スピード，耐久性，応用性なども把握する．
- 移乗動作においては，トイレ，いす，ベッドなど，生活場面に即した動作を把握する．
- 日常的に繰り返される，食事，更衣，遊びの場面における姿勢を把握する．
- 具体的な評価法としては，**PEDI** や **WeeFIM** などが使用される（第 2 章，p.32, 33 参照）．

PEDI：pediatric evaluation of disability inventory
WeeFIM：functional independence measure for children

9 その他の情報

- 他部門からの情報として，一般健康状態，言語発達，精神発達，社会性の発達などを把握する．
- 睡眠リズムの確立は，中枢神経系の発達と関連が深いので把握する必要がある．
- 発達は子どもと環境の相互作用によってなされるため，家庭環境（家族を含む）についても把握する．

10 統合と解釈

- 子どもの状況は，各検査によって把握された内容が複雑に絡み合っている．
- 子どもの姿勢や動作について，その要因を解明する必要がある．
- 現在の問題を検査結果によって説明できれば，理学療法の目的が明確となる．
- さらに，将来起こりうる二次障害について予防的な理学療法が可能となる．

D 理学療法

1 目標の設定

- 理学療法の目標としては，年齢に応じた日常生活活動（ADL）を自立させることであり，なかでも起居動作，移動動作，移乗動作，姿勢保持（とくに座位）の確立が重要となる．
- 目標達成のための理学療法としては，運動発達の促進，獲得できている運動に

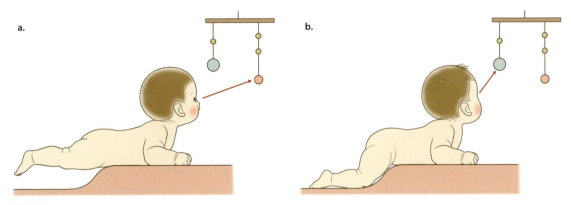

図8-11　腹臥位での頭部挙上
(a) 頭部を挙上する努力によって下肢の伸展が生じることもあるが，(b) 頭部の回旋を促すことで次第に分離した頭部挙上が可能となる．

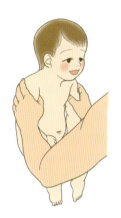

図8-12　座位での頭部コントロール
腹臥位での頸部伸展による頭部挙上だけでなく，座位で頸部屈曲による頭部コントロールも経験する必要がある．

よる代償，二次障害の予防，補装具などの福祉用具の利用，環境整備，保護者への指導などがある．

2 運動発達の促進

- 脳の可塑性が高く，発達が急速に進む乳幼児期までは運動発達の促進に重点が置かれる．
- 発達のための学習は常時行われているため，日常生活での**ポジショニング** positioningや**ハンドリング** handlingが重要となる．

a. 頭部のコントロール

- 痙直型両麻痺児では頭部のコントロールは獲得されやすいが，早期産児などでは頭部の形状が非対称のため獲得が遅れる場合もある．
- 腹臥位での頭部挙上や座位に保持しての頭部回旋を誘導することで，頭部コントロールを促すことができる（**図8-11，8-12**）．
- 頭部の誘導には視覚，聴覚，触覚刺激などを用いるが，とくに早期産児では**刺激に対する過敏性が残存**していることもあるため，静かな薄暗い環境で単一の刺激から始めるとよい．

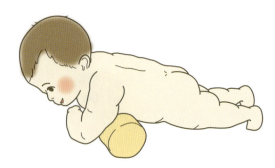

図8-13　ロール上の腹臥位
頭部の挙上により体幹の伸展を促す．また，これにより股関節の伸展可動性を拡大する．

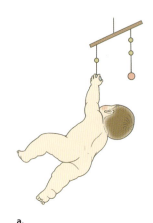
a.

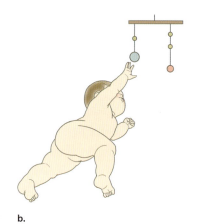
b.

図8-14　腹臥位での上肢運動の誘導
腹臥位で左右上方から児が興味を持つ玩具や養育者の手などで，上肢の自発運動を促すことにより体幹を回旋させながらの重心の左右への移動が経験できる．同時に，支持側の股関節は自重により伸展される．

b. 腹臥位での発達促進

- 腹臥位での発達は頭部挙上，肘支持，手支持，四つ這い位へと進めるが，これにより抗重力筋の活動性を賦活化させるとともに重心の位置を徐々に高くしていく．

- 腹臥位での活動（とくに下肢）により，<u>股関節の伸展可動域の拡大や膝関節の分離運動</u>，頭部や上肢の自発運動による<u>重心の移動</u>を促す．
- 頭部の挙上や上肢での支持が不足する場合は，両腋窩を結ぶ胸部にロールや丸めたタオルなどを入れて体幹の伸展を促す（図8-13）．
- 腹臥位で玩具や保護者や家族・セラピストの手などで上肢の動きを促すことで，左右方向への重心移動，体幹の回旋，股関節の伸展などを経験させることができる（図8-14）．
- 四つ這い位からは座位への姿勢変換と，四肢の交互運動による四つ這い移動の獲得を目標とする．
- 四つ這い位からの座位は割り座となりやすいので予防が必要であるが，年齢によっては割り座を積極的に活用する．
- 四つ這い移動では下肢の交互運動が困難なために，座位またはやや膝立ち位から両上肢を前に出し，その後両下肢を前に出すというバニーホッピングとなりやすい．

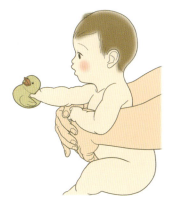

図8-15 座位を促すための上肢の使用
体幹や上腕の固定を補助して視界内での上肢の使用を促すことで，肩甲帯や体幹の固定性が向上し，安定した座位を促すことができる．

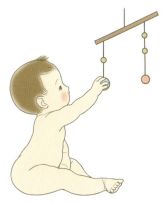

図8-16 座位での上肢使用
上肢を大きく前上方に伸ばすことで骨盤は前傾し，脊柱も伸展してくる．重心位置が高くなることでバランスを崩すこともあるが，安全に配慮すれば自分の能力の限界や転倒に対処する方法を学習することもできる．

- バニーホッピングでは左右への体重移動，これに伴う体幹，骨盤のコントロールが学習できないため，歩行の準備が不十分となりやすい．
- <u>左右への体重移動を促すために，肘支持や手支持から一側上肢のリーチ運動をさまざまな方向に対して行う．</u>
- 6〜12歳以降，運動能力が最大に達した後は，実用的な移動方法としてバニーホッピングを活用することもある．

c. 座位での発達促進

- 座位は**両上肢を使用するための姿勢**であり，上肢を使用することで安定した座位を促すことができる（図8-15）．
- 座位では前述したように割り座を呈しやすいが，この座位姿勢は股関節の屈曲・内転・内旋傾向を強化し，はさみ脚肢位，およびしゃがみ姿勢の原因となる．
- 割り座を呈しやすい原因として，**骨盤のコントロールの獲得**が不十分でさらに股関節筋群の緊張異常のため，長座位では骨盤の後傾により仙骨支持，脊柱の伸展困難となることがあげられる．両上肢での活動を促すために骨盤が安定しやすい姿勢をとらせる．
- 座位で玩具や保護者や家族・セラピストの手などで誘導し上肢を左右の上前方に伸ばさせることで，**骨盤の前傾や脊柱の伸展を促す**（図8-16）．
- 活発に上肢を使用することで支持基底面内での自由な重心移動を学習させる．
- 重心移動とともに安全に配慮した中で**転倒を想定した姿勢の反乱も経験させ**，重心移動の限界と転倒に対処する方法についても学習を促す．
- 割り座の予防のためには，腹臥位における体幹伸展，下肢の分離運動を促す必要があり，長座位や端座位の獲得（座位姿勢の維持のみならず，<u>積極的な重心移動</u>を可能とする）を目標とする．

d. 立位での発達促進

- 立位では下肢に**伸展共同パターン**がみられ，股関節の内転・内旋・伸展，膝関節の伸展，足関節の底屈を呈するが，股関節，膝関節には**屈曲拘縮**が存在する

> **memo**
> **いす座位について**
> 通常のいすや車いすの座面は，後方が低くなるように傾斜している．このため，いすに深く座ると自然に背もたれに寄りかかり，座位姿勢がわるくなることがある．座面に浅く腰掛けたり，座面の傾斜を前方に傾けたりして下肢への荷重量を増やすことで座位姿勢が改善することがある．

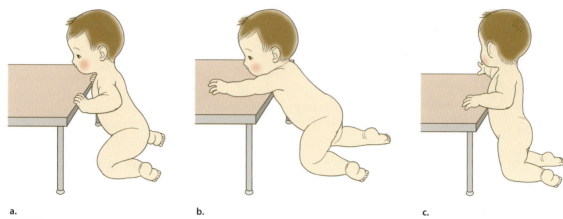

a.　　　　　　　　　　　　b.　　　　　　　　　　　　c.

図8-17　膝立ち位での上肢使用
膝立ち位は立位に比べて制御すべき関節が少なく，また伸展パターンから外れた姿勢となる．積極的に上肢を使用することで，重心の移動や姿勢保持に必要な骨盤のコントロールを獲得することができる．

- ことが多いために完全伸展位にはならない場合が多い．
- 股関節の屈曲拘縮は**骨盤の前傾**を招き，そのため腰椎の前彎が増強する．
- このような状態がはさみ脚肢位，およびしゃがみ姿勢であるが，このまま立位保持，独歩の獲得にいたる場合もある．
- 立位の前段階として膝立ち位を用いることで，股関節伸展・膝関節屈曲という伸展パターンを利用しない肢位での体重支持を学習することも有効となる（図8-17）．

- 膝立ち位での上肢使用は，上肢に依存しない姿勢保持や能動的な重心移動の獲得を促す．

- 補装具や立位補助具などを使い他動的に**立位を経験**させ，そのなかで自発的な体重の移動を獲得させながらバランス運動を行う．
- 立位時間を次第に延長し，その後平衡反応の強化を行い，踏み出し反応の誘発から歩行を目指す．

e. 歩行

- 痙直型両麻痺では独歩を獲得する例も多いが，歩行補助具として**ロフストランド杖**（ロフストランドクラッチ）や歩行器を用いる場合もある．
- 立脚側の股関節が内転・内旋傾向にあるため遊脚側の骨盤を挙上させることが困難で，体幹の立脚側への側屈や歩行補助具を使用することで遊脚期下肢の振り出しを行う．
- この時，**内反尖足**を呈しやすいため短下肢装具を用いることも多い．
- ロフストランド杖を用いる場合は，軽度ながら存在する上肢の麻痺に配慮し，前腕支持で安定性を得る．
- **代表的な歩行器として，PCW**（p.140参照）**がある．**
- 一般的な歩行器が前方と側方にフレームがあるため体幹が前傾しやすいのに対し，PCWは後方と側方にフレームがあるため体幹の前傾，および殿部の後方突出を抑制し，歩行姿勢を改善する．

PCW：posture control walker

- 両上肢の機能が高い痙直型両麻痺児では，体重支持を上肢で行い下肢を推進のためだけに使用する場合があるので注意を要する．
- この場合，歩行器の高さを通常より高めもしくは低めにすることで下肢での支持を促すことができる．

3 学齢期以降の理学療法

- 学齢期以降になると運動発達の促進に大きな期待がもてなくなる．
- 理学療法の目的として機能維持，および二次障害予防の比重が大きくなっていく．

a．ストレッチ

- 就学により**座位で過ごす時間が長くなる**ことで，関節拘縮を生じやすくなる．
- 成長期に入ると筋緊張が亢進し，さらに下肢関節の可動性が制限を受ける．
- 関節の被動性は運動速度に依存するので，緩やかな運動速度で持続的なストレッチが望ましい．
- 近年では筋緊張緩和の目的で**ボツリヌス毒素療法（Botox）**が用いられるようになってきたが，その効果が低下する前に十分な可動域を得る必要がある．

b．筋力強化

- 麻痺した筋であっても**筋力強化の効果は確認されている**．
- 身長や体重の増加に伴い，筋力の増強が必要とされる．
- 筋力増強においても関節の運動速度を考慮する必要がある．
- ボツリヌス毒素療法（Botox）や筋・腱延長術などを行った場合，それまで緊張を利用していた関節の固定性が低下するため筋力増強が必要となる．
- また，遠位関節では過剰な緊張性相反性抑制が緩和されるため，動筋の活動性を高めることができる．

▷注　意

- <u>理学療法の目的として姿勢の保持や移動の獲得を目指すが，姿勢の保持や移動の獲得は，子どもたちにとっては遊びや他の目的のためのスキル（手段）である．</u>
- 子どもたちに多彩な遊びや目的を与え，そのなかに理学療法の目的とするスキルを盛り込むことが重要である．

学習到達度自己評価問題

以下の問題で正しいものに○，誤っているものに×を記しなさい．
1. 両麻痺は下肢の障害であるため，体幹機能の問題はない．
2. 下肢は筋緊張が亢進し，交互運動が困難となりやすい．
3. 足関節では病的な同時収縮のため，背屈ができない．
4. 下肢の伸筋群の筋緊張が亢進するため，下肢を屈曲することができない．
5. 床上座位では割り座をとりやすく，これにより股関節の屈曲・内転・内旋傾向が強くなる．
6. 筋緊張により関節運動が障害されるので，下肢の筋力検査は必要ない．
7. 下肢の麻痺により立位，歩行は獲得できないので，積極的なアプローチはしない．

8-1 ケーススタディ 両麻痺児の成長と歩行・移動能力

A 症例

［年　齢］4歳
［性　別］女児
［生育歴］在胎29週，946gで出生．**仮死（＋）**，**低出生体重児**による発達遅滞として経過観察していたが，1歳5ヵ月時に**脳室周囲白質軟化症（PVL）**が認められ，脳性麻痺と診断．療育施設を紹介され，1回/週の理学療法を受け，歩行練習を継続中．現在は幼稚園に在園．
［診断名］脳性麻痺（痙直型両麻痺）
［主　訴］幼稚園，生活場面で転ばずに歩けるようになりたい．
［発達歴］頸定8ヵ月，自力座位保持12ヵ月，四つ這い移動15ヵ月，始歩32ヵ月．現在は，屋内短距離であれば独歩が可能であるが，歩行距離が増すにつれて両下肢の痙縮が増強し，とくに右足部の引きずりにより転倒傾向にある．
［GMFCS］レベルⅡ

PVL：periventricular leukomalacia

B 理学療法評価

1 全体像

- コミュニケーションは良好で明るく社交的である．
- 寝返り，起き上がりは自立しており，立ち上がりはつかまる台があれば可能である．

2 関節可動域（ROM）

- 足関節背屈：右－5°，左0°

3 筋緊張

- 右＞左

［亢　進］修正版アシュワース・スケール（MAS）にて記載（右　左）．
- 僧帽筋上部線維，大胸筋（1＋/1）
- 腸腰筋，股関節内転筋群，内旋筋群（2/1＋）
- 下腿三頭筋（3/2）

［低　下］
- 腹筋群，大殿筋，中殿筋

MAS：modified Ashworth scale

4 姿勢，動作

- **立位姿勢**：腹部の筋緊張は低下し腰椎前彎・骨盤前傾位で，左に比べ右下肢の麻痺が強い．両肩甲帯挙上と両肩関節軽度内旋，肘関節軽度屈曲，左下肢は股関節屈曲・内転・内旋位，膝関節伸展位，足部内反位．右下肢は股関節屈曲・内転・内旋，膝関節軽度屈曲，足部尖足位（**図8-18**）．
- **歩行動作**：立位の前傾姿勢での歩行である．立脚相は左に比して右が短く，右尖足位により右立脚期でつま先接地となる．歩行距離が増すにつれ，**連合反応**により股関節の内転・内旋パターンが強まり，尖足位と相まって支持基底面は狭い．遊脚相において下肢の振り出しは，腰椎前彎と体幹の過伸展で代償し，体幹を左右に傾けながら行う．しかし，とくに右尖足のため，遊脚相では右足がつまずいて前方に転倒することが多い．両肩甲帯挙上位，肩関節外転位，肘関節軽度屈曲位で両上肢の振りは少ない．また，体幹回旋もほとんどみられない．

C　現在の問題点，および統合と解釈

a. 問題点
- 現在は，屋内短距離であれば独歩可能であるが歩行距離が増すにつれて，とくに右下腿三頭筋の痙縮増大により右下肢の引きずりが強くなり，転倒の危険性がある．よって，幼稚園を含む生活場面での転倒予防を目標としたい．

b. 改善点
- 麻痺の左右差（右＞左）
- 腹部および殿筋群の筋緊張低下による筋緊張のアンバランスからくる前傾姿勢．
- 前傾姿勢を保持するための代償として腰椎前彎，上半身の過伸展が出現．
- 体幹の前傾固定により歩行時の体幹回旋が不十分となり左右への体重移動も未熟となる．
- 体重支持，体重移動の**感覚運動経験**の未熟さ．

c. 解釈
- 歩行距離が増すに連れて連合反応が出現し，体幹前傾姿勢，下肢の屈曲，内転，内旋位増強による支持基底面の低下．さらに連合反応により足部尖足位の増強がみられ，遊脚相での下肢のつまずきが出現し転倒につながっていると考えられる．

D　理学療法

　理学療法の目的は，転倒しないで生活場面での歩行ができることである．理学療法プログラムはつぎのとおりである．

①**筋緊張が亢進している下肢筋の持続的伸張**
- 具体的には，股関節伸展・外転・外旋，および膝関節伸展，足関節背屈の関節

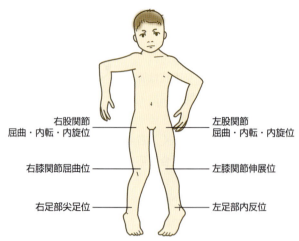

図8-18 立位姿勢
両下肢とも左に比べ右側の筋緊張が高い．とくに下肢においては右側の筋緊張が高く，左股関節屈曲・内転・内旋，膝関節伸展位，足部内反位に対して，右股関節屈曲・内転・内旋，膝関節軽度屈曲，足部尖足位となっている．

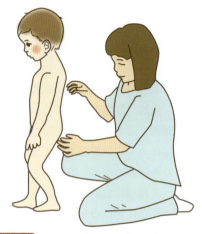

図8-19 ステップ位での重心移動練習
立位での重心移動は下肢の痙縮の影響を受けて円滑に行えないため，ステップ位での重心移動練習を前後左右に行う．ステップ位での重心移動によって立位での姿勢コントロールを獲得し，歩行の安定へとつなげる．

可動域（ROM）を確保する．
- とくに足関節背屈可動域は，遊脚期のつまずき防止のために重要である．

②立位，歩行の安定をはかるためのバランス反応の促通
- 立位での体幹，および下肢筋群の筋緊張コントロールをはかり，重心移動の**運動学習**を体験させて姿勢コントロールができるように促す（図8-19）．

③プラスチック製足継手付短下肢装具の導入
- 歩行距離の増加に伴う連合反応によって下肢筋の痙縮が増強し，尖足位が強くなることが予想されるので，装具療法で転倒防止をはかる．
- **プラスチック製足継手付短下肢装具**を用いる．本児は，遊脚相での右足部のひっかかりが転倒につながっていたため，足継手付短下肢装具が適当であると思われる．床とのクリアランスを考えて，底屈は0°制動とした．強い痙縮がある場合は，金属支柱付短下肢装具が処方されるが，本児は将来の就学を考慮して軽量であるプラスチック製短下肢装具を適用した．
- 『脳性麻痺リハビリテーションガイドライン　第2版』のエビデンスに基づく推奨グレードでは，「尖足歩行に関して，底屈を制限する装具は歩行の改善をもたらすもので勧められる（グレードB）」とされている．

④下肢の持続的伸張ホームプログラム指導
- 今後，歩行距離の増加に連れて，連合反応による下肢筋の痙縮が増強し，二次的な拘縮や変形の進行が考えられる．よって，自宅においても幼児期から持続的伸張練習を行い，就学に向けて継続する習慣をつけておく．

8-2 ケーススタディ 脳室周囲白質軟化症

A 症例

[年　齢] 7歳
[性　別] 女
[生育歴]
- 緊急帝王切開にて30週0日，1,156gで出生（**アプガースコア Apgar score　7点/1分値，9点/5分値**）
- **非組織化行動**（神経行動組織化の不安定さの表れ）として振戦や驚愕反応を頻回に認め，覚醒状態 state が不安定（容易に啼泣状態になり，なだめるのに時間を要する）
- 生後7日（修正週数31週）より理学療法介入開始
- MRI所見にて，髄鞘化は年齢相応だが，脳室の変形を認め（淡いT2WI高信号あり），**脳室周囲白質軟化症（PVL）**と診断される（図8-20）．
- 修正2歳時点で脳性麻痺（痙直型両麻痺）と診断される．

T2WI：T2 weighted image（T2強調画像）
PVL：periventricular leukomalacia

[主　訴]
- みんなと同じように歩けるようになりたい．
- ときどき，膝の裏が痛い．

[発達歴]
- 頸定：6ヵ月（修正3ヵ月）
- 座位：1歳1ヵ月（修正11ヵ月）
- 寝返り：1歳2ヵ月（修正1歳）
- 這い這い：1歳5ヵ月（修正1歳3ヵ月）
- つかまり立ち：1歳6ヵ月（修正1歳4ヵ月）
- つたい歩き：1歳8ヵ月（修正1歳6ヵ月）
- PCW使用での歩行：3歳0ヵ月
- 独歩：4歳10ヵ月
- 現在，普通小学校就学中

PCW：posture control walker

[GMFCS] レベルⅡ

B 理学療法評価

1 全体像

- 独歩可能も，両下肢の内転，尖足，股・膝関節の屈曲位が強く，バランス不良．

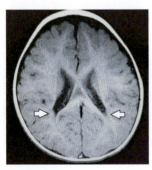

図8-20 画像所見
白質が不明瞭で，脳室の変形が認められる（矢印部分）．

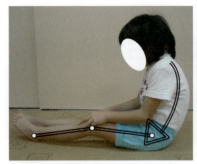
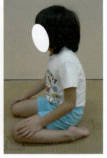

図8-21 座位姿勢

DQ：developmental quotient

- 知的に著明な問題なく，コミュニケーション良好（就学時DQ；84）．

2 日常生活活動（ADL）

- 入浴（洗体および浴槽への移動）に介助を要するが，それ以外は自立．

3 筋緊張

- 体幹を中心に，中枢部は低筋緊張．
- 股関節内転筋群，ハムストリングス，下腿三頭筋，足底筋の痙縮を認め，筋緊張亢進（左＞右）（**ボツリヌス毒素療法**［TOPICS，p.93参照］により，下腿三頭筋は緊張の緩和が認められる）

4 姿 勢

①座位（図8-21）
- 体幹中枢部の低緊張，ハムストリングスの筋緊張亢進により，膝・股関節が軽度屈曲位に固定され，その代償によって骨盤前傾位となり，体幹の抗重力伸展活動が十分に発揮されない（長座位よりも割り座を好む）．

②立位（図8-22）
▷装具なし
- 股・膝関節は軽度屈曲位で足関節は尖足位を示し（左＞右），踵が床面に接地できず，**しゃがみ姿勢** crouching posture（クラウチング肢位）を示す．
- 下肢の屈曲位を代償するため，骨盤の前傾と腰椎の前彎を強め，体幹を伸展位に保持する．
- 静止立位保持は短時間可も，バランスがわるく，上肢支持を求める場面が多い．

▷装具あり
- 足関節が中間位に保持され，踵接地および膝関節伸展位に保持可能となる．
- 重心の後方偏位を，体幹の前傾にて代償する．

5 歩 行（図8-23）

▷装具なし
- 股関節の内転・内旋筋の痙縮，およびパターン化の増強によって，股関節の十

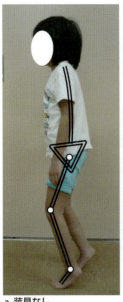 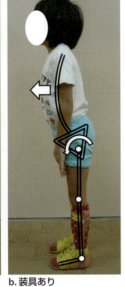 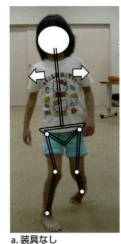 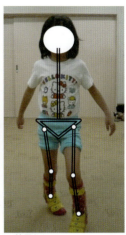

a. 装具なし　　b. 装具あり　　　　　　　　a. 装具なし　　b. 装具あり

図8-22　立位姿勢　　　　　　　　　　　　図8-23　歩　行

分な外転運動が得られず，**はさみ脚肢位 scissors position** を示す．
- 両下肢のスムーズな交互運動 reciprocal movement が困難であるため，振り出しが不十分で，歩幅が小さい．
- 体幹の回旋要素は乏しく，側方（左右）への動揺が大きい．
- 急な立ち止まりや方向転換でバランスを崩し，上肢支持が必要となる．

▷**装具あり**
- 立位姿勢同様，重心の前方移動と腰椎の前彎が増し，代償にて体幹の伸展と上肢の外転・伸展が増大．
- 立脚期において踵接地 heel contact を認め，はさみ脚肢位が緩和される
- 歩幅が増大，体幹の側方動揺が減少し，歩行スピードが速くなる．
- 方向転換時のバランスの崩れも減少する．

C　問題点と理学療法プログラム

1 新生児期

- **早産・低出生体重児**は，満期産児であれば母親の胎内で過ごしている時期に，**新生児集中治療室（NICU）**や**回復治療室（GCU）**にて加療される．胎外環境や治療環境から，本来は経験しないような過剰な光，音，重力，接触，疼痛といったような異常な刺激（経験）が与えられてしまい，後の発達に影響を及ぼす可能性がある．

NICU : neonatal intensive care unit
GCU : growing care unit

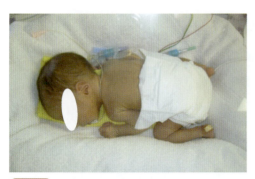

図8-24 腹臥位のポジショニング

胎児姿勢（胎内環境に近い屈曲・正中位）をとり，全身の屈曲緊張を高め，支持面などとの接触による知覚運動発達を促す．また，状態の安定化やストレスからの保護の効果も期待される．

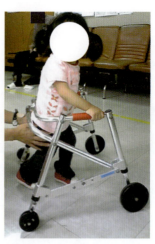

図8-25 PCWを用いた歩行練習

後方・側方にフレームがあるため，体幹の前傾，および殿部の後方突出を抑制しながら歩行練習を行うことができる．骨盤をハンドリングするとより効果的であり，可能な限り早い時期に実用的な移動手段が獲得されるように取り組む必要がある．

- そのため，児の状態をよく観察し，環境刺激に応じて表出する反応・行動（非組織化行動）に応じて**個別的発達介入**developmental careを実施した．光環境や音環境の調整，処置の際のホールディングによる疼痛の緩和などを行い，児の中枢神経系の成熟を促した．
- 早産・低出生体重児は低筋緊張の状態にあり，抗重力的な姿勢の保持や自発的な運動が困難となる．そのため，発達初期からの感覚運動経験が不足しやすく，運動発達の遅れをきたす場合が多い．臥位姿勢はベッド上に張り付いたような不良姿勢を呈しやすくなるため，定期的な体位交換や，全身の屈曲・内転位を保持するような適切な**ポジショニング**positioning（図8-24）を実施した．また，児の覚醒状態が高い際には，声かけや見つめかけによって相互作用をはかって自発的な運動を引き出すとともに，四肢の他動運動などによって適切な運動感覚の入力を促した．
- 体重の増加に伴い，**タッチングやハンドリング**，声かけなどを用いて状態の安定を促し，母親への介入もあわせて母子の相互作用を促通するよう取り組んだ．
- 脳画像の所見や，general movementsの**観察評価**による全身性自発運動の特性から，神経学的予後として痙直型脳性麻痺が予測された．よって，早期から両下肢の他動運動および足-足，手-足の接触を通して，下肢の**感覚運動経験**を促した．

2 乳児期

- 両下肢の筋緊張亢進，運動発達（頸定，寝返り，座位，立位）の遅延を認めたため，下肢のストレッチ（とくにハムストリングス，内転筋群，下腿三頭筋），腹臥位での抗重力伸展活動の促進（on elbows, on hands, 四つ這い位など），背

C 問題点と理学療法プログラム　133

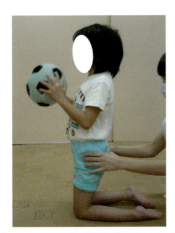

図 8-26　下部体幹の抗重力伸展活動および股関節外転筋の促通
静的な姿勢保持から開始し，徐々に重心移動を増やしていく（必要であれば骨盤帯を中心に最小限のハンドリングを加える）．ボール投げ，風船バレーなど子どもが楽しみやすい課題を取り入れ，動的なバランス保持へとつなげていく．

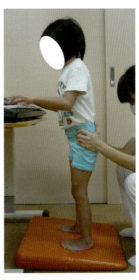

図 8-27　立位での姿勢保持練習
スポンジ（ウレタン）マットなどを利用し，足関節を軽度背屈位に設定することにより，下肢の屈曲・内転傾向を抑制する．高めのテーブルを使用した上肢課題により，体幹の伸展を促す（上肢課題の選択には，子どもの興味をうまく取り入れる）．骨盤帯のハンドリングや声かけによるフィードバックを効果的に用い，ダイナミックな重心移動へとつなげていく．

臥位での抗重力屈曲活動の促進（寝返りやボトムリフティングなど）を行った．

③ 幼児期

- 下肢の痙縮軽減のため，両下肢（とくに下腿三頭筋）のストレッチ（ボツリヌス毒素療法併用），プラスチック製短下肢装具の調整（装具や靴下の着脱練習など，就学を見据えた ADL 面に関しての介入を含む）を行った．また，移動手段の獲得を目的に PCW を用いた歩行練習（図 8-25）を行った．
- 下部体幹，および股関節外転筋の筋緊張を高めて各動作の安定をはかることを目的に，両膝立ち kneeling を用いた運動課題（図 8-26）を行った．
- 立位姿勢における骨盤帯の不安定性，および下肢アライメントの不良に対し，股関節内転・内旋筋，ハムストリングス，足関節底屈筋など痙縮が強い部分の緊張を緩和し，下肢のアライメントを整えたうえでの動的立位の課題（図 8-27）に取り組んだ．

④ 学童期

- 歩容の不良（膝窩部の疼痛），歩行時の急な立ち止まりや方向転換時のバランス不良に対し，両下肢のストレッチ（とくにハムストリングス，下腿三頭筋），動的な立位バランスの練習，装具の調整などを継続して実施．
- 現在は小学校（通常の学級）へ独歩にて通学しており，家族および学校との情報交換を密にはかり，学校生活を安全で楽しく，有意義に過ごすことができるようフォローを継続している．

運動発達障害

9 脳性麻痺③ 痙直型片麻痺

一般目標
- 痙直型片麻痺が呈する異常運動発達の特徴を総括し，理学療法を実施するうえで必要となる評価，介入の概要と構成要素を理解する．

行動目標
1. 痙直型片麻痺の変化する姿勢と運動の障害について説明できる．
2. 痙直型片麻痺の評価と介入のポイントについて説明できる．
3. 痙直型片麻痺の歩行能力の発達支援において，装具療法の役割について説明できる．

調べておこう
- 片麻痺歩行について調べ，自分の身体で模擬動作をしてみよう．

A 痙直型片麻痺とは

- 痙直型片麻痺とは，<u>脳性麻痺の病型である痙直型のうち，麻痺の分布が一側麻痺であるものをいう．</u>
- **痙直型の筋緊張は，痙縮 spasticity が主体**である．
- 痙直型片麻痺は片側の上肢・下肢に痙縮を伴う運動麻痺を呈するだけではなく，体幹にも運動の特性がある．
- 片麻痺の症状は年齢に伴って変化し，成長と共に症状や問題となる姿勢や運動のパターンが変化する．
- 痙直型片麻痺では，他のタイプと比較すると，車椅子移動，知的障害，てんかんの有病率が低いことが示されている．
- 主な原因は虚血性脳障害に起因する．周産期，とくに早産・低出生体重児では，脳室周囲白質軟化症や脳室内出血が原因となりやすい．
- 出生後の原因には，頭部外傷，脳梗塞，局所性脳炎などがある．

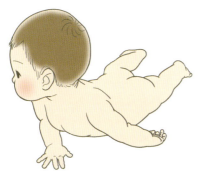

図9-1 片麻痺児の乳児期の姿勢の特徴（腹臥位）
麻痺側肩甲帯の後退，上肢は脱力または伸展パターンで支持性に欠ける．一方，頭頸部，上部体幹の伸展は十分である．非麻痺側に体幹がやや側屈する．視覚的な注意や物体の探索も非麻痺側にいきやすい．

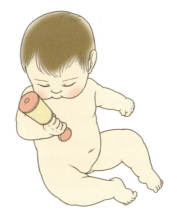

図9-2 片麻痺児の乳児期の姿勢の特徴（座位）
座位保持は可能であるが，非麻痺側にやや荷重が偏る．非麻痺側上肢でおもちゃで遊ぶが，麻痺側上肢は肩甲帯から後退しており，手掌把握が強い．

B 痙直型片麻痺の臨床症状，発達の特徴

1 新生児〜乳児期早期

- 片麻痺は新生児期〜乳児期において，自発運動や神経学的検査などで明らかな**非対称（左右差）**を呈するため，発見されることが容易なケースが多い．
- 新生児期から乳児期に行われる自発運動の評価，general movementsは，CPの予後予測に優れていると報告されている．
- 自発運動の特徴としては，バリエーションの乏しさ，低緊張で運動が少ない（活気がない），抗重力運動の少なさなどがあげられる．
- 筋緊張は低緊張なケースが多い（とくに早産・低出生体重児）が，しばしば麻痺側のみ筋緊張が亢進し，手指を握りしめ，足関節底屈位姿勢を取る．

CP：cerebral palsy

2 乳児期後期〜幼児期

- 多くの片麻痺児が特徴を明らかに示すのは寝返り運動であり，寝返り運動の運動特性や寝返り自体の獲得の遅れで保護者が異常に気がつくケースも多い．
- うつ伏せ姿勢では，麻痺側肩甲帯の後退や麻痺側の脱力といった明確な特性を示しやすく，多くがon hands（両手支持）姿勢を経験しづらい（図9-1）．
- しかし，早期理学療法によりon hands姿勢の獲得は可能であり，多くの片麻痺児は四つ這い姿勢や移動を経験しないとされてきたが，四つ這い移動を獲得する児も増えている．
- **姿勢変換のバリエーションに乏しい**，たとえば，座位保持自体は可能だが，自力での座位への起き上がりは多くの児で獲得が遅れる傾向がある．
- 座位姿勢でも麻痺側上肢は肩甲帯の後退や麻痺側の脱力を示しやすく，多くが両上肢での姿勢保持を経験しないことで，臥位や立位への姿勢変換のしづらさの原因となる（図9-2）．

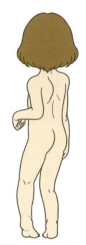

図9-3 片麻痺児に比較的よくみられる立位・歩行姿勢の特徴

麻痺側（左側）上肢は連合反応による屈曲パターンを示す例が多い．肩甲帯の後退を同時に認める．
骨盤・体幹は麻痺側に後退（回旋）しており，麻痺側下肢は股関節・膝関節軽度屈曲位，足部の内反，足関節底屈位となっている．下肢への荷重は非麻痺側に偏っている．

- 立ち上がり，立位，歩行の獲得も遅れるケースが多いが，**基本的に痙直型片麻痺の児は歩行を獲得する**．
- 抗重力姿勢となるほど，麻痺側と非麻痺側の下肢の左右差が顕著に現れる．
- 歩行獲得の段階で上肢の粗大運動発達，手指の把握運動が可能になっていないと，上肢の典型的な連合反応が歩行中にみられることが多い．
- 荷重位，抗重力姿勢での活動が増えると，遠位筋では，痙縮の強い拮抗筋から過剰な**緊張性相反性抑制**が生じ，動作筋に機能不全が生じる．
- 具体的には，下腿三頭筋の強い痙縮により，足関節背屈筋群である前脛骨筋，長趾伸筋および長母趾伸筋が機能しないことで歩行時に常時**尖足**となる状態がこれに当たる（図9-3）．
- 走行まで獲得する児がほとんどである．
- 走行の際，麻痺側の筋緊張亢進が顕著となり，肩甲帯や骨盤の後退，上肢の連合反応，尖足などが目立つ．

3 学童期〜思春期

- 知的障害の合併率は比較的低いことから，小学校は普通学級に進学する児が多い．
- 学校課題では両手動作を必要とする活動が増えるため，片麻痺児にとっては工夫（自助具の利用など環境設定）や介助を必要とする場面が増える．
- 身長が大きく伸びる際などに，麻痺側の運動や姿勢，左右差の一時的な悪化を示すことも多くなる．
- 筋緊張の亢進や左右差などから肩こり，腰痛といった痛みの問題を生じやすい．
- 年齢とともに羞恥心により，麻痺側上肢を隠すケースもある．
- 中学校や高校進学に際し，知的発達の問題で支援学級や支援学校を検討するケースもある．

C 評価

1 運動発達検査

- 発達経過を把握することで次に目標とする運動課題を明確にすることができるため，乳幼児期は粗大運動発達検査が重要である．
- 痙直型片麻痺の児は歩行を獲得することが多く，他の病型と比較して運動能力の重症度が軽度であるという特徴がある．
- 左右差を認めるものの，歩行までの粗大運動発達経過は一般的な運動発達評価で対応可能だが，量的な評価にとどまる方法が多いので，運動のパターンや質は個別に評価する必要がある．
- 粗大運動発達から幼児期の発達検査には，アルバータ乳幼児運動発達検査法AIMS，デンバー発達判定法DENVER Ⅱや遠城寺式乳幼児分析的発達検査法

AIMS：Alberta infant motor Scale

などがある．
- 新版K式発達検査のように成人まで実施可能な総合的発達検査なども活用し，年齢や目的に合わせて評価法を検討することが望ましい．

2 神経学的評価，とくに筋緊張（痙縮）の評価

- 神経学的評価には，深部腱反射，病的反射，クローヌスの有無などのほかに筋緊張（痙縮）の評価，感覚検査などが含まれる．
- 痙直型片麻痺児にとって，姿勢や運動への影響が大きいため，筋緊張の評価は非常に重要なものである．筋緊張の状態（亢進・正常・低下・変動性），その分布を評価する．
- 評価方法には**修正版ターデュー・スケール（MTS）**や修正版アシュワース・スケール（MAS）がある．
- 筋緊張は姿勢によっても強い影響を受けるため，姿勢や課題による筋緊張の変化を評価する．

MTS：modified Tardieu scale
MAS：modified Ashworth scale

3 身体構造の評価

- 身体構造の評価には，関節可動域検査，変形の有無，形態計測，筋力検査，体組成検査（筋量や骨密度測定など），心理的機能（精神面）などが含まれる．
- **外科的治療，ボツリヌス毒素療法の前後の定量的評価**を行うことは，本人や家族にとって理解しやすい指標となる．

4 姿勢反応検査

- 中枢神経系の統合段階（成熟の程度）を把握する．
- 姿勢運動制御の発達には各種姿勢反応の出現，成熟が不可欠であるため，発達段階ごとにその成熟度や変化の過程を評価する．

5 姿勢・動作分析，バランス評価

- 獲得した姿勢，動作の質的な分析を個別に行うために姿勢・動作分析を行う．
- とくに乳幼児期は，客観的な評価を行うことが難しいため，遊びながら児の姿勢や動作を観察する．
- ある程度の運動能力を獲得する片麻痺児にとっては，バランス評価も行うことができる．
- バランス評価の具体的な方法はTime Up & Goテスト，functional reachテスト，継ぎ足歩行テスト（タンデム歩行），片脚立位テストなどを用いる．

6 運動能力評価

- 脳性麻痺のための粗大運動能力評価として，最も一般的なものは粗大運動能力尺度GMFMである．
- GMFMは片麻痺児にとって，左右差が大きく，全身をトータルで評価するときに，やや解釈が難しい結果となることもある．

GMFM：gross motor function measure

GMFCS : gross motor function classification system

FMS : functional movement scale

- 合わせて，<u>脳性麻痺児のための粗大運動能力分類システム（GMFCS）やGMFCSレベルごとにGMFM-66をプロットした運動発達曲線motor growth curves</u>に基づき，将来を見据えた評価を行う．
- また，日常生活での移動能力を分類するものとして，機能的移動能力評価尺度FMSがある．
- FMSを使用することで，移動補助具を考慮した日常生活での移動能力が把握しやすくなる．

7 日常生活活動など活動，参加に関する評価

PEDI : pediatric evaluation of disability inventory
COPM : canadian occupational performance measure

- 日常生活動作の評価はリハビリテーションのための子どもの能力低下評価法PEDIが一般的に用いられる．
- PEDIについては第2章（p.33）を参照．
- また，活動・参加の目標設定として，近年，カナダ作業遂行測定COPMが用いられる．
- 背景因子（環境因子・個人因子）を考慮することも重要で，児の家庭環境，家庭での役割，学校・学級での活動に関する情報，さらにはスポーツなど好きな遊びなどの情報を収集する．

8 評価の統合と解釈

ICF : International Classification of Functioning, Disability and Health

- 児の全体像の把握を行うためには，さまざまな評価結果の統合，関連性を考慮し，解釈する必要がある．
- 国際生活機能分類（ICF）にまとめることで，児の全体像を理解する．
- 多くの片麻痺児は，他のサブタイプと比較して，身体機能が良好であり，車いす使用例が少ないことから，普通学級へ進学することが多いため，支援学級や特別支援学校と異なり，定型発達児と学校生活を共にすることとなる．
- 現状の環境設定や合理的配慮が適切になされているかを含め，児の全体像が把握されることが望ましい．

D 理学療法

1 乳幼児〜幼児期

- 新生児期から乳児期には，**粗大運動の獲得，とくに歩行の獲得を目指す**．
- 発達を獲得していく過程で，片麻痺児は左右差を呈する場合が多いため，**身体中心（正中線）の認識**を促し，運動学習を進められるよう支援する．
- 乳幼児期に注意したいのが，麻痺側上肢の機能向上に関する視点である．
- 先述したとおり，片麻痺児は四つ這い姿勢や移動を経験しない，すなわち，麻痺側上肢での体重支持を経験しない場合がある．
- 新生児期から乳児期のうちから，学習性不使用が起こらないように積極的に腹

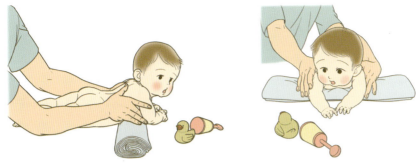

図9-4 腹臥位での発達支援
ロールタオル上での腹臥位では、麻痺側上肢全体が肩関節より前方に位置するように設定し、on elbows, on handsでの姿勢保持（麻痺側上肢での支持）を経験させる。また、前方におもちゃを提示し、麻痺側上肢での遊びも経験させる。

臥位や座位での、麻痺上肢の使用を経験させる。

a. 腹臥位での発達支援
- 痙直型片麻痺児の多くは頭部コントロールは獲得されやすい。
- 腹臥位では、on elbows（肘支持）、on hands（手支持）、四つ這い位へと徐々に抗重力姿勢のレベルを上げていく。
- この過程で重要なのは、**麻痺側の支持性の経験**である。
- on elbowsやon handsにおいて、麻痺側上肢の支持が不十分な場合はロールタオルなどを用い、上肢支持を経験させる（図9-4）。
- 四つ這い位から移動へと促す際には、左右上下肢の交互性が求められるが、それには股関節伸展運動や膝関節運動の分離、各関節運動の協調性や上肢と下肢の協調性と片麻痺児にとってはかなり高度な運動能力を要求される。
- 体幹にロールタオルなどを入れて、負荷を調整し、個別の運動を分離して、練習するなど、レベルの調整を行う。

b. 座位での発達支援
- 片麻痺児では、座位姿勢を取らせれば、保持は比較的遅れなく可能である場合が多いが、自力での座位姿勢への変換が遅れるケースが多い。
- また、座位が獲得できても、麻痺側上肢を使用しないことが多い。
- 麻痺側上肢の積極的に使用できるようにおもちゃを選択し、両手動作が経験できるように支援する。
- 腹臥位への姿勢変換やいす座位からの立ち上がりなどを積極的にトレーニングする。

c. 立位から歩行の発達支援
- 立位開始直後は可能な範囲で左右対称なアライメントで麻痺側への荷重を経験させ、歩行へつなげる。
- また、前述したように歩行獲得の段階で上肢の粗大運動発達、手指の把握運動が可能になっていないと、上肢の典型的な連合反応が出現しやすくなるため、立位姿勢でも積極的に両上肢の使用を経験させる（図9-5）。
- 立位姿勢、伝い歩きの獲得後は、手つなぎ歩行や歩行器を使用し、歩行獲得を

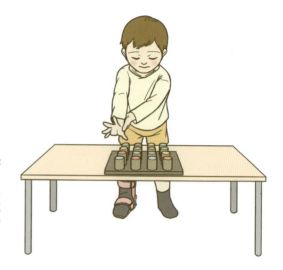

図9-5 両上肢の課題を行いながらの立位練習
非麻痺側上肢で麻痺側を自分で介助しながら，両上肢操作を行なっている．課題の難易度によって，麻痺側の使用頻度や体幹や下肢のアライメントが変化するため，注意しながら行う．

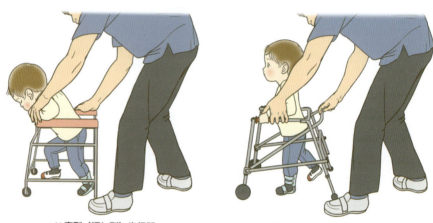

a. U字型（押し型）歩行器　　　　　b. Posture Control Walker (PCW)

図9-6 歩行練習
aのU字型（押し型）歩行器では体幹が前傾してしまうが，bのPCWであれば体幹・股関節が伸展位となり，麻痺側の支持性や蹴り出しなど効率よく行えるため，脳性麻痺ではPCWの使用が推奨されている．児に合った歩行器を選び，歩行練習を行う．麻痺側上肢が外れてしまうとアライメントが大きく崩れるため，歩行器を把持し続けられるように支えると良い．

PCW : posture control walker

目指す．
- 歩行器は児に合わせ，U字型（押し型）歩行器，PCWなどを選択する．
- 片麻痺児の場合は，U字型歩行器でも十分歩行可能な場合も多いが，体幹，股関節の伸展がしやすいPCWが適している場合もある（**図9-6**）．
- 麻痺側は足関節底屈，膝関節伸展（または軽度屈曲位），股関節軽度屈曲，骨盤後傾となりやすいが，必要であれば装具を早期に適応したり（後述），効率の良い運動連鎖で運動学習できるよう援助する（**図9-7**）．

2 幼児期後期・学齢期以降

- 幼児期から就学後は活発に運動することで身体機能を伸ばしていく時期である．
- 麻痺側（とくに上肢）の使用を積極的に行えるような環境設定が重要である．

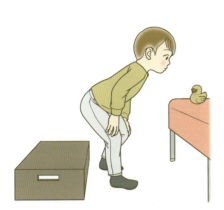
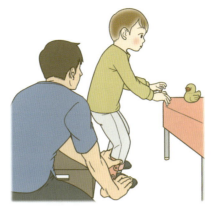

a. 自身が行いやすいように立ち上がると
足関節が底屈位のままとなる

b. 理学療法士は麻痺側の接地場所を調整
し，さらに荷重がしっかりかかるように
膝関節・足関節をサポートしている

図9-7 立ち上がり練習
同じ全足底接地の立ち上がりでも，aは麻痺側足関節が底屈位のままで立ちあがろうとしており，荷重は非麻痺側に偏っている．bのように麻痺側への荷重できるようサポートし，効率の良い運動連鎖を経験させる．

- 片麻痺児の麻痺側上肢の機能改善と自発的使用頻度の増加において，CI療法は効果的な介入とされている．
- さらに，筋力増強トレーニングは軽度な（GMFCSレベルⅠ〜Ⅱ）の脳性麻痺児に対して，筋力，歩行機能，粗大運動を向上させる効果が示されている．
- その他，トレッドミルトレーニングやゲームを使ったトレーニング，機能的電気刺激など効果が示された理学療法も参考にしたい．
- 一方で，活動性や活動量が増すことから，変形の進行や拘縮をきたす場合が多い時期でもあるため，理学療法場面でストレッチや関節可動域運動を行うだけではなく，変形拘縮予防のストレッチを自身や家族，社会生活の場で行えるよう指導する．
- 筋緊張異常に対する治療については，TOPICS（p.93）を参照．

CI療法：constraint induced movement therapy

E　装具療法

- 歩行獲得までは装具療法の対象となることは少ない．
- 歩行獲得後，片麻痺児で最も見られる歩容は，**尖足歩行**である．
- とくに，歩行速度が上昇すると下肢の筋緊張が亢進し，立脚期で踵接地がみられない．
- 尖足歩行に付随して起こる現象として，**反張膝**がある．
- 麻痺側立脚期に足関節が底屈位で接地することと，膝関節周囲の筋活動が弱いことが原因で膝関節が過伸展した状態を指す．
- また，片麻痺児の代表的な歩容として，麻痺側遊脚期に半円を描くように振り出す**分回し歩行**がある．
- 分回し歩行の原因として，麻痺側下肢の分離運動の困難さ（股・膝関節のスムー

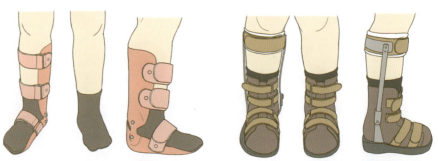

図9-8 片麻痺と短下肢装具

a. プラスチック製短下肢装具　　b. 金属支柱付き短下肢装具

a, bいずれも足継手を使用すれば，底屈・背屈角度の設定が可能で，ストラップなどにより内外反変形の矯正が容易に行える．
プラスチック製短下肢装具は身体機能の変化や成長に応じて調節が比較的容易に可能であるが，耐久性がやや低い．また，屋外ではオーバーシューズを調達する必要があり，とくに片麻痺ではそれが左右で大きさが異なる点などは欠点となる．
金属支柱付き短下肢装具は痙縮が高く，装具による矯正力をより必要とする場合には良い適応となる．ウェッジやソールによる調整も可能である．靴型装具となるため，靴を脱ぐ必要のある自宅などでは使いにくいという欠点がある．

ズな屈曲ができない），立脚期の荷重不足（立脚後期からの蹴り出しによる床反力が不十分で振り出す力が弱い）などがある．

- このような片麻痺歩行に対して，短下肢装具が適応になる．
- **ジョイント継ぎ手付きのプラスチック製短下肢装具や金属支柱付き短下肢装具**が処方されることが多い（図9-8）．
- 短下肢装具によって足関節の底屈制動を行うことで，立脚期で十分な荷重が可能となると，尖足・反張膝の改善，蹴り出しの改善による分回し歩行の改善が期待できる．
- 短下肢装具を装着することで，歩容，バランス能力，粗大運動，歩行速度は改善することが多い．
- 理学療法士は医師，義肢装具士と協働し，成長や生活環境に応じて，装具のフィッティングや使い勝手を評価する．

学習到達度自己評価問題

以下の問題で正しいものに○，誤っているものに×を記しなさい．
1. 痙直型片麻痺児は他のサブタイプと比較して，てんかんなどの合併症の有病率が低い．
2. 痙直型片麻痺児の多くが正常歩行を獲得する．
3. 筋緊張は姿勢による影響はない．
4. 痙直型片麻痺では，麻痺側上肢の使用を促し，両手動作を経験させることが重要である．
5. 痙直型片麻痺児では，尖足歩行に対し，長下肢装具が適応になる．

9-1 ケーススタディ
学童期の片麻痺児

A 症例

[年　齢] 9歳

[性　別] 男

[生育歴] 頭位で普通分娩にて，在胎36週，2,600gにて出生．黄疸があり光線療法を受けるが保育器の使用はなかった．裂脳症による脳性麻痺と診断され，2歳から6歳まで通園センターに通いリハビリテーションを行っていた．左足関節の尖足変形があり装具を使用していた．

- 8歳時に，尖足歩行と歩行効率の改善を目的として，腓腹筋筋膜解離術を行った．今回報告する集中的理学療法の施行時は入院し特別支援学校に在籍していたが，退院後は普通学校の普通学級に徒歩で通っている．

[診断名] 脳性麻痺（痙直型左片麻痺）

[主　訴] 手術前は転びやすく疲れやすかった．今は長く歩くと疲れるので体力をつけたい．

- ランドセルを背負って学校まで（500mほど）疲れずに歩きたい．

[発達歴] 頸定4ヵ月，座位7ヵ月，四つ這い9ヵ月，つかまり立ち15ヵ月，独歩15ヵ月

[GMFCS] レベルⅠ

[MACS] レベルⅡ

[CFCS] レベルⅠ

[EDACS] レベルⅠ

[VFCS] レベルⅠ

MACS：manual ability classification system，手指操作機能分類システム
CFCS：communication function classification system，コミュニケーション機能分類システム
EDACS：eating and drinking ability classification system，摂食・嚥下機能分類システム
VFCS：visual function classification system，視機能分類システム

B 理学療法評価

1 全体像

- 基本的なADLである更衣，トイレ動作，食事は自立．左上肢は，把持とリリースは可能で，対立位ピンチや側方ピンチも可能だが，学校での書字や食事動作時には使用されない場面も散見される．
- コミュニケーションに問題はないが，軽度の精神遅滞がある．性格的には明るく積極的だが，否定的な意見には傷つきやすい面がある．
- 階段は，昇段は手すりなしで1足1段にて，降段は手すりを用いて1足1段にて実用的に安定している．

ADL：activities of daily living

- 歩行の耐久性やスピードには問題がなく，6分間歩行では400mほど歩行ができる（時速4km）．

2 筋緊張（安静背臥位）

- 安静時筋緊張は，腰背部や左股関節屈曲筋群と内転筋群，左ハムストリングス，左腓腹筋で亢進しているが，他動的な関節可動域（ROM）は背屈制限のみである．
- 左上肢では，安静時でも屈曲優位で左広背筋や上腕二頭筋，前腕回内筋群や手指屈曲の緊張は亢進している．しかし，上肢にROM制限はみられない．
- 腹筋群や左股関節伸展筋群，中殿筋の緊張は低く，筋力も発揮しにくい．

ROM：range of motion

3 姿勢動作分析と動作時緊張

a. 歩行

- 歩行時には，連合反応で左上肢屈曲筋緊張が亢進し肩甲帯が後退，肘関節や手指屈曲も屈曲を強める．
- 左下肢筋群の筋緊張が亢進することで左立脚期に股関節は屈曲位となり，代償的に腰椎前彎を強めて体幹を起こそうとするため，腰背部の筋緊張はさらに亢進する．
- 手術により背屈可動域は確保（膝伸展位にて10°）されているが，歩行時には左腓腹筋の筋緊張が強まるため，結果として左立脚後期での背屈不足が生じ代償的な膝関節伸展と股関節伸展の制限が生じる．

b. 階段の降段

- 手すりなしで1足1段にて可能だが，実用的には手すりが必要である．
- 歩行時の筋緊張亢進と腹筋群や左（麻痺側）下肢伸展筋力の不足もあるが，主には動作時の左背屈制限があるため，左支持で右下肢を下ろす際に左離踵が早期に生じて，膝関節は過剰に屈曲し遠心性収縮も少なく，代償的な素早い動きで左下肢支持時間を短くして遂行している．その際の左上肢の屈曲筋緊張は歩行時よりも強い傾向にある．

C 現在の問題点，および統合と解釈

- 本症例には，痙直型片麻痺の特徴である筋緊張の左右差と動作時の連合反応による筋緊張亢進が生じやすいという課題がある．上肢機能の向上はADL拡大のために重要である．
- 体幹については，歩行時の股関節屈曲筋群の亢進による伸展不全のため，代償的に腰背部を過緊張としている．そのため腹筋群は働きにくい状態になっていることが多い．
- 手術により左尖足は改善し立脚期の踵接地は得られているが，動作時の背屈制限による影響が大きい（先述：3 姿勢動作分析と動作時緊張）．

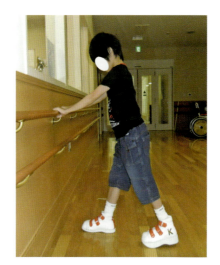

図9-9 自主トレーニングによる腓腹筋のストレッチ
- 両上肢の把持による連合反応の軽減
- 骨盤回旋を正中位に自己修正したなかでの左股関節の伸展
- 股関節伸展の意識と骨盤前傾，ならびに腰椎前彎の軽減

- 脚長差があり左下肢は短いので，左立脚時に腰椎前彎と左側屈を伴う．そのため，現時点で問題のない脊柱にも右凸側彎となる危険性があり，予防策を考慮する必要がある．
- 上記の発達経過での荷重量の少なさ，二次的な変形（尖足）によるさらなる荷重減少，そして骨成長の阻害による脚長差ならびに側彎（腰痛）などを防ぐ必要がある．

D 理学療法とポイント

- 理学療法の目的は，より対称的な下肢への荷重による運動感覚経験の積み重ねにより，筋緊張，筋力の左右差軽減をはかり，歩行や階段昇降を安定させ効率よくすることである．
- そのために，①過緊張部位の筋緊張調整，②対称的なアライメントによる運動感覚経験の積み重ね，③対称的な筋活動が生じる課題と動機づけなどを工夫した．
- 具体的には，股関節屈曲，内転筋群ストレッチと腓腹筋ストレッチ（図9-9），ブリッジによる殿筋（大殿筋や中殿筋）の促通と筋力増強，スクワットでの動的な足関節可動域（ROM）維持，拡大，ならびにより対称的な荷重での筋力増強，上肢はハンドルを把持したなかでの補助輪付き自転車の駆動などを行った．合目的，課題志向型のHABIT-ILEを考慮した理学療法が効果的である．
- 脚長差を補正するため左補高した靴を作成し，理学療法場面，ならびに日常にて使用した．
- 自分への否定的な意見には敏感なため，課題の達成を褒めることや，遊びの要素を加えながら理学療法を行った．具体的には，徐々にレベルを上げつつ，成

HABIT-ILE：hand-arm bimanual intensive therapy including lower extremities，下肢も含む両上肢集中療法

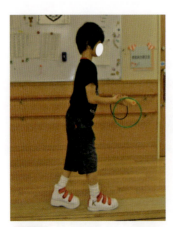

図9-10　対称的な姿勢を意識したバランス練習

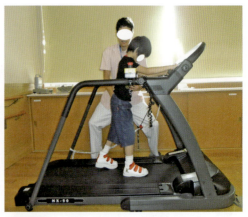

図9-11　トレッドミル上での耐久性の向上，ならびに対称的な歩容の運動感覚経験

功体験を得ながら行えるように配慮しつつ，平均台上でのバランス練習と上肢の対称性を保った課題（図9-10），平均台上でのバスケットボールキャッチなどの上肢連合反応も自己調整したなかでの二重課題なども取り入れた．

- 普通学校への復学を考慮し，応用動作や筋持久力，歩行耐久力の向上などの必要性も本人と話しあい理解してもらったうえで，理学療法に取り入れた．具体的にはトレッドミル歩行（図9-11）や，屋外の長距離歩行，自転車での屋外スペースの駆動など，変化も取り入れ意欲をもって取り組んでもらえるように配慮した．

運動発達障害

10 脳性麻痺④ アテトーゼ型

一般目標

- 脳性麻痺のアテトーゼ型に対する理学療法を実施するうえで，必要となる評価と介入の概要を理解する．

行動目標

1. アテトーゼ型の運動障害の特徴を説明することができる．
2. アテトーゼ型の理学療法評価のポイントを説明することができる．
3. アテトーゼ型の評価項目を説明することができる．

調べておこう

1. 運動遂行中の錐体外路の役割を調べよう．
2. 随意運動と不随意運動の起源について調べよう．
3. さまざまな神経障害に伴う不随意運動の特徴について調べよう．
4. 筋緊張のコントロールメカニズムとその異常について調べよう．
5. 定型発達における姿勢反射の影響を列挙してみよう．

A　アテトーゼ型の脳性麻痺（CP）とは

CP：cerebral palsy

- 不随意運動とは，筋肉の異常な自発収縮や神経系の制御喪失により，本人の意思とは無関係に身体の局所に目的のない異常な運動が起こることの総称である．
- 律動的な不随意運動は，神経筋疾患で観察される筋線維束性攣縮や小脳失調症やパーキンソン病で出現するトレモール（振戦）が代表的である．
- 非律動的不随意運動は，ヒヨレア（舞踏様運動），ジスキネジー*，バリズムなどが代表的である．
- アテトーゼは非律動的不随意運動の一種であり，錐体外路*の器質的障害に起因する．
- アテトーゼ型は脳性麻痺の20％程度にみられる．
- **錐体外路障害**であるから，局所性の運動障害ではなく全身に影響を及ぼす四肢麻痺となる．
- CT，MRIなどの画像診断から，中脳，基底核，線条体，視床下核，黒質，赤核の器質的損傷との関連が報告されている．
- アテトーゼ型の筋緊張の特徴は変動であり，この**筋緊張の動揺（病的変動）**が

*ジスキネジー（ジスキネジア） dyskinesia　神経学的症候のひとつであり，トレモールやアテトーゼなどの不随意運動を含む概念である．
*錐体外路　主として無意識下で起こる運動を司る神経経路であり，随意運動を円滑に行うための神経経路．

CT：computed tomography
MRI：magnetic resonance imaging

GMFCS : gross motor function classification system

- 「永続的な姿勢と運動の異常」の一因となる．
- 筋緊張が低下した状態で病的変動（動揺）を示す**純粋型（非緊張型）**と，亢進した状態で動揺を示す**緊張型**に分類される．
- 緊張型と，下肢に強い痙縮を示す混合型との鑑別が困難な場合がある．
- 障害の程度は，歩行可能なケース（GMFCS I～III）から重度のケース（GMFCS IV～V）までさまざまである（第2章，p.30参照）．
- 筋緊張の動揺は，呼吸機能や口腔運動にも影響を与える．**不規則な呼吸**は協調性のある発声や口腔運動を阻害する．その結果，程度に差はあるものの，**言語障害**や**摂食障害**が出現する．
- 成長過程で内在する意思を上手に周囲に伝える手段がない場合（**コミュニケーション障害**），自分の欲求を表現できず，大きなフラストレーションとなる．
- 痙直型に比べると知的発達の遅れは少なく，知的には正常範囲に保たれることが多いが，コミュニケーション障害により学習あるいはその機会が制限されれば，二次的な知的問題が発生する．

B　アテトーゼ型脳性麻痺の臨床症状

- 乳児期に純粋型として経過するが，幼児期以降学齢期より，次第に筋緊張が亢進し緊張型へと変化していく場合がある．姿勢，運動の観察とともに，筋緊張の観察が重要となる．
- 純粋型は**筋緊張の低下と動揺**に伴う不随意運動が観察され，随意運動の際，持続した筋活動が難しく，協調運動と運動制御が障害を受ける．
- 緊張型は**筋緊張の亢進と急激な変動**により，不随意運動や協調運動障害が隠されるが，筋緊張の低下を導けば，アテトーゼ型の特有症状が出現する．
- 不随意運動の出現により，姿勢保持と姿勢変換を安定して持続することが困難となる．たとえば姿勢保持中の四肢が筋緊張の動揺により，突然膝折れ，肘折れするなど不安定となる．
- 通常これらの不随意運動は随意運動に混在して出現し，適切な姿勢保持や運動が学習できず，結果として異常な運動感覚を経験する．
- 不随意運動は頸部，口腔周囲，四肢末梢に出現しやすい．具体的には左右どちらかに首を振る，顔面が細かく動く，流涎（よだれ）が多い，舌が出たりひっこんだりする，指先が屈伸する（**熊手様手指***），手関節と足関節を中心とした不規則な屈伸あるいは内外転運動などであり，アテトーゼ型の重要な特徴の1つである．
- コミュニケーション障害などの精神的なストレスや過剰な努力を要する運動課題は，筋緊張の動揺と不随意運動を誘発，増強し，姿勢と運動の異常を増強する場合がある．
- その他の神経学的な特徴としては，深部腱反射の低下，病的反射の陰性，原始反射の残存である．

*熊手様手指　MP関節伸展，あるいは屈曲位で手指が軽度屈曲の持続状態．乳児期のアテトーゼ型が示す特徴の1つ．

- **原始反射の残存**は，アテトーゼ型の姿勢と運動に大きな影響を与える．とくに**モロー反射 Moro reflex**，**ガラント反射 Galant reflex**，**非対称性緊張性頸反射（ATNR）**，**対称性緊張性頸反射（STNR）**の影響を強く受け，それらがさまざまな姿勢と運動のなかに姿勢制御反応（立ち直り反応，平衡反応）と混在して出現する．

  ATNR : asymmetrical tonic neck reflex
  STNR : symmetrical tonic neck reflex

- 純粋型は筋緊張低下のため一般的に関節拘縮は起こらないが，頸椎，肘関節，膝関節などは繰り返される**過剰な屈伸運動**や不随意運動を代償する固定により，過伸展を生じる場合がある．
- 動筋と拮抗筋との間での相反運動が過剰に起こり，**同時収縮の障害を伴って必要以上の関節運動を繰り返すため，協調性の乏しい過剰でギクシャクした交互運動となる**．そのため四つ這い運動時の上肢の支持では**肘の過伸展**，立位時の下肢の支持では**膝の過伸展**を用いるため，関節構造自体に影響を与え，力学的にも不安定性を生じる．

- 緊張型は筋緊張の亢進，ATNRの影響により，ステレオタイプの運動学習によって**非対称性の可動域（ROM）**制限を起こす．

  ROM : range of motion

- 運動発達過程で，動かしやすい手足と動かしにくい手足が存在し，**非対称性の運動様式**が完成する．そのため，腹這い移動，四つ這い姿勢，四つ這い移動を経験せずに，立ち上がり，歩行を達成する場合がある．
- 学齢期を過ぎて症状が完成したころに，座位保持装置や立位保持装置を用いて姿勢保持の練習を行うとき，不随意運動が強く出現する手や足を固定した後，固定していない手足に不随意運動が強く出る場合がある（**アテトイドシフト**）．
- これらの問題は異常姿勢を助長し，運動の協調性を乱し，発達のなかで独特の**知覚-運動障害**をつくり出す．

C アテトーゼ型の異常運動発達

- 問題点を図10-1にまとめる．

1 出生時～新生児期（生後1ヵ月）

- 出生時から乳児期の問題点は，錐体外路病変に起因する神経学的問題点（筋緊張異常，不随意運動，原始反射の残存と不十分な姿勢反応など）に集約される．
- 出生時は筋緊張の動揺が比較的少なく，純粋型の場合，著明に低下している（**フロッピーインファント**）．
- 強い低緊張の状態は，一般的に生後1～2年を通して持続する．
- 新生児期にはモロー反射，ガラント反射，**反り返り運動**が出現するが，緊張型の場合，反り返り運動が強く持続する．
- この時期から強い光や音に対して，全身の伸展などの過敏な反応を示す．
- やや遅れて，ATNR，**緊張性迷路反射**（TLR）も強く出現し，生後6ヵ月を過ぎても消失しない．

  TLR : tonic labyrinthine reflex

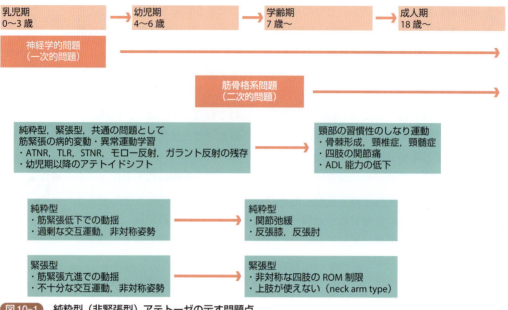

図10-1 純粋型（非緊張型）アテトーゼの示す問題点

- 頭部のコントロールは困難であり，左右どちらかに固定され，異常な非対称姿勢の契機となる．
- 哺乳力が弱い，上手に哺乳運動ができないなどの問題をもつ．

2 乳児期（0～3歳）

- 発達経過のなかで随意運動が増加してくるが，この変化に伴い不随意運動も増加する．
- ATNR，TLRの影響を受けた状態で，異常なパターンの寝返り運動を学習し始める．
- いくつかの姿勢，運動を獲得していくなかで，未熟で不十分な立ち直り反応，平衡反応を獲得していくが，原始反射が優勢である．
- TLRの影響により腹臥位で安定した支持ができないため，腹臥位自体を好まない場合がある．これ以外にも適切な支持ができないことによる抗重力姿勢（on elbows，on hands，四つ這い位）の異常が観察される．
- この時期に行う座位保持動作のなかで，頭部や四肢末梢部の不随意運動が目立ち始める．
- この時期においても，多くの場合，頭部のコントロールは困難である．
- **哺乳，摂食の問題**は引き続き，よだれの多さも問題となる．

3 幼児期（4～6歳）

- 幼児期以降になると，神経学的問題点に筋骨格系問題点（**運動のステレオタイプ化**と**異常姿勢による関節の不可逆変形**など）が加わる．
- 自発運動の増加に伴い，筋緊張の動揺，不随意運動が強まり，ATNRやTLRの

C アテトーゼ型の異常運動発達　151

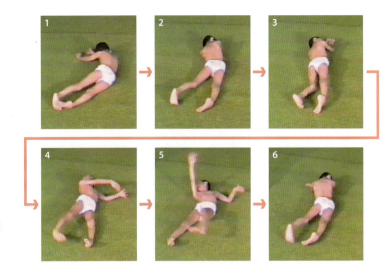

図 10-2　幼児期のATNRの影響を受けた寝返り運動（1→6）
純粋型，6歳，GMFCSⅢ．

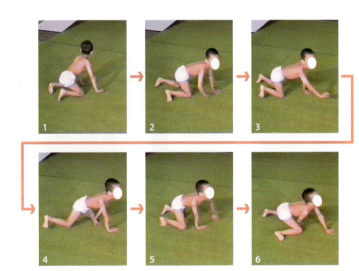

図 10-3　幼児期のSTNRの影響を受けた四つ這い運動（1→6）
純粋型，6歳，GMFCSⅢ．

出現機会も増加する．
- 乳児期に改善されない異常なパターンによるさまざまな運動が定着する（**異常運動のステレオタイプ化**）．そのパターン以外の運動が困難となる．
- ATNRの影響が強い場合，上肢が使いづらく，全身の非対称姿勢が強くなり，異常な寝返り運動（図10-2）は定着する．
- 目と手の協調運動を学習してきた子どもは，ATNRの影響と頭部のコントロール不良の悪条件のなかでも，両手動作のいくつかを代償的に獲得する．
- 純粋型はSTNRの影響を受けた状態で，四つ這い運動を学習し始める（図10-3）．
- 症状が軽度（GMFCSⅠ相当）な場合，つかまり立ち，立ち上がりを経過して，立位歩行へ向かう場合がある．

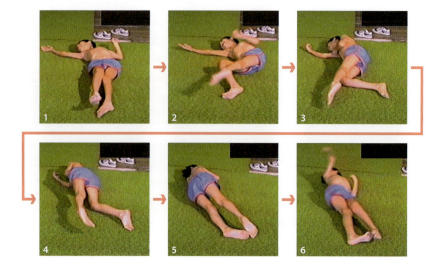

図10-4 学齢期のATNRの影響を受けた寝返り運動（1→6）
緊張型，10歳，GMFCSⅢ．寝返りを助けるような上肢の運動はない．

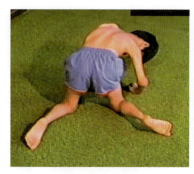
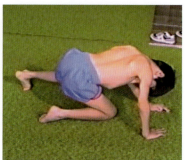

図10-5 学齢期のATNRの影響を強く受けた四つ這い姿勢
緊張型，10歳，GMFCSⅢ．交互運動を学習していないため，四つ這い移動はできない．

4 学齢期（7歳以降）

- 緊張型の寝返り運動の場合，頸と上肢随意運動が厳しく制限されるneck arm typeとなり，その後の両手動作はきわめて困難となる（図10-4）．
- 緊張型はATNRの影響を強く受けるため，この時期には身体の伸展側，屈曲側の左右差が固定し，四つ這い姿勢そのものが困難で，四つ這い移動を経験しないことがある（図10-5）．
- 自発運動はさらに増加する．就学している子どもは，学校生活そのもの，あるいは学校生活中の課題が努力を要する場合，精神的に不安定となり身体の異常性（筋緊張の動揺，不随意運動）が増強することがあり，とくに<u>非対称姿勢の悪化</u>などに注意を要する．

- この時期の変化がきっかけとなり，**純粋型から徐々に緊張型に移行**する場合がある．
- 過伸展，過屈曲などの過剰な運動を行ってきた関節は，不可逆的な関節変形を起こしていく可能性がある．

- とくに注意を必要とするのは，<u>頸椎の過剰運動による頸椎症</u>，反張肘，反張膝，

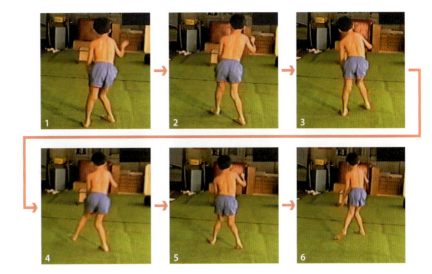

図10-6 学齢期のATNRの影響を受けた歩行運動（1→6）
緊張型，10歳，GMFCSⅢ．

足部足関節の過背屈，過外反などである．
- 頸椎症は第3～5頸椎を中心に，脊柱管狭窄，後彎変形，すべりなどの椎間不安定性を伴い，加齢とともに**頸髄症**へと悪化する．
- 純粋型，緊張型のいずれも，この時期には症状が完成する．新たな発達指標（マイルストン）の獲得は困難となり，その時点の運動機能が維持され，生活のなかで効率よく利用できることを考慮する．
- GMFCSⅡ～Ⅲに相当する子どもの多くは，12歳ごろまでに立位歩行を経験するが，この時期に獲得される歩行は，実用性が乏しい（**図10-6**）．
- GMFCSⅣ～Ⅴに相当する子どもの多くは，適切な抗重力姿勢・運動を行えず，**脊柱側彎**や**股関節脱臼**などの問題を呈する．

5 成人期（18歳以降）

- 不良姿勢とステレオタイプの運動に起因する慢性の関節痛が問題となり，運動が減少し，引き続き**体力の低下**へと問題は発展する．
- これらの対応が不適切な場合，GMFCSのレベルが低下することもある．
- GMFCSⅣ～Ⅴに相当する場合，側彎や股関節脱臼により身体の左右差が重度化する危険性がある．
- 頸椎症は身体状況や生活環境に影響されるため，ADLの自立度が高く自立生活や就労をした人ほど早期に重度となる．

D 評　価

- 個体発達的視点からの**総合的評価**，**神経系障害に対する評価**，**筋骨格系障害に対する評価**がその構成要素である（図10-7）．
- 総合的評価は，脳性麻痺という障害をもつ発達途上の人間としての評価を目的

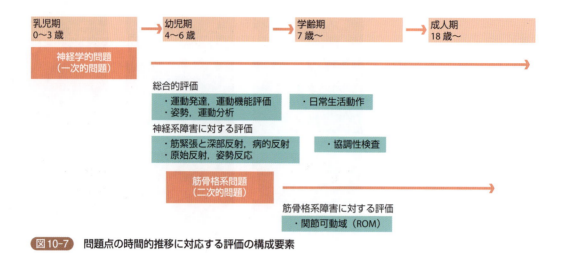

図10-7 問題点の時間的推移に対応する評価の構成要素

GMFM：gross motor function measure

とし，**運動発達評価，GMFM，GMFCS**などの**粗大運動機能評価，姿勢**および**運動の分析**と**日常生活動作の評価**が含まれる．
- 神経系障害に対する評価には**筋緊張検査，原始反射と姿勢反応評価，不随意運動の評価**と**協調性検査**が含まれる．
- 筋骨格系障害に対する評価には**関節可動域（ROM）検査**が含まれる．

E 具体的な評価項目

1 運動発達評価

- 運動発達障害をもつ個体が，どのようにマイルストンを獲得していくかを評価する．

AIMS：Alberta infant motor scale

- **DENVER II（デンバー発達判定法），AIMS**など，標準化されたテストを使用し，運動発達年齢を客観的に定点評価する．

2 粗大運動機能評価

EBM：evidenced based medicine

- **GMFM**と**GMFCS**はEBMの考え方に基づき開発された検査であり，脳性麻痺のたどる異常運動発達が十分考慮されている．
- **GMFM**と**GMFCS**により示される脳性麻痺の発達曲線は，理学療法プログラムと目標設定やその進捗状況を知るうえで，きわめて重要な情報を提供する．
- 理学療法の根拠を提示できる機能評価法として一定の尺度と枠組みをもっている．

3 姿勢，および運動の分析と日常生活動作の評価

QOL：quality of life

- アテトーゼ型の異常な姿勢と運動に対する評価であり，生活の質（QOL）に直結する最も重要な評価である．

- 姿勢と運動の異常性を評価しながら，その延長線上にあるADLを評価する必要がある．
- 背臥位，腹臥位，座位，立位ごとの姿勢と運動の特徴を分析することが重要であり，定型運動発達の知識が必要となる．
- 日常生活中で用いることの多い姿勢と運動を中心に評価する．全身の運動パターン，頭部の向きの優位性，全身の非対称の程度，利き手，利き足，異常歩行などを観察する．
- 子どものADLは年齢によって変化するので，各時期に適した検査内容を考える必要があるが，このような問題を解決するために，客観的なADL評価として**機能的自立度評価法（WeeFIM）を適用する**（第2章，p.32参照）．
- 施設内の限局した分析にとどまらず，生活環境やADL中の自然な姿勢や運動からの分析を行うことにより，多様性のある運動療法の導入と展開が可能となる．
- 就学の機会を得ている子どもの場合は，家庭訪問や学校訪問といった生活場面へ積極的に出向き，評価の視点を拡大する．
- **子どもの能力低下評価表（PEDI）**は脳性麻痺児にとって困難と考えられるADLも多分に含んだ子どもの能力低下に関する評価質問票であり，**加齢変化を客観的に評価することが可能である**（第2章，p.33参照）．
- 視知覚，認知機能の問題や身体像（ボディイメージ）の歪みがあれば姿勢や動作に影響する．とくにアテトーゼ型の視覚障害は，姿勢制御に影響する．
- 代償運動を行う理由について分析する．学齢期以降の代償運動はADL上必要なものになるが，将来的にその代償運動が障害を増強するか否かの分析が必要になる．

ADL：activities of daily living

WeeFIM：functional independence measure for children

PEDI：pediatric evaluation of disability inventory

4 筋緊張検査，深部腱反射と病的反射の評価

- 正常な筋緊張は自動，あるいは他動運動時の誘導に追従する自然な抵抗感が存在する．
- 純粋型の場合，**過度な弛緩や動揺**が感じられるが，緊張型は**持続性の抵抗感や急激で大きい動揺**が感じられる．
- 筋緊張の動揺に隠されるため，深部腱反射と病的反射の評価が困難なことがある．
- 筋緊張の動揺はATNR，STNR，TLRの出現と密接な関係にある．つまり臥位で低緊張を示す上肢が，立位になると左右差を伴い亢進し，屈曲するなど，筋緊張は姿勢により変化する場合があり，**姿勢変換時の筋緊張**の変化が問題になる．
- 同時収縮を必要とする姿勢保持では，その適否を観察する．
- 動的な筋緊張の評価は困難であり，全身の左右差，肩甲帯の後退や股関節の屈曲，手関節の掌屈や尖足などの誘発された関節運動から判断する．
- 頸椎の過伸展が習慣化している場合，学齢期以降に頸髄症により**四肢の筋緊張**が亢進（痙縮）する場合がある．この場合は**四肢のしびれや冷感**，**膀胱直腸障害や母指球筋の筋萎縮**を伴う．

5 原始反射と姿勢反応評価

- 乳児期の原始反射の残存は，それ以降の発達を考えた場合，抑制する必要があるが，学齢期になれば原始反射を用いた運動パターンをADLのなかで少なからず利用しており，それが生涯持続する．
- この点を含み，原始反射の残存と姿勢反応に関しては，姿勢と運動を評価しながら観察することが大切である．
- 運動機能がGMFM上最高レベルに達した後（6〜12歳ごろ）は，原始反射を抑制し，新たな運動学習に費やす時間よりも，運動学習の技術向上を目標とするほうが効率よく，アテトーゼ型のADLを助ける．
- ただし，原始反射を利用する運動パターンが関節の変形や拘縮を助長することが予測される場合は，この限りではない．

6 協調性検査

- 上肢がある程度使用可能なアテトーゼ型に適応するが，筋緊張の動揺と不随意運動により，協調性は著しく障害を受けるため，簡易的な評価により客観性をもたせる．
- 全身の協調性，局所の協調性を観察する必要があり，**目と手の協調性**を評価する．
- 目と手の協調性が食事動作，更衣動作，整容動作のなかで活用できるか否かの判断が重要となり，**作業療法士との情報交換**が重要になる．

7 関節可動域（ROM）検査

- 筋緊張低下による過可動性が異常姿勢反射の影響を受け，ステレオタイプの運動とともに習慣化した姿勢をとることにより，純粋型が示すROMの異常は，反張膝や反張肘などの不可逆的な関節変形となる．
- 緊張型のROM異常は，筋緊張亢進による自発運動の減少，そして運動範囲の狭小化による非対称性のROM制限である．
- このようなROMの問題は，新しい運動機能を獲得したとき，**代償運動**による機能を獲得したときなど，その代償運動の要となる関節運動の異常性が増したときに起こりやすい．
- **脊柱と股関節の可動域**は，生涯にわたって快適な座位を保証する点から，その変化についてはとくに注意を払う必要があり，定期的な評価を必要とする．

F　各時期における評価項目の選択

1 乳児期

- 総合的評価として**運動発達評価**，**粗大運動機能評価**，**姿勢および運動の分析**，

- 神経系障害に対する評価として**筋緊張検査**，**深部腱反射と病的反射の評価**，**原始反射と姿勢反応評価**を行う．
- 背臥位では**身体の正中線**が認識されているか，左右非対称の程度とともに評価する．
- 腹臥位では**抗重力姿勢**を保持する能力と支持点，頭部の立ち直り反応を評価する．
- 座位，立位では姿勢保持能力と頭部，体幹の自発的な回旋運動，さらに立ち直り反応，平衡反応を評価する．
- 上肢の随意運動を開始している場合は，随意運動に伴う不随意運動と目と手の協調性を観察する．
- 寝返り，起き上がり，四つ這い移動，立ち上がり，歩行などの運動中に顕著に出現する姿勢反射を観察する．
- 障害が重度であれば，筋緊張の低下や動揺などの異常な神経学的徴候は容易に観察できるが，軽度の障害であれば神経学的な異常性は発達遅延のなかに潜在するため，判断にはある程度の時間を要するので，**月単位の評価と経過観察**が必要になる．
- 保護者に対する指導目標を明確にするため，育児のなかの諸動作を中心に評価を行う．

2 幼児期

- 乳児期の評価に加え，総合的評価として**日常生活動作の評価**，神経系障害に対する評価として**協調性検査**，筋骨格系障害に対する評価として**ROM検査**を行う．
- 就学前であり，家庭や保育のなかでの移動や書字，衣服着脱などを中心とした日常生活動作の評価が求められる時期である．
- 心身が活動的になるとともに，姿勢，および運動の異常性は増し，二次的な筋骨格系の問題が徐々に出現してくる．

3 学齢期

- 幼児期の評価と同じ内容で行う．
- 粗大運動機能評価より，最大能力を獲得できたと判断できれば，機能の獲得ではなく**機能維持と生活改善の方向へ目標を再設定する**．
- そのような観点から，心身ともに無理なく安全に学校生活を送ることを可能にする配慮が必要であり，**座位保持装置**，**車いす**，**歩行器**の適用に関する評価が重要となる．
- 二次成長期以降は，筋骨格系の問題がさらに多くなる．
- この時期以降に，**末梢優位の筋萎縮**を伴う**四肢の痙縮**が不随意運動に混在する場合，頸髄症による神経症状を疑う．

4 成人期

- 評価の内容は日常生活動作，ROMにより示される変形の程度，**習慣性姿勢**や**運動によって起こる痛み**などに向かう．

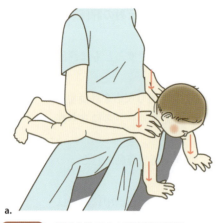
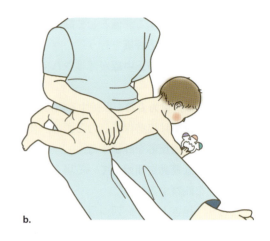

図10-8 抗重力位での上腕支持の練習
腹臥位での上肢支持（on hands）を経験（a）した後に，おもちゃに手を伸ばすなど目的のある運動練習（b）を行う．

- **加齢に伴う変化**（変形の増悪，それに起因する疼痛など）が顕著となり，二次的問題に対する治療のための評価が多くなる．
- これらが原因で，運動機能が低下し活動性が下がる．運動機能の評価とともに，**活動性や体力も評価**の対象となる．

G　理学療法

1 乳児期

- 発達指標を獲得していく段階で，**身体の中心（正中線上）での運動**を経験させる．とくに**頭部のコントロール向上**を目的とした丁寧な運動練習は重要である．
- 四肢，頭部と体幹の間に，目的物に手を伸ばす運動を含んだ意味のある**左右対称姿勢**（図10-8）を経験させながら，発達を促進する．
- 全身運動に影響を及ぼすATNR，STNR，TLRなどは，姿勢変換の際に出現しやすい．これらの**異常姿勢反射**は，**可能な限り抑制**したうえで運動練習を行う．
- また姿勢保持，あるいは姿勢変換を経験させる場合に，**同時収縮の障害**により運動の支点を失い，結果的に不安定かつ過剰な運動となる点に注意する．
- 座位の練習では左右対称姿勢を起点として，**ボディイメージ獲得**のため，自分の手足へのリーチを誘導する（図10-9）．
- 筋緊張の動揺と不随意運動は，心身の不安定とともに，**無理なハンドリングで誘発**されるので，適切なハンドリングを施すことが重要である．
- 筋緊張が低下している場合は，**近位関節の同時収縮**を促し，亢進している場合には，**安静安楽な状態をつくれるようなハンドリング**を施す．
- これらの点を含めた家庭指導も重要である．とくにこの時期の原始反射の抑制のためには，家族の理解に基づく**家庭環境の整備**も必要となる．

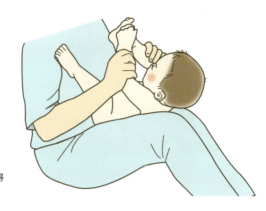

図10-9　ボディイメージの獲得
正中線をこえて自分の足へ手を伸ばし，ボディイメージ獲得を目指す．

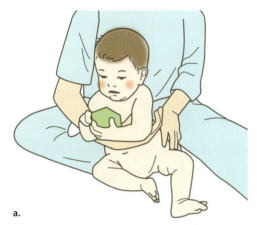
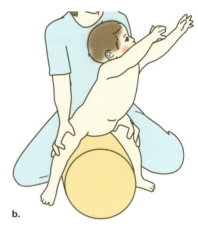

a.　　　　　　　　　　　　　　　　　　b.

図10-10　体幹の回旋運動の練習
床上の座位で両手で物をもち体幹を回旋（a）したり，ロール上に跨り体幹の回旋（b）を経験させる．

② 幼児期

- 乳児期に行われるべき理学療法の延長線上にあるが，1つひとつの運動練習が乳児期よりもさらに子どもの活動中の課題に向かっていることを強調していく．
- 座位の練習では**体幹の回旋運動**と**物をもつという目的運動**を結びつける（図10-10）．
- 膝立ち位では股関節と体幹の伸展位から屈曲位，あるいはその逆方向への**段階的運動**を学習する（図10-11）．
- 段階的運動の学習後，安定した姿勢保持のなかで目的運動の練習を行う（図10-12）．
- 立位の練習では姿勢反射が抑制されたなかで，**安定した立ち直り反応や平衡反応の出現**を確認しながら，体幹，股関節，膝関節の段階的運動を学習する（図10-13）．
- 立位困難なGMFCS Ⅳ〜Ⅴレベル（p.31，表2-4参照）であっても，全身に重力刺激を与える目的でプロンボード（p.106，図7-20a参照）などを使用し，立位での運動練習を試みる．
- 独立歩行の可能性のあるGMFCS Ⅰ〜Ⅲレベルの場合，歩行は安定した立位保

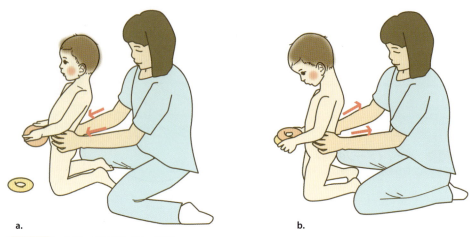

図10-11 下肢の段階的運動の練習
膝立ち位で行う股関節と体幹の伸展位（a）から屈曲位（b）への段階的運動．

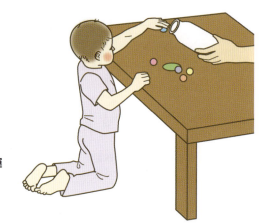

図10-12 段階的運動の学習後，行われる目的運動の1例
膝立ち位を保持したまま，目と手の協調運動を練習する．

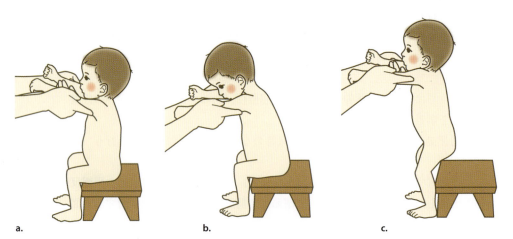

図10-13 いすからの立ち上がりのなかで，股関節，膝関節の段階的運動を学習する

持が可能になった後も，歩行器を利用するなど，安全面に配慮しながら，自立した独立歩行へ移行してレベルを維持する．
- 歩行困難なGMFCSⅣ～Ⅴレベルであっても，**抗重力位での移動経験**を与える目的で，心身に無理のない範囲でSRCウォーカーなどを使用し，歩行練習を試みる（p.107，**図7-25**参照）．
- いずれの姿勢における運動を練習していく場合でも，四肢の末梢に出現する不随意運動は**中枢部のハンドリング**でコントロールする．
- 緊張型で安静安楽な状態が容易につくれない場合，**筋緊張の抑制**を目的とした**薬物療法**が実施されることがある．

③ 学齢期

- 乳幼児期に行われるべき理学療法の延長線上にあるが，最大能力に達した後は，日常生活での活動性を重視した運動練習を多く取り入れ，その能力を維持する．
- モチベーションの高揚に伴う全身を伸展させるような過剰な自発運動を十分に抑制し，筋骨格系の問題が拡大しないような運動練習を行い習慣づける．
- このような異常運動に対し，ハンドリングにより伸展を抑制することができる．
- 日常生活で座位保持装置を使用する場合，座面や座角を調整することで，伸展を抑制することができる．
- 良肢位保持を目的とする座位保持装置を積極的に利用し，できるだけ多くの日常生活動作に結びつけQOLを高める．
- この時期の終盤には，個々に見合った社会生活に適応できる身体づくりが目標となる．

④ 成人期

- 学齢期に達した最大能力を維持し，全身の管理（頸椎，肩関節，股関節など），とくに長年の非対称姿勢の悪影響と不随意運動に起因する疼痛の管理の重要性を認識してもらう．
- **基本的な身体管理**は自分で行えるような教育や指導も必要になる．
- 頸髄症が悪化し，著しくADLが低下するような場合は**観血療法**を検討する．
- 疼痛のコントロールのために，**運動療法に薬物療法，物理療法を併用**する場合がある．

学習到達度自己評価問題

以下の問題で正しいものに○，誤っているものに×を記しなさい．
1. アテトーゼ型は不随意運動型とも呼ばれ，錐体外路障害に起因する運動発達障害である．
2. アテトーゼ型の筋緊張の特徴は固縮であり，企図振戦が出現する．
3. アテトーゼ型の姿勢と運動の異常は，原始反射の残存に影響される．
4. 学齢期以降のアテトーゼ型で頸髄症を合併する場合，近位筋の筋萎縮を伴う．
5. 乳児期のアテトーゼ型では，とくに頭部のコントロール向上のための運動練習は重要である．

10-1 ケーススタディ 緊張型アテトーゼ

A　症　例

［年　齢］14歳
［性　別］男
［生育歴］妊娠経過中，前置胎盤と骨盤位を指摘される．在胎33週0日，出生時体重1,810g．仮死（＋）．黄疸（＋）．NICUに2ヵ月入院後退院．9ヵ月時，発達の遅れを指摘され，療育施設を紹介される．9ヵ月より現在まで1回/週の割合で理学療法継続．現在中学校普通学級在学中．
［診断名］脳性麻痺（緊張型アテトーゼ）
［主　訴］ときどき頸と背中が痛い．
［発達歴］寝返り：小学校低学年まで可能．現在は不可．座位（割り座のみ）：小学校2年時から可能．その間，小学校5年時に腰背部，頸部の痛みにより，1年ほど座位不能になるが，その後可能となる．また，中学入学までは座位にて体幹前傾し，パソコンのキーボードを顎で操作していたが，現在は不可．
［GMFCS］レベルⅣ

B　理学療法評価

1 全体像

- **座位保持装置**付電動車いすを操作（胸郭をパッドにて支持し，顎の位置のスティックを顎で操作）し移動する．
- 床上では割り座が可能．
- その他のADLは全介助．
- コミュニケーションは**アテトーゼ型特有の構音障害**にて不明瞭なこともあるが，日常会話には問題なし．
- 知的能力は非常に優れており，性格は明るく社交的．

2 筋緊張（安静背臥位）

ATNR：asymmetrical tonic neck reflex

- 頸部は右向き優位で左胸鎖乳突筋が肥大している．
- 後頭部から肩甲帯にかけて筋緊張が亢進し，両肩甲骨は挙上・後退する．

- 上肢は**非対称性緊張性頸反射（ATNR）肢位**をとる．
- 腹部は腹直筋の緊張は高いがその他は低い．
- 左腰背部の脊柱起立筋，広背筋，胸腰筋膜は粘弾性が低下して短縮し，骨盤前

傾，胸腰椎で右に凸の側彎を形成している．
- 下肢ははさみ脚肢位を示し，とくに右股関節は緊張性の不随意運動により屈曲，内転が起こる．
- これらの筋緊張は努力性に発話をする際や，割り座にて高まる．

③ 姿勢・動作分析（割り座にて）

- 意図的活動や発話により筋緊張の動揺が起こると，頸部，左腰背部に伸展スパズムが生じ，頸部の強い右回旋とともに体幹がねじれを伴いながら過伸展し，重心が右後方に傾く．同時に右股関節の屈曲が強まり，右下肢が床から浮き，支持面が不安定となるため，努力性の姿勢になる．このような姿勢の不安定性を回避するため，骨盤を前傾，右回旋させるとともに体幹の側屈を強めて固定し，重心を左側前方に置き，その固定のうえで上部体幹の過伸展を抑制し，安定させようとする．
- **支持基底面が固定できると姿勢は安定し，頭部の回旋が可能になる．**
- 座位姿勢を長時間保持すると，左僧帽筋上部，肩甲挙筋，左腰背筋群に痛みが発生するため前方に置いたクッションに体幹をもたれて休む．
- テレビのリモコンなどは右下肢を屈曲し，足趾にて操作することが可能である．

C　現在の問題点，および統合と解釈

- 本症例は**アテトーゼ型の特徴**にあるように，**上半身に強い障害をもち，頭部のコントロールが困難で上肢はATNR様の肢位で固定される**（neck arm type, p.152参照）．
- 筋緊張は動揺しやすく上部体幹の伸展スパズムに結びつきやすい．
- 下部体幹，脊柱は不安定で対称的な抗重力伸展が困難であるため，左腰背筋群と，前面では右股関節屈筋群や腹直筋の過活動により骨盤，脊柱の骨性の支持を得て，頭部の動揺を抑制していると考える．
- このように表層の筋の非対称活動による代償の結果，ステレオタイプの姿勢・動作となり，**年齢とともに構築的な右凸側彎や腰背部の痛みなどの二次障害**を引き起こし，ますます深層の下部体幹筋群は働きにくいという悪循環となっている．
- 今後さらに姿勢，動作が重症化することによって，現在可能な座位や電動車いすの操作などが困難になることも予測される．また，慢性的な腰痛や頸椎症性脊髄症などに移行する可能性もある．

D　理学療法：その際苦労した点，工夫した点

- 理学療法の目的は，深層の下部体幹筋群が働きやすい状態をつくり，脊柱の安

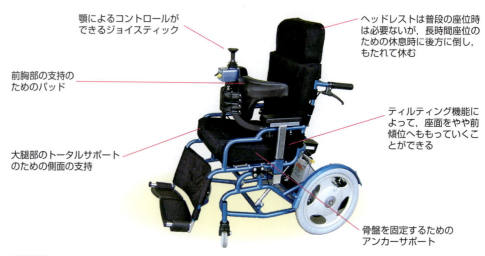

図10-14 ティルトタイプ電動車いす
[写真提供：(株) きさく工房]

定性を促すことである．
- そのために，①過緊張部位の抑制，②非対称なアライメント（脊柱側彎，骨盤前傾）の改善，③できる限り対称的な筋活動が起こるような課題や動作の設定を行った．
- 具体的には左腰背筋群の短縮の改善と腹直筋，右股関節屈筋，内転筋の過緊張の軽減をはかるとともに胸郭，脊柱，骨盤周囲の可動性を引き出すことに努めた．
- 局所の筋緊張が高いところと低いところが散在しているために，過緊張部位を強めて抗重力位に適応しようとしたものであるため，理学療法の際，仮説と検証を繰り返しながらそのつながりを見極めていくことが重要であると考える．
- また，車いす姿勢ではバックレストに頸部と肩甲骨を押し付けるように体幹が伸展するため，前方から胸郭を支えるパッドを使用することにより，腰背筋群の過緊張を軽減し，固定姿勢を減少させることができる．
- 個人への機能面のアプローチと同時に精神的な活動を確保するための環境設定や工夫を積極的に考えることも重要であると考える．

 memo

車いすについて（図10-14）

姿勢の土台である骨盤と下部体幹の安定性が得られると上半身，頸部の筋緊張は緩むため，骨盤と下肢を機能的に安定させる必要がある．しかし，胸郭をベルトによって固定し，体幹の動揺や過緊張を抑制しようとすると，余計に緊張が増強してしまうために，ある程度の自由度をもたせることが必要である．体幹を前傾位で，胸郭を前面からパッドによって支え，シートとの相乗効果によって，骨盤と胸郭が安定する．安定すると頸部の緊張が緩み，頸部は正中位を向くことができ，顎によるコントロールによって，電動車いすの操作が可能となる．

10-2 ケーススタディ
純粋型（非緊張型）アテトーゼ

A 症例

[年　齢] 9歳
[性　別] 男
[診　断] 脳性麻痺（純粋型アテトーゼ）
[生育歴] 在胎34週4日，出生時体重2,168g．頭位分娩で仮死あり（アプガースコア Apgar score 1点/1分値，2点/5分値），15日間の人工換気による管理．8ヵ月時の検診にて頸定，寝返りがみられず理学療法開始．寝返り2歳8ヵ月．
[GMFCS] レベルⅤ
[MACS] レベルⅣ
[CFCS] レベルⅣ
[EDACS] レベルⅣ

B 臨床像

- 全身的に静的な姿勢で筋緊張は低く，抗重力姿勢の保持は困難である．また随意的かつ努力性の活動時や精神的緊張により筋緊張が変動し，四肢末梢部の不随意運動が顕著となる．
- 日常，家庭内では寝返りかずり這いで移動し，食事場面，余暇時間に座位保持装置で座位姿勢を経験している．
- 学校生活や屋外の移動は主にバギー（シーティングバギー）にて介助で移送されている．
- 視覚情報による頭頸部のコントロールが比較的良好で，視線や首の回旋による意思疎通も可能である．
- 家族の関心事は「年々体格が大きくなり，とくに膝の伸びにくさなど体の硬さに対して心配がある」「いろいろなことを頭で考えているけれど，うまく相手に伝えることができないので，何かの手段を使ってコミュニケーションをとりやすくしてあげたい」の2点である．

C 現在の問題点

- 現在の問題点は，①体幹中枢部の協調的な同時収縮が乏しいために，抗重力姿勢での姿勢保持が困難であること，②加齢に伴う身体発育や代償的な姿勢保持，

MACS：Manual Ability Classification System

*CFCS（Communication Function Classification System），コミュニケーション機能分類システム　CFCSは脳性麻痺児・者が毎日使っている普段のコミュニケーション能力を，5つのレベルに分類するものである．コミュニケーションを「送り手がメッセージを伝え，そして受け手がメッセージを理解してときに生じる」と定義しており，CFCSのレベルを決定する際には，方法は問わず，ジェスチャーや表情，道具，機器の使用など，すべての手段を考慮する．日本語版CFCSは以下のURLよりダウンロードできる．
http://cfcs.us/

*EDACS（Eating and Drinking Ability Classification System），摂食・嚥下能力分類システム　EDACSは脳性麻痺児・者（3歳以上）の普段の摂食・嚥下能力を，5つのレベルに分類するものである．対象者のできる最大能力で分類するものではなく，日常のしている能力で判別することが重要である．摂食・嚥下能力には様々な要因が関係し，安全性と効率性も重要な要素である．日本語版EDACSは以下のURLよりダウンロードできる．
https://www.sussexcommunity.nhs.uk/

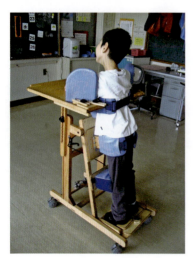

図10-15 学校生活場面でのプロンボード使用による立位経験
授業の中で経験することで，足底への荷重，抗重力伸展活動による頭頸部のコントロールと下肢各関節のストレッチ効果，または立位経験の習慣化を期待している．

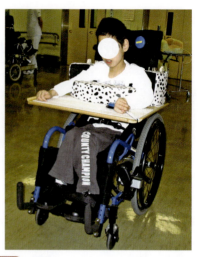

図10-16 頭部のコントロールを用いた電動車いす操作
電動駆動操作ユニットより4方向（前後，左右）のスイッチケーブルを抽出し，ヘッドレストに3方向（前方，左右）スイッチ，テーブルに後方スイッチを装着した．本人の意欲も高く，400〜500m程度の連続走行も可能である．

活動量の増加により，とくに四肢末梢部の筋緊張が高まり，選択的運動を困難にしていることである．

- 理学療法目標と支援内容は家族の関心事もふまえて，①身体発育による筋・骨格系の二次障害の予防として，家庭や学校生活のなかでの姿勢，運動をマネージメントすること，②最も随意性の高い頭頸部のコントロールを用いながら電動車いす使用や代替コミュニケーションに関して支援することの2点である．

D 理学療法

- 基本的な理学療法として，①筋緊張の調整と筋肉，関節の柔軟性，可動性の維持，改善に対するハンドリングや，②介助座位，立位姿勢の中で体幹中枢部の対称的かつ協調的な同時収縮の学習を促す運動療法を実施している．
- ①は周囲の音や刺激に過剰に反応し，突発的な動きになることもあるため，実施時の環境調整に配慮している．
- ②は日常の更衣や移乗動作の介助量軽減に向けて，筋緊張や姿勢保持の自己調節や自己修正を意識しながら実施している．
- ③姿勢，運動のマネージメントとして，本児は併設する特別支援学校に通学しており，教員の協力のもと学校生活場面でプロンボードでの立位姿勢やSRCウォーカーでの歩行器歩行を経験中である（図10-15）．
- 最も随意性の高い頭頸部のコントロールを用いた電動車いす操作を練習中で，日常生活場面への使用も模索中である（図10-16）．また家族の関心事でもあ

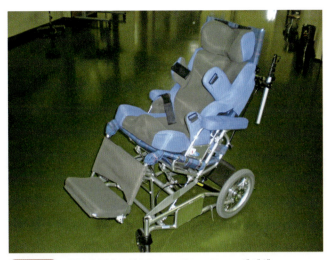

図10-17　学校生活内で使用しているシーティングバギー
対称的な座位姿勢を保持するためにヘッドレストや胸ベルト，骨盤ベルトが必要である．またリクライニングや昇降機能が備わっており，学校での授業や活動内容に合わせ，高さや傾斜を調節している．通常の安楽姿勢では伸展優位な後弓姿勢を抑制するため軽度後傾位に設定する．

るコミュニケーションに関しては，頭部スイッチを用いたパソコン操作などの代替コミュニケーションを言語聴覚士により練習中である．
- 理学療法の補完として，装具療法やシーティングを併用している．体格の変化や筋緊張の変動による下肢の変形，拘縮を予防するため，また介助立位や歩行時の下肢の安定性を高める目的で，日常，プラスチック製短下肢装具を装着している．また，日常の家庭や学校生活における座位保持装置やシーティングバギーの使用では，頭頸部のコントロールや対称的な姿勢保持の経験が期待できる（図10-17）．

運動発達障害

11 子どもの整形外科疾患

一般目標
- 子どもの整形外科疾患（二分脊椎，およびペルテス病など）の概要を知り，運動発達障害の特徴を発達学，運動学的に総括し，理学療法を実施するうえで必要な評価，介入の概要を理解する．

行動目標
1. 二分脊椎，およびペルテス病の原因，発生頻度，病態と分類，症状について説明できる．
2. 疾患における運動発達障害を発達学，運動学的に説明できる．
3. 理学療法を実施するうえで必要な評価項目を選択でき，また装具療法，および手術療法との関連を含めて運動療法について説明できる．

調べておこう
1. 脊髄の構造と機能について調べよう．
2. 股関節の構造と血液循環について調べよう．

A　二分脊椎

1 原因と臨床像

- 二分脊椎 spina bifida は胎生期における脊椎，および脊髄の先天異常であり，椎弓の癒合不全の総称である．そのため脊椎管背側を形成する椎弓や棘突起が欠損する．
- わが国の発生率は4.6人/10,000人（1991〜2005年），欧州では4.63人/10,000人（1991〜2011年）である．以前はわが国よりも欧州での発生率が高いとされていたが，近年は，欧州との発生率の差はないとされている．
- 発生原因は遺伝要素と環境要素の多因子遺伝疾患といわれている．
- 母体の葉酸不足が発生原因と報告されている．葉酸（緑黄色野菜，レバーに多い）は，妊娠初期の神経管閉鎖の際に重要であると考えられている．

a. 二分脊椎の病態
- 二分脊椎は，嚢胞性と潜在性の2種類に分類される．

①嚢胞性二分脊椎 spina bifida cystica
- 出生時に脊髄神経の一部が背中の皮膚から外に露出した状態．超音波と羊水検査で出生前診断が可能である．
- 嚢胞の内容により以下に分類される
  ①髄膜瘤 meningocele：脊椎披裂部から髄膜が腫瘤状に膨瘤している状態である．症状は軽い．
  ②脊髄髄膜瘤 myelomeningocele：髄膜瘤に加えて神経組織も髄膜と脱出して，嚢壁の一部を構成している．多くは腰仙椎移行部に起こる．
  ③脊髄裂 myeloschisis：脊柱が左右に開裂して体表に露出している．症状は重い．

②潜在性二分脊椎 spina bifida occulta
- 正常な皮膚に覆われている状態で，神経，髄膜が体表に露出していない．
- 脊髄脂肪種，肥厚終糸，脊椎管内皮膚洞，割髄症，神経腸管嚢胞などが合併する．

b. 二分脊椎の障害と対応
- 二分脊椎は先天性の脊髄の疾患に加え，合併症として脳神経系の疾患が加わった障害像となる．
- 脊髄の障害部位，高位によって障害の重症度が異なる．
- 運動障害，感覚障害，膀胱直腸障害，下肢変形などが生じる障害である．
- 合併症は，水頭症，アーノルド-キアリ奇形，大脳の形成異常などの中枢神経系，知的面，認知面の問題などがある．
- 運動発達をはじめとして，さまざまな発達が遅れる．
- 四つ這いができない，立つことができないなどさまざまな運動レベルでの障害がみられる．
- 整形外科，脳神経外科，泌尿器系など多分野の診療が必要である．
- 理学療法の目標は，運動機能の獲得・習熟と立位化，および移動能力の獲得となる．
- 理学療法プログラムは以下が中心となる．
  ①上肢・体幹・下肢残存筋の筋力強化
  ②関節可動域（ROM）の維持，拡大
  ③座位の安定
  ④装具を用いた立位，歩行
  ⑤日常生活動作の自立に向けたプログラム
- 年齢と障害程度，生活環境，社会参加方法を考慮した理学療法を実施する．
- 変形と筋緊張の異常は脊柱・股～足関節まで各部位に起こる可能性がある．
- 合併症である脊髄空洞症，**脊髄係留症候群**＊，髄膜瘤術後の脊髄神経の癒着が原因で下肢の筋緊張が亢進することがある．
- 股関節脱臼は重症例に起こりやすく，股関節周囲の軟部組織や大腿骨骨切り術の適応となることがある（図11-1）．
- 膝関節には屈曲，反張膝，外反膝の変形（表11-1参照）がみられる．

ROM：range of motion

脊髄係留症候群　脊髄が硬膜～表層外胚葉組織への付着／連続することにより牽引され，下肢の運動，感覚障害，膀胱直腸障害などの神経症状が引き起こされる．脊髄が牽引される原因としては，小児において成長時の脊髄に比した脊椎の成長の差異（脊椎の成長率が高い）と推察されている．臨床症状は従来の障害の悪化である．例えば下肢筋の萎縮，変形の増悪，感覚の低下，排尿状態の変化，便失禁，便秘などがあげられる．

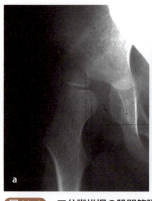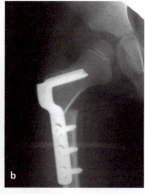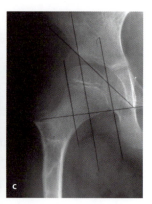

図11-1　二分脊椎児の股関節脱臼の修復経過
(a) 大腿骨頭が臼蓋から外れた脱臼位である．(b) 大腿骨の減捻内反骨切り術を施行して，大腿骨頭が臼蓋に収まるように修復させた．(c) 数年の経過，大腿骨頭が臼蓋に収まっている（亜脱臼傾向あり）．

- 足関節と足部は，脊髄の障害部位によって異なり，尖足，踵足，凹足，内反，外反などが複合した変形となる．
- 障害部位が高位なほど脊柱の後彎，側彎の変形がみられる．
- 水頭症などの合併症による脳障害や社会経験不足による知的発達の遅れがみられることがある．

② 理学療法評価

- 麻痺レベルの評価は，移動能力と変形，拘縮の出現を予測するために重要である．
- 遊びを観察して，粗大運動機能，利き手や上肢の巧緻性，筋力，残存筋，関節可動域（ROM）制限などを大まかに評価する．
- 多くは不全麻痺であり，障害高位レベルと左右差の評価が必要である．
- 長時間の評価は困難なので，短時間で手際よく複数の評価を同時に行う．

a. 姿勢・粗大運動機能評価

- 運動機能レベル，姿勢・運動分析，問診も加えて評価する．
- 車いすの移乗，座位保持の状態（手支持の有無，体幹の状態），床上移動方法（四つ這い，ずり這いなど），立位，歩行まで評価する．
- 乳児は運動発達検査，姿勢反射テストから，発達の程度を評価する．
- 装具の有無，立位保持装具や杖などを使用した運動の評価，動作分析を行う．
- Sharrardの分類（表11-1，11-2，図11-2参照）を参考にして，麻痺レベルから運動機能獲得の目標を設定する．
- 移動能力は，Hofferの歩行能力分類が一般的に使用されている（表11-3）．

b. 筋力測定

- 上肢，体幹筋群，股・膝・足関節周囲筋の筋力を測定する．乳幼児は粗大運動から筋力レベルを評価する．
- 学齢前後から，徒手筋力検査（MMT）が可能である．

c. 筋緊張，筋収縮の評価

- 痙性麻痺と弛緩性麻痺が出現する．麻痺の身体分布状況を評価する．

MMT : manual muscle test

表11-1　Sharrardの分類による下肢の麻痺と変形

	麻痺レベル	残存筋（収縮がみられる筋）	自動運動と変形		
			股関節	膝関節	足関節
Ⅰ群	Th	下肢筋すべての麻痺	動きなし	動きなし	動きなし
Ⅱ群	L1	腸腰筋，縫工筋	屈曲外旋運動 屈曲外旋拘縮	動きなし 変形なし	動きなし 内反尖足，尖足
	L2	股関節屈筋，内転筋 大腿直筋は中等度残存	屈曲内転運動 屈曲内転拘縮	中等度の屈曲運動	動きなし 内反尖足，尖足
Ⅲ群	L3	股関節屈筋，内転筋 大腿四頭筋	屈曲内転運動 股関節脱臼	伸展運動	動きなし 内反尖足，尖足
	L4	股関節屈筋，内転筋 大腿四頭筋，前脛骨筋	屈曲内転外旋運動 股関節脱臼	伸展運動 反張膝	背屈可能 踵足，踵足内反変形
Ⅳ群	L5	股関節屈筋，内転筋 大腿四頭筋，半膜様筋，前脛骨筋は正常．股関節外転筋，足関節底屈筋，足趾伸筋は一部残存	屈曲内転外旋運動は正常，外転筋は弱い	伸展正常 屈曲可能	背屈正常，底屈は弱い 踵足変形
Ⅴ群	S1	股関節：大殿筋が加わる 膝関節：大腿二頭筋が加わる 足関節：下腿三頭筋が加わる	正常運動 伸展筋力は弱い	正常 変形なし	底屈筋力が弱い 踵足内反，前足外反 凹足，槌趾変形
	S2	股・膝・足関節正常，足内在筋の麻痺	正常	正常	凹足，かぎ爪趾
Ⅵ群	S3	麻痺筋なし	なし	なし	なし

歩行・移動能力
sharrardⅠ群：車いすが実用的，骨盤帯付き長下肢装具で歩行可能．
sharrardⅡ群：車いすと杖歩行の併用．
sharrardⅢ群：（L3）長下肢装具と杖で非実用的歩行．（L4）短下肢装具と杖で実用歩行．
sharrardⅣ群：短下肢装具で独歩．装具なしでも歩行可能．
sharrardⅤ群：装具なしで独歩可能．
sharrardⅥ群：健常児と変わりなし．
［吉田一成，岩谷　力：CLINICAL REHABILITATION．別冊実践リハ処方，145-148，1996より引用］

表11-2　Sharrard分類と移動能力，使用される装具

sharrarrd分類	実用的移動能力	リハビリテーション場面での移動練習	多く使用される装具*
Ⅰ	車いす	歩行器	骨盤帯付き長下肢装具
Ⅱ	車いす	主に歩行器，一部杖	骨盤帯付き長下肢装具 長下肢装具
Ⅲ	車いすが多い． 歩行補助具を使用した歩行	歩行器，杖	長下肢装具（L3） 短下肢装具，靴型装具（L4）
Ⅳ	歩行補助具を使用した歩行 車いす	独歩，杖	靴型装具，短下肢装具
Ⅴ	独歩	独歩	なし，インソールなど
Ⅵ	独歩	独歩	なし

＊下肢の可動域に影響される．

- 脊髄の障害部位以下の反射弓が残存していることがあるため，筋緊張の亢進が出現する．
- 筋緊張亢進は痙縮や短縮，筋緊張低下は筋の粘弾性や抵抗の低下，関節の不安定性が特徴として現れる．
- 腱反射時の筋収縮を評価する．

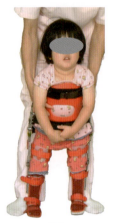
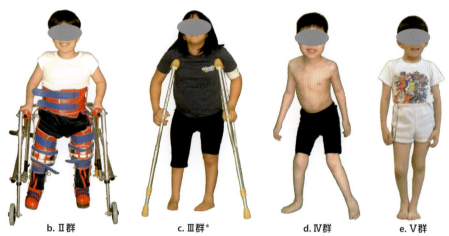

a. Ⅰ群　　b. Ⅱ群　　c. Ⅲ群*　　d. Ⅳ群　　e. Ⅴ群

図11-2　Sharrard分類ごとの立位・歩行，移動の特徴

*本児はL4レベルで膝関節が伸展するため，独歩が数歩可能であるが，屋内では杖歩行が実用的である．長距離，屋外は車いすを併用する．

表11-3　Hofferの移動能力分類

1	community ambulator a. 独歩群：屋外，屋内とも歩行可能 b. 杖歩行群：屋外，屋内とも杖を使用して歩行可能
2	household ambulator 屋内では杖歩行，屋外では車いすを併用
3	non-functional ambulator 屋内（学校，病院など）では歩行可能で，その他は車いすを使用
4	non ambulatory 移動にはすべて車いすが必要

- 乳児期は足趾把握反射などの原始反射，泣いたときの筋収縮から残存筋を評価する．

d. 変形評価と関節可動域（ROM）測定

- 大まかな他動運動後に，股・膝・足関節，脊柱の変形（後彎，側彎，前彎など）を詳細に評価する．
- 側彎と股関節脱臼はX線画像評価も用いる．
- 筋緊張亢進・低下，同じ姿勢の継続によっても変形が作られる可能性があるため，その原因を分析する．

e. 下肢長，周径の測定

SMD：spino-malleolus distance
TMD：trochanto-malleolus distance

- 棘果長（SMD）や転子果長（TMD）から，下肢長の左右差を評価して脱臼の有無を推測する．
- 周径測定から下肢の発達・成長状態，筋力や荷重の左右差を評価する．

f. 日常生活動作と上肢機能

- 上肢は座位の不安定性の代償として，支持に利用される．よって両手の協調的動作の発達が制限されることや合併症が要因となり，巧緻動作の低下がみられることがある．

- 座位が不安定な場合，日常生活動作が制限される．衣服や靴下，ボタンやチャック，下肢装具などの着脱はできるか，食事は箸の使用，幼児期以降であれば，はさみの使用，書字などの巧緻動作，左右差や協調性を評価する．

g. 感覚検査
- 表在感覚は，生後から正常な感覚経験がないため，正確な測定が難しい．
- 知的に良好であれば，大まかに体幹，下肢の触圧覚を評価する．
- 親への問診や熱傷の既往からも温冷覚の評価を行う．
- 感覚低下により身体像の発達が制限される．
- 乳児期であれば，表在感覚刺激による原始反射を用いて，求心性感覚路を評価する．
- 仙骨部，足部の褥瘡を予防するために，発赤部位を評価する．
- 脊髄後索路周囲に問題があるため，多くの場合，下肢の運動覚などの深部感覚は障害されている．

h. 排尿・排便障害
- 排尿・排便の反射中枢は仙髄にあるため，排尿・排便障害はほとんどの二分脊椎症で出現する．とくに排尿・排便障害は就学の制限因子となる．
- 家庭での排尿トレーニングの進行度合い，腎機能や膀胱尿管逆流現象も確認する．
- ドライタイム（おむつの乾いている時間）があれば，膀胱に尿を溜めておくことができるため，知的レベルを考慮しながら，導尿を開始する．

i. 知的面・認知面の発達
- 描画や模写などの視覚・認知面に問題がみられることがある．

j. その他
- 水頭症は脊髄髄膜瘤の80〜90％にみられる．
- 脳室内に髄液が過剰に貯留するために脳室が拡大する．
- 脳神経外科治療による脳室-腹腔シャント術（V-Pシャント）で，脳室内の髄液を腹腔内に運ぶようにする．シャントの機能不全や感染は，発熱や意識混濁，筋緊張の亢進などで明らかになる．異変は，理学療法中に発見されることもある．
- アーノルド-キアリ奇形は，延髄，小脳の一部が下垂して，脳幹や脊髄の圧迫徴候や小脳性失調を呈する．
- また睡眠時の無呼吸発作，嚥下障害もみられることがある．
- 斜視や近視などの視覚機能の評価を行う．

3 理学療法とその方針

a. 乳児期（1歳未満）
- 出生後に髄膜瘤への手術が行われ，その後から理学療法が開始される．
- 理学療法は，頸定，肘支持，四つ這い移動，座位など**基本的な運動発達を促すアプローチ**を主体としながら，筋力強化をはかる．
- 立位，歩行の理学療法の実施を前提に，内反や尖足などの下肢変形の予防を行

う．必要に応じて装具を用いる．
- 育児支援も念頭に置いて，遊びや子育ての要素を入れた理学療法が望ましい．
- **家族の心理的サポート**が重要な時期であり，理学療法士は注意深く支援する．

b．幼児期（1歳～学校入学前）

- 下部腰椎の損傷などで軽度な麻痺の場合，立位，歩行を開始する．
- 足部の変形によって立位，歩行が不安定であれば，短下肢装具を使用して安定させる．
- 足継手の角度設定は，立位，歩行の安定性に影響する．
- 膝関節に反張膝や外反膝変形（X脚変形）がある場合は，長下肢装具の膝パットで良肢位に保持する装具を作成して立位を行う．
- 変形が明らかになってくる時期であるため，ROM制限の予防が重要となる．
- 胸髄から上部腰髄レベルの麻痺で下肢の支持性が不十分な場合は，**骨盤帯付長下肢装具**，プロンボード，スタビライザーを使用して立位にする（図11-3）．
- **歩行中の下肢の交互性を補うために，RGOを使用する**場合がある（図11-4，11-2a参照）．RGOは歩行時に，片方の股関節が伸展して支持するときに，ワイヤーで接続した逆側の下肢が屈曲する．
- 理学療法の進行度によっては，親と手をつないだ歩行や，平行棒内歩行，歩行器，松葉杖応用歩行へと展開していく．
- 自立歩行が困難な場合は，移動手段として車いすを作成し，車いす駆動と乗り降りを練習する．
- 幼児期後半には，上肢・体幹筋を含めた**残存筋の筋力強化**を，回数を決めて行う．また家族と協力して**ホームプログラム**を作成して，実施する．
- 排尿・排便管理を含めた日常生活動作の自立に向けた取り組みを開始する．
- 幼稚園や保育園の活動で，視知覚の問題が顕在化してくることがある．たとえば絵を模写することができない，数字は理解しているがカレンダーからみつけることができないといった問題がみられることがある．
- 幼稚園や保育園へ入園する場合は，幼稚園教諭，保育士，親と協力して車いす

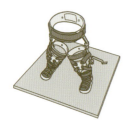

図11-3 スタビライザー

RGO：reciprocal gait orthosis

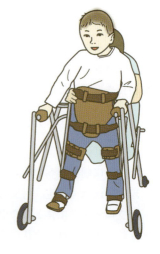

図11-4 二分脊椎児の歩行練習（SharrardⅡ群）
上部腰椎部位での二分脊椎児である．骨盤帯の付いたRGO（reciprocal gait orthosis）とPCW（posture control walker）にて歩行練習をしている．理学療法士は後方から左に体重移動しながら，右足のスイングを誘導している．徐々に子どもが上肢で左右に体重移動しながら，歩行できるようにする．

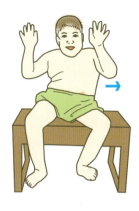
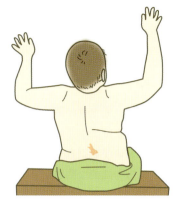

図11-5 二分脊椎症の肥満と側彎（SharrardⅡ群）
学齢期後半になると肥満が問題となる．左方向へ荷重して左凸の側彎が出現している．体幹右側に側屈の皺がみられ，非対称な姿勢が明らかである．また髄膜瘤の術後の腰椎部の不安定性もあり，体幹を左後方に崩した座位が安定する．

用のスロープやトイレの改造などの社会生活環境を整えたり，視知覚の問題などの情報を共有すべきである．

c. 学齢期前半
- 上肢体幹の筋力強化を継続的に行う．車いすのアームレストを使用したプッシュアップは自ら行うように指導する．
- 可能な範囲で，学校内で杖歩行や歩行器歩行を行う．
- プログラムは，回数を設定したトレーニング的なものが，家や学校で継続して行える．たとえばプッシュアップの回数，歩行は学校玄関から教室までのように，目標を明確にする．

d. 学齢期後半
- 二次成長期を境に**肥満**が問題となる（**図11-5**）．家庭や学校での活動量，栄養状態を評価する．
- 肥満によって車いすへの移乗や移動が困難になり，活動量と運動能力が低下する．活動量の低下により，肥満が進むという悪循環に陥らないようにする．
- よって活動量運動負荷を考慮したスポーツ的な要素を取り入れたプログラムを設定する．近年では車いすバスケットボールなどのパラスポーツに参加する児・者が増えている．
- 変形の改善が困難となってくる．装具の自己管理も指導する．
- 小学校後半以降，学力の問題により，普通学級への通学が困難になる場合がある．特別支援学級などへの変更の可能性が高くなる時期である．

e. 青年・成人期以降
- 就職，自立生活，福祉施設への入所など，生活環境が変わることで，徐々に専門的な医療から遠ざかる時期である．
- 感覚障害のため，長時間の仕事などにより，褥創が仙骨部や足部につくられることがある．
- 内臓の感覚障害もあるため，尿路感染症，尿路結石，膀胱炎，水腎症などの腎

臓疾患などになっても気づかないことがある．泌尿器科への定期的な受診が必要である．
- 自らの障害を理解し，自己管理することが重要となる．

4 まとめ

- 二分脊椎は，先天性の障害であり，将来を不安視する保護者が多い．
- 幼少期から立位と歩行の獲得を目標に理学療法を行うものの，実用的移動手段として，車いすを選択することが多くみられる．
- 上肢の障害や知的な問題がなければ，排尿，排便の問題をクリアして，自立生活をしている児・者，障害者用に改造された車を運転している者，車いすマラソン，バスケットなどの障害者スポーツに参加している児・者も多い．
- 理学療法士は全人的に評価して，二分脊椎の児・者のデマンドやニーズを踏まえ，ライフサイクルを見据えた理学療法を実施する．

B　ペルテス病

1 原因と臨床像

- ペルテス病 Legg-Calve-Perthes disease では，成長期における大腿骨頭，頸部の虚血性壊死が原因で骨頭・頸部の変形が出現する．
- 壊死は最終的には修復されるが，修復過程で壊死に続発する大腿骨頭の陥没変形，扁平巨大化，頸部短縮などが起こる．

- 性別では，男女比で5：1であり，2歳ごろから小学校高学年までの活発な男児に多い．
- 経過は大腿骨頭がすべて壊死した状態から回復する子ども，わずかな壊死から回復する子どもなど，程度はさまざまである．
- 多くが片側例であるが，両側例もときどき見受けられる．
- 初期症状は，跛行，股関節周囲の痛み，大腿や膝周囲など股関節以外の部位に痛みを訴えることがある．
- 疼痛は，成長痛や関節炎と間違われることがある．
- 医師による適切な治療を行い，大腿骨頭の壊死を修復させることが治療の主目標となる．
- 壊死レベルによるが，多くが何らかの治療や理学療法によって，歩容の異常がなく，通常の日常生活を営むことが可能となる．

- 長期追跡調査から，中年期以降に変形性股関節症が発症する可能性がある．

2 理学療法評価

- 画像評価方法はX線画像，CT画像であり，大腿骨頭の状態から滑膜炎期，壊死期，修復期，遺残期の4つの時期に分類する．

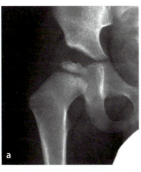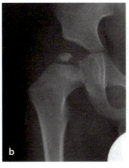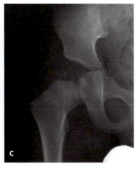

図11-6　右ペルテス病のX線画像（壊死期）
(a) 初診時．すでにcatterall分類のGroup 4で骨頭のかなりの扁平化がみられる．安静臥位，牽引療法，装具療法などの保存療法を行う．(b) 初診から1ヵ月後．進行は止まらず，骨頭内側の壊死が進行している．治療を継続する．(c) 初診から2ヵ月後．骨頭壊死が進行し，内側にわずかに残存している．この後，保存療法をしながら修復に向かう．

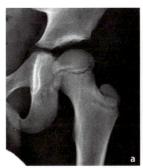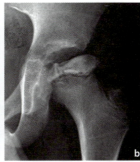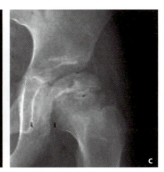

図11-7　左ペルテス病のX線画像（滑膜炎期〜壊死期〜修復期）
(a) 他院にて股関節の疼痛で受診したときの画像．当初は関節炎と診断された．少々，関節裂隙の拡大がみられる．(b) (a)の約1年後の初診時．すでに骨頭壊死は進行しており，Catterall分類のGroup 3である．装具療法を開始する．(c) (b)の半年後．骨頭壊死が落ち着き，骨頭が修復してきている．

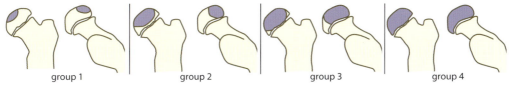

group 1	壊死が骨端核前方のごく一部である．
group 2	壊死が骨端核の前方約1/2を占めている．適切な治療により良好に回復するため，骨頭変形が残存しづらい．
group 3	壊死が約2/3以上に及ぶが，骨端核後方の一部は残存している．治療後も骨頭変形が残存することがある．
group 4	壊死が骨端部全体に及んでおり，完全壊死状態である．予後はわるい．

図11-8　ペルテス病のCatterall分類
各groupの左が正面像，右が側面像である．紫の部分が壊死部位で，その範囲によってgroupを分類する．

- さらに大腿骨頭の正面像と側面像の壊死範囲で4グループに分類した，Catterall分類が用いられ，予後の参考となる（図11-6，11-7，11-8）．
- 評価の際は，年齢，壊死状態の時期，Catterall分類を考慮する．

- 下肢のROM，筋力，下肢長，下肢周径，足長を測定する．
- 股関節では，運動時痛の場合，子ども自らが関節運動を制限するために，ROM制限と筋力低下が起こりやすい．また必ず左右差を評価する．

③ 理学療法とその方針

- 大腿骨頭の壊死部を免荷することが，初期の理学療法の原則である．
- 保存療法と手術療法があり，病院，施設によって理学療法方針や適応が異なる．
- 長期にわたる入院治療を行う施設，急性期のみの入院治療をしてすぐに在宅安静とする施設など，さまざまである．
- ROM制限は，活動性の制限，大腿骨頭の扁平化，股関節の運動時痛によりつくられる．
- 股関節外転・内外旋，足関節背屈の制限が出現しやすい．痛みや関節状態を評価しつつ股関節周囲のROM練習を行う．また非荷重による下腿三頭筋の短縮に対するストレッチが重要である．
- 足部の可動性，運動性を維持する．
- 荷重制限により中足骨間の可動性が低下して，足底の縦アーチが高くなるため，見かけの足長の左右差が出現する．
- 足部の可動性の低下は，歩行では足底からの感覚情報がうまく入力されないことや，立脚期の踵接地heel contactから爪先離地toe offの一連の足底荷重過程が困難となり，歩行の再獲得に時間がかかってしまう．
- 非荷重状態での下肢の筋力維持・強化をする．
- 初期治療段階から，徐々に患側の股関節から足関節の筋萎縮が出現する．
- 壊死状態の回復後から，足底荷重→立位を行うことで筋力を維持する．
- 筋力低下が著しいと立位，歩行の再獲得に長時間を費やしてしまう．
- 体力維持も含めた全身調整的なプログラムとして，腹筋・背筋力強化の運動や懸垂運動，プッシュアップ運動などを行う．
- また遊びの要素を盛り込んだ理学療法を行い，非荷重でのキャッチボールや水泳は全身の筋力維持・強化，呼吸循環器系の発育にアプローチできる．
- 患側への荷重制限から，体幹を側屈させた左右非対称な身体の使い方が習慣的になることがある．
- ロールなどで左右対称的な座位バランス練習を行う．
- 血行改善のために物理療法を併用することもある．
- 骨切り術後は，手術による疼痛があるため，愛護的なROM運動，関節運動を伴わない筋の等尺性収縮による筋力低下の予防を行う．
- 立位の部分荷重は，左右の体重計を使用して行う．同時に鏡をみながら左右対称的な立位姿勢を再学習させる．水中歩行も効果的である．
- 元来，活発な子どもに多くみられる疾患なため，活動の制限による大きなストレスを感じている．運動によるストレス発散も理学療法で考慮する．

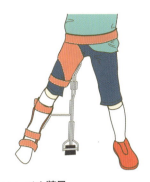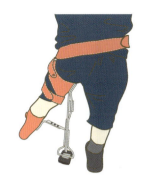

図11-9 pogo-stick装具
ペルテス病の股関節を外転・内旋に保持する．体重は坐骨結節周囲にて負荷して，大腿骨頭への免荷を行う．日常生活は，装具をした状態で歩行，走行をする．装具の破損が多い．

4 装具療法と手術療法

- 装具療法はペルテス病の保存療法であり，股関節に対する免荷装具療法である．代表的な装具にはpogo-stick装具（図11-9），股関節外転装具がある．
- 保存療法は，股関節を外転位にして大腿骨頭を臼蓋に収めて修復させる治療法であり，治療期間が2～3年間となる場合がある．
- 理学療法士は，装具の適合性のチェックを常に行う．
- 手術療法は大腿骨内反骨切り術，骨盤骨切り術が行われ，装具療法による保存療法に比べて，治療期間の短縮ができる．

5 まとめ

- ペルテス病はまれに他の疾患と合併することがあるものの，多くが健常に発達してきた子どもに起こる疾患である．
- 保存療法で，数年の入院が必要となる場合は，精神的に落ち込みやすい．
- その精神状態がチックや吃音などで現れることがある．
- 理学療法士は，健やかな成長という子育ての観点も考慮して接することが大切である．

C その他の小児整形外科疾患

1 骨形成不全症（OI）

OI：osteogenesis imperfecta

- Ⅰ型コラーゲンの遺伝子変異が原因で，骨系統疾患で最も多く，0.05人/1,000人の発生率である．遺伝形式は常染色体顕性遺伝（優性遺伝）だが，まれに常染色体潜性遺伝（劣性遺伝）もある．
- 先天的な骨系統疾患で，主症状は易骨折性と骨変形である（図11-10）．
- 筋膜や腱，靱帯が弛緩するため関節の弛緩，筋緊張の低下がみられる．

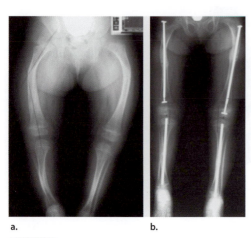

図11-10　骨形成不全症の骨変形
(a) 手術前：大腿骨，脛骨の彎曲がみられる（受話器様変形）．
(b) 手術後：骨幹部を切断し，髄内釘を挿入して彎曲を矯正する．髄内釘は骨折防止の役割もある．手術後は股・膝関節のROM制限と下肢筋の筋力低下，疼痛に対する理学療法を行う．

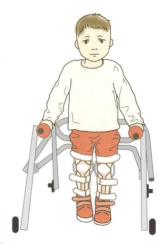

図11-11　骨形成不全症の子ども
多くの骨形成不全症は骨が細く，上肢，下肢ともに骨折しやすい．とくに幼児期は自らの運動で骨折することも多い．下肢の場合は，体重負荷や外力で容易に骨折する．よって大腿部と下腿部の防御を目的とした下肢装具を使用することがある．また多くの人は低身長である．

- 他に青色強膜，難聴がみられることがある．
- 理学療法士は骨折を注意し，必要に応じて装具を使用して粗大運動を獲得させていく（図11-11）．

- 成長とともに，また思春期以降，<u>骨形成が良好になることと生活内での骨折への注意力が増すことによって，骨折が減少する</u>．

② 軟骨無形成症 achondroplasia

- 常染色体顕性遺伝によって起こる．症状は低身長，四肢の短縮である．
- 筋緊張の低下がみられる．
- 発達は遅れながらも歩行まで獲得する．乳幼児期は発達の遅れに対する理学療法を展開する．
- 成長とともに，下肢の骨延長術を行うことがあり，術後理学療法を実施する．

③ 多発性関節拘縮症（AMC）

AMC：arthrogryposis multiplex congenita

- 非進行性の先天的な関節拘縮がある疾患である．
- 筋は線維化または脂肪で置換されており，円筒形の四肢で皮膚の皺は消失し，末梢に多く変形がみられる．
- 理学療法はROMの維持，改善で，残存機能を発揮させることが目標となる．
- 拘縮のため，各種デバイスの改良によって日常生活動作を自立させる．
- 障害度は，座位保持レベルから歩行可能レベルまでみられる．

④ 発育性股関節形成不全（DDH）

DDH：developmental dysplasia of the hip

- 発育性股関節形成不全は，かつて先天性股関節脱臼といわれていた．

- 発育性股関節形成不全は，出生前，出生後に股関節の脱臼や亜脱臼，臼蓋形成不全などを含んだ包括的な病態のことである．
- 左股関節に多いとされている．
- 適切な治療を行わないと，将来的に**変形性股関節症**の原因となることがある．
- 女児に多く，股関節の開排制限，家族歴，**骨盤位分娩**（逆子），大腿皮膚溝または鼠径皮膚溝の非対称がDDHの特徴である．発達検診でこの項目のうち2つ以上当てはまれば二次検診（小児整形外科）を推奨している．
- 治療方法は，乳幼児期には**リーメンビューゲル装具**の使用，オーバーヘッド牽引法が行われるが，5歳以降，必要に応じて手術療法が行われる．
- 手術療法は骨盤骨切り術，大腿骨の内反骨切り術が行われる．
- 理学療法は発達全般の支援であり，股関節に負荷をかけない状態での運動発達支援を行う．手術後は医師の指示のもと，立位・歩行練習を行う．

5 先天性内反足 congenital club foot, congenital talipes varus

- 一般的には基礎疾患がない特発性のものに対して「**先天性内反足**」としている．
- 性差は2：1で**男児に多く**見られる．
- 発生率は1,000人に1人の割合である．
- 原因は特定できていないが，子宮内での圧迫や遺伝子異常，胎生期発育停止など諸説ある．
- 臨床症状からすぐに先天性内反足と判断可能である．
- 治療方法は，乳児期では運動療法による内反の矯正，さらにギプス固定を組み合わせた方法となる．つまり小児整形外来においては「ギプスカット→理学療法→最大矯正でのギプス固定」を繰り返す．加えてアキレス腱皮下切腱術を行う場合がある．
- 装具療法では**デニス-ブラウン型装具**が使用される．足関節を外反位にして，両足をbarにて固定した装具である．
- 手術後にも，内反足の再発の可能性があるため，靴形装具やプラスチック製の装具を使用することがある．
- 理学療法は運動を軸とした発達支援であり，運動療法による内反足の矯正が主となる．ギプス固定や装具着用状態であれば，運動可能な部分を利用した発達の支援となる．

学習到達度自己評価問題

以下の問題で正しいものに○，誤っているものに×を記しなさい．
1. 二分脊椎の分類1群は独歩可能である．
2. 二分脊椎には運動障害はあるが感覚障害はない．
3. 二分脊椎にはアーノルド-キアリ奇形が見られる．
4. ペルテス病の男女との発生率は同じである．
5. 発育性股関節形成不全は女児に多い．

運動発達障害

12 知的障害児およびその他の発達障害児

一般目標
- 知的障害児の概要を知り，運動発達障害の特徴を総括し，理学療法を実施するうえで必要な評価，介入の概要を理解する．

行動目標
1. 知的障害の概念，定義と分類について説明できる．
2. 知的障害児の成長各期の運動発達の特徴について説明できる．
3. ダウン症候群の原因，発生頻度，病態と分類，症状について説明できる．
4. 知的障害児の治療アプローチについて説明できる．

調べておこう
1. 適応障害について調べよう．
2. 社会的リハビリテーションとは何か，調べよう．
3. 染色体と染色体異常について調べよう．

A 知的障害

　知的障害は精神遅滞とも表される障害である．知的発達症（DSM-5-TR）とも表記されることもある．精神遅滞の診断基準と重症度を**表12-1**に示す．精神遅滞は知的機能障害を有するが乳幼児期には確定診断が難しく，生活上の適応障害に着目した知的障害（行政用語）が一般的に使われる．本章では，とくに運動発達の遅れを伴う精神遅滞児を理学療法の対象としての知的障害児とし，精神遅滞の定義，病因，療育指導，理学療法の実際について述べる．

1 精神遅滞の定義

- 「精神遅滞とは，全体的知的能力が明らかに平均よりも低く，同時に適応行動の障害を伴う状態で，18歳以前に現れるもの」と，米国精神遅滞学会（AAMD）では定義している．
- 知的障害には，軽度，中程度，重度，最重度の4つのレベルがあり，支援の程度による分類では「必要に応じて支援」「一定の期間は支援が必要」「一定の条件下では継続的な支援が必要」「いかなる条件下でも支援が必要」の4つに分類される．

AAMD：The American Association on Mental Deficiency

表12-1 精神遅滞の診断基準（AAMD）

a)	明らかに平均以下の知的機能である：個別施行による知能検査で，おおよそ70またはそれ以下のIQ
b)	現在の適応機能の欠陥または不全が，以下のうち2つ以上の領域で存在する．コミュニケーション，自己管理，家庭生活，社会的・対人的技能，地域社会資源の利用，自律性，発揮される学習能力，仕事，余暇，健康，安全
c)	発症は18歳以前である

IQ（intelligence quotient：知能指数）レベル

障害度	IQ	発達状況
軽度	50～およそ70	言語・運動発達がゆっくりだが食事や着脱衣，排泄などの日常生活活動には支障はない．不器用．成人で小学校5～6年生程度の学力にとどまることが多い．
中等度	35～49	言語・運動発達の遅れが目立つ．身辺管理は部分的にできる．日常会話や集団行動は，教育によってある程度は可能で，仕事は単純作業であれば可能．
重度	20～34	言語・運動発達が遅く，学習面ではひらがなの読み書き程度に留まる．日常会話は簡単な受け答えのみで，衣食住には保護や介助が必要．
最重度	19以下	言葉の発達は叫び声を出す程度にとどまる．生活は全介助で寝たきりの状態．親の認識も困難なことが多い．

- 精神遅滞をもつ子どもの精神発達は生涯を通じて固定しているものではなく，流動的でかなりの幅があり，変化しうるものであるという一般的な共通概念がある．
- しかし，精神遅滞そのものの根治は困難である．原因が多岐にわたるため，できるだけ早期に診断を受け，原因を探り，療育をすることで長期予後の改善が期待できる．

2 発生頻度と要因による分類

- 有病率は一般人口の約1％であり，年齢によって変動する．男女比は軽度ではおよそ1.6：1，重度では1.2：1である．
- 単一な疾患ではなくいろいろな原因が含まれており，原因不明の場合が30～40％を占めている．
- 知的機能は知能検査によって測られ，平均が100，標準偏差15の検査では知能指数（IQ）70未満を精神遅滞と判断するが，知能指数の値だけで知的障害の有無を判断することは避けて，適応機能を総合的に評価し，判断するべきである．

IQ：intelligence quotient

a. 病理的要因による知的障害

- **ダウン症候群 Down syndrome，フェニルケトン尿症，プラダー–ウィリー症候群，アンジェルマン症候群**などの染色体異常．
- 先天性脳奇形症候群や広汎性発達障害などの先天性疾患．
- 脳室周囲白質軟化症，低酸素・虚血性脳症などの周産期障害による中枢神経系疾患．
- 脳腫瘍，脳炎，髄膜炎などの生後の疾患．
- 頭部外傷などの事故の後遺症．
- 脳性麻痺（CP），てんかんなどの脳障害，心臓病などを合併している場合も多い．

CP：cerebral palsy

- 明らかな病理的異常がある場合は知的障害が中等度，重度で，早期療育の対象となる．

b．生理的要因による知的障害

- 特定の疾患があるわけではないが，知能指数（IQ）が低くて障害とみなされる場合．
- 顕性遺伝や，潜性遺伝が疑われる場合．
- 合併症がないことが多く，健康状態は良好であることが多い．

c．心理的要因による知的障害

- 家族からの虐待・ネグレクトなど，発育環境が原因で発生する場合．
- 離島，山岳地帯，船上，長期入院などの生活環境に刺激が少ない場合．
- 適切な療育によって知能の向上が期待できる．

③ 知的障害の一般的な特徴

幼児期以降の軽度・中等度の知的障害児に共通してみられる特徴

①言葉発達が遅れる
- 話し出すのが遅い，語彙が少ない，言葉を覚えるのに時間がかかる．

②運動発達が遅れる
- おとなしい・動きが少ない，這い這いや歩き出すのが遅い．

③集中力が乏しい
- 気持ちが移って，1つのことを長く続けられない．

④判断力が弱い
- 指示がないと行動ができない．状況判断が苦手．

⑤コミュニケーション力が弱い
- 自分の気持ちをうまく伝えられない．人の気持ちを考えることが難しい．

⑥社会性が育ちにくい
- 年齢に応じた守るべきルールが身につかない．人間関係を築くことが難しい．

⑦動作がぎこちない
- 走る，投げる，跳ぶなど全身のバランス能力を基盤にした協調運動の習得が難しい．

⑧手先が不器用
- ボタンをはめる，ひもを結ぶ，はさみを使う，箸を使うなどの巧緻動作が難しい．

⑨依存心が強い
- 不安が強く，自分で挑戦する前に人に依存してしまう．

④ 小児理学療法の対象になる知的障害児の臨床像

- 乳児期早期には頸定などの**運動発達の遅れ**や**体が柔らかい**，**動きが少ない**などの**低緊張**，後期には奇妙な這い方や歩行開始の遅れなどで理学療法が開始されることが多い．
- 哺乳力が弱く栄養不良，微笑みや注追視，呼名反応が乏しい．
- 幼児期には**遊び**，**認知**，**コミュニケーション**，**対人関係**などの発達の遅れも目

立つようになる．
- ダウン症候群などの染色体異常による疾患や，脳室周囲白質軟化症，低酸素・虚血性脳症などの中枢神経系疾患は，確定診断が早く新生児期からの適切な治療体制が整備され，早期理学療法も実施される．
- 低緊張を示して理学療法を実施する乳幼児の中には，筋緊張が正常化するもの，あるいは亢進して痙縮が出現し疾病が明らかになる場合もある．評価，目標設定は適宜行う．
- 乳幼児期に前述の特徴に加えて感覚過敏を強く示す子どもの中に，発達障害を疑う場合もある．

B 発達障害（知的障害と関連する障害）（図12-1）

- 脳機能の発達が関係する生まれつきの障害である．
- 幼児期や学齢期に言語・コミュニケーション，対人関係，行動，学習，感覚処理などの問題が生じる．
- 生活上の困難を抱える状態を発達障害という．
- 複数の障害が重なって現れることもある．
- 遺伝的要因や環境要因，出生前後の問題など原因が多様である．
- 障害の程度や年齢，知的障害の有無，生活環境などを考慮した療育が重要である．
- 代表的な発達障害には，自閉症スペクトラム（ASD），注意欠如多動性障害（ADHD），学習障害（LD），発達性協調運動障害（DCD）がある．

ASD：autism spectrum disorder
ADHD：attention deficit hyperactivity disorder
LD：learning disorderまたはlearning disabillities
DCD：development coordination disorder
DSM-IV-TR：Diagnostic and Statistical Manual of Mental Disorders-IV-TR

1 自閉スペクトラム症

- 2013年，DSM（米国精神医学会の診断基準）が改訂され，<u>DSM-IV-TR（第4版新訂版）で「広汎性発達障害」とされていたものが新版DSM-5では「自閉症スペクトラム」という1つの診断名に統合された．</u>
- 2022年，DSM-5-TRでは，自閉症スペクトラムから自閉スペクトラム症と名称変更がなされ，診断基準も①社会的コミュニケーションの困難，②こだわりの強さ，③発症は小児期早期とされた．
- スペクトラムとは連続体という意味であり，自閉症に類似した社会性の先天障害をもつグループを示す．
- <u>自閉症，アスペルガー症候群，小児期崩壊性障害，広汎性発達障害を含む．</u>

DSM-5：Diagnostic and Statistical Manual of Mental Disorders-5，精神障害の診断と統計の手引

a．自閉症 autism
- 言葉の発達の遅れ，コミュニケーションの障害，対人関係・社会性の障害，パターン化した行動などの特徴をもつ．
- 知的障害があるもの（カナー症候群）と知的障害がないもの（高機能自閉症）がある．
- 3歳までには何らかの症状がみられる．

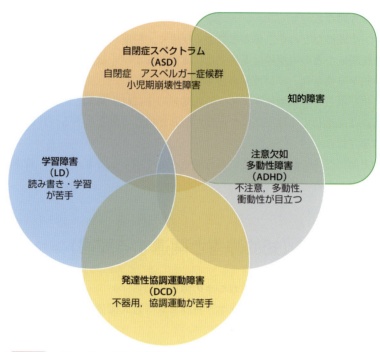

図12-1　知的障害と関連する障害

AS：Asperger syndrome

b. アスペルガー症候群（AS）
- コミュニケーションの障害，対人関係・社会性の障害，パターン化した行動，興味・関心の偏りなどの特徴をもつ．
- 幼児期に言葉の発達の遅れがないため，障害があることがわかりにくい．
- 成長とともに不器用さがはっきりしてくる．

c. 小児崩壊性障害 childhood disintegrative disorder
- 生後少なくとも2年間の年齢相応な発達の後，精神発達の退行がみられる．
- 言語理解，言語表出，非言語的コミュニュケーション，対人関係，遊び，適応行動などの多くの領域にわたって著しい退行を示す．
- 男児に多い．
- 精神発達の退行症状は半年以内に停止するが，自閉的な状態はそのまま続く．

2 学習障害（LD）

LD：learning disorders または learning disabilities

- 聞く，話す，読む，書く，計算する，推論するなどの**特定の能力を学んだり，行ったりすることに著しい困難を示す**．
- 会話や判断力など全般的な知的発達に遅れはない．
- 実際には学習障害と知的障害を明確に分けるのが難しく，合併している場合もある．

3 注意欠如多動性障害（ADHD）

ADHD：attention deficit hyperactivity disorder

- **気が散りやすい，落ち着きがない，多動，衝動的な行動**などの特徴をもつ．

- 知能指数に比べて，学業成績が振るわないことが多い．
- 多動や不注意といった様子が目立つのは小・中学生ごろが多い．
- 学習障害，不安障害などの障害をあわせもつと，社会生活や友人関係などの問題を生じる．

4 発達性協調運動障害（DCD）

DCD：developmental coordination disorder

- 運動障害や知的障害がないにもかかわらず，日常生活上の動作が極端に不器用である．
- 主に遊びや授業などで体を動かすことが多くなる学童期に目立ちやすくなる．
- 他の子どもと比べて箸を使って食事をすることが苦手だったり，階段の上り下りが困難だったりなどの微候が現れる．
- すべての物事ができないというわけではないため，「不器用な人」「運動神経が悪い人」と捉えられることが多い．
- 障害という自覚がないまま成長することも多い．
- 大人になるにつれて，症状が目立たなくなるケースもある．
- 外見上，障害が分かりにくいため，周りの人が誤った捉え方や判断をしてしまうことがある．

C 知的障害児の生活と療育

- 生まれた時から今までの発育状況などを聞き取る．
- 両親の困りごとを聞き取ることで，療育上のヒントが得られる．
- 知的障害児の療育の長期目標は**ADLの自立と社会参加**である．
- 全人的発達を促すために，子どもとその家族を支える療育が必要である．

a．生活リズム

- 新生児期の健常児は1日のほとんどを眠って過ごし，3〜4時間ごとに目覚めて授乳やおむつの交換を要求する．2歳ごろには1〜2時間程度の昼寝になり，4〜5歳を過ぎると夜だけの睡眠になり成人まで続く．
- 知的障害児では睡眠が浅く1日中傾眠状態が続いたり，昼間に眠り夜起きている昼夜逆転がみられたりする．
- 幼児期までは昼間は外気浴，規則的な授乳やおむつの交換を行い，月齢が増すに従い散歩や外出を日課に入れるよう心掛ける．
- 学童期では，起床，排泄，着替え，散歩，食事などを規則正しく日課を決めて過ごす．

b．母子相互作用

- 授乳やあやすなどの育児行為を通して，母親（保護者）と子どもがお互いに刺激と反応を繰り返すことで発達が促される（図12-2）．
- 知的障害児では原始反射や自発運動が弱いため，母親が授乳やあやすことを試みても子どもからの反応が乏しく「おとなしくていい子」と判断されて母子相

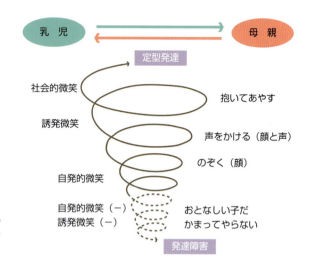

図12-2　母子相互作用
[川口幸義ほか：心身発達障害児の療育の実践，発達障害医学の進歩 2：5-86, 1990, 診断と治療社より]

互作用（愛着）が働きにくい．
- 授乳時に心を交わし日常的な抱っこやあやすことを励行することが，この悪循環を断ち切り発達を促す基本的な条件である．

c. 食事動作
- 偏食，少食，過食などの問題や，食物を投げたり，食卓をかき乱したりといろいろな出来事が起こる．
- 1日3度の食事は，マニュアルどおりに行おうとすると母子ともにストレス源となる．
- ストロー使用や硬い肉やせんべいなどを与えることは発語の準備や流涎（よだれ）の対策になる．

d. 衣服の着脱
- 毎日の衣服の着脱動作は，母親と子どもの絶好のスキンシップの機会である．
- 母親の膝の上，いす座位，床上座位，立位など動作を行う姿勢や状況の選択を行う．
- ファスナー，マジックテープ，大きなボタンなどの配慮をし，着脱動作の一部に子どもを参加させ，徐々にその比重を増しその機能性も高める．

e. 対人関係，コミュニケーション
- 母子相互作用を前提にして対人・対物関係を強化することが，コミュニケーション手段である言葉の発達を促すことにつながる．
- 「絵本の読み聞かせ」「ボールの転がしあい」「電話ごっこ」など，人と人との「やりとり遊び」が有効である．
- 他人に自分の気持ちや言葉を伝えようとする意欲の高揚が言葉を育てる．

f. 集団での適応行動
- 音楽に合わせて友達と同様に身体を動かす，滑り台の順番を守って滑る，周りを観察して整列するなどは，集団での適応を学習するよい機会である．
- 「おはよう」「ありがとう」などの言葉によるコミュニケーションは集団活動の中で行われ，言葉を学習する機会となる．

> **memo**
> **クレーン現象**
> 父母などの他人の手を使って，自分の要求を示すことを指す．人の手を引っ張って向かさせようとする動きがクレーン車の動きに似ていることから名付けられた．この現象は，コミュニケーションの方法として用いられることが多く，非言語的コミュニケーション（指差しなど）が苦手な子どもたちにみられる．

- 母子相互関係の芽生えが確認できたなら，早期に市町村の子育て支援事業や療育事業，幼稚園や保育所の施設開放事業などを利用し，子どもたちに接する機会をつくる．
- 親の会などの入会を勧め，保護者どうしの情報交換も社会参加への導入になる．

g. 社会的リハビリテーション
- 知的障害児の発達年齢や時期に適した社会参加は，自立につながる生活能力を向上させる最良の手段である．
- 教育機関や福祉機関への情報提供や連携をとりながら最適な就学先，就業先を決定し，就学，就職，社会参加を促していく．
- チームアプローチ，地域での支援，家族のバックアップが重要である．

D 評価

- 知的障害児の評価は運動発達だけでなく，遊びや対人関係など精神発達の評価も必要である（詳細は2章を参照のこと）．
- 子どもに適していると思われるおもちゃなどを用意して場面を設定する．
- 遊びのなかで，子どもと家族や理学療法士との自然なやりとりを観察する．

1 観察評価

- 特徴的な動作の分析や保持可能な姿勢の分析を行う．
- なぜ座れないのか，なぜ背這い移動なのか，なぜおもちゃに手を出そうとしないのかなど，獲得できない運動機能の阻害要因を考察する．
- 繰り返し行われる**常同行為**，自分を傷つける**自傷行為**，ものを投げたりする**攻撃的行為**なども注意深く観察する．
- 家族の子どもへのかかわり方（声かけ，遊ばせ方，介助のしかたなど）を観察する．

2 知的発達を含む全般的な発達検査

①遠城寺式乳幼児分析的発達検査（p.17参照）
②津守式乳幼児精神発達診断（p.19参照）
③新版K式発達検査
④DENVER II（デンバー発達判定法）（p.19参照）
- ①，②は保護者からの聞き取り方式で簡便に全般的な発達概要が把握できる．
- ③，④は特定の道具を使用して行う用具使用方式で主に臨床心理士や言語療法士が使用するので，情報を共有させてもらうとよい．

3 知能検査

①田中・ビネー式知能検査：知能指数（IQ）を算出する．
②WISC-III：動作性IQと言語性IQを算出する．

WeeFIM : functional independence measure for children

PEDI : pediatric evaluation of disability inventory

4 日常生活活動（ADL）評価

①子どものための機能的自立度評価法：WeeFIM（p.32参照）
②子どもの能力低下評価表：PEDI（p.33参照）
③各施設や病院独自で開発されたADL評価表など

E ダウン症候群

- 理学療法の対象になる知的障害の代表的な疾患である．
- 21番染色体の三倍体，あるいは転座により，さまざまな異常をきたす常染色体奇形症候群である．
- 標準型トリソミー型（全発症に占める割合：95％），転座型（3〜4％），モザイク型（1〜2％）に分かれる．
- 切れ上がった目，低い鼻をもつ扁平な顔貌，小さく低位な耳，厚く大きな舌，低身長，幅広な手足，ずんぐりした指などの身体的特徴がある．
- 出生頻度は約1人/1,000人である．母親の高齢出産により出生頻度は増加する．
- 知能指数は30〜59に80％が含まれる．
- 筋緊張が低く関節可動域（ROM）が広い．
- 運動発達が遅れ，始歩の平均年齢は2.0歳くらいである．
- 合併症として，環軸関節の脱臼や亜脱臼，足部の外反変形，多指（趾）症，合指（趾）症，先天性心疾患，呼吸器疾患，視覚障害，聴覚障害などがある．

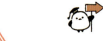

染色体異常

数的もしくは構造的な染色体の突然変異で，大小の奇形が発現する．
①**染色体の数的異常**は，染色体数が3本になる**トリソミー**，1本となるモノソミーなどがあり，ダウン症候群の95％は21番染色体が3本ある21トリソミーである（図13-1b参照）．
②**染色体の構造的異常**は，染色体構造の断片化，欠失，重複，逆位，転座，挿入などの異常を示すもので，ターナーTurner症候群（45, XO），猫泣き症候群（5番染色体短腕部分欠失症），エドワードEdward's症候群（18トリソミー）などがあげられる．

ROM : range of motion

F ダウン症児の成長各期における運動発達の特徴

1 全般的な特徴

- 運動発達が遅延する．独歩獲得までの時間がかかる．
- 全身の筋緊張低下，過可動域，抗重力に対する伸展活動が乏しい．
- 立ち直り反応・バランス機能が不十分である．
- 課題を達成するための運動企画が下手で動作がぎこちなく，バリエーションが少ない．

- 背這い移動や開脚起き上がり，シャッフリングなど特徴的な運動パターンを利用して発達する．

2 新生児期

- 全身の筋緊張が低く，関節がやわらかく可動域が広い．全身がやわらかい．
- 過剰な股関節開排を伴う蛙様姿勢が特徴である．
- 寝ていることが多く，空腹や甘え，不満などを訴えて泣くことが少ない．

- 眠っていたりおとなしいために，抱っこされる機会や自発運動の機会が少なく，結果として，頭のコントロールや寝返りなどの運動獲得が遅れる．

3 乳児期

- 外界に対する関心が出てくるのに伴い，四肢の伸展外転を伴う自発運動がみられるようになるが，抗重力伸展活動は乏しい．
- 腹臥位や抱っこを好まず，背臥位で1人で過ごすことを好む．この期間が長いとやがて**背這い移動**をするようになる（図12-3）．
- 姿勢をとらせれば座位保持が可能になるが，座位への起き上がり（sitting-up）や臥位へ戻ること（sitting-down）は苦手である．
- やがて，腹臥位にするとその姿勢のまま開脚して起き上がり，座位のまま移動する特徴的な**シャフリング**を行うようになる（図12-4，12-5）．
- 身体を支えて立たせようとしても下肢を挙上（sitting on air）してしまう．

4 幼児期前期

- 寝返り，背這い移動，シャフリングを駆使して部屋内を動く．
- 固定された姿勢保持を好まず，抱っこ，おんぶ，いす座位などをさせようとしても身体がやわらかく，巧みに体を動かしすり抜けてしまう．
- 立位は下肢の支持性の低さを補うため膝関節を過伸展し，股関節外転伸展位で支持するようになる．足は**外反扁平足**や**踵接地**であることが多い（図12-6）．
- 支えてもらっての立位は好むが，立ち上がり，自力でのつかまり立ち位，前後左右へのステップなどは苦手である．

5 幼児期後期

- 協調性や支持性の低さを補うために股関節外転・外旋位で支持面を広くし，下肢の伸展パターン優位な歩行をするようになる．
- 上肢でバランスをとるハイガード姿勢の歩行が長く続き，転びやすい，うまく走れない，などの問題が指摘される．
- 立位がとれるようになると，重篤な合併症のない子どものほとんどが2歳ころには歩行を獲得する．

6 就学，学齢期

- ボールを蹴れない，平均台をわたれない，縄跳びができない，自転車に乗れないなどの協調運動に問題が出てくる．
- 学校の場面では，周りの状況や課題を把握して行動する適応行動が苦手である．
- 集団の規模や環境，要求される学習能力などを考慮して入学する学校種の選択が必要となる．
- 作業療法，障害児保育，特別支援教育の適応になることが多い．

---

memo

シャフリングとずり這い移動の違い

シャフリング
座位姿勢のまま，殿部を少し浮かせ，両足でこぐように前進することをいう．シャフリングは，全身の筋緊張低下傾向の子供にみられ，ダウン症児では四つ這い移動や歩行開始の遅れの原因のひとつとなる．

ずり這い移動
うつぶせ状態で肘や手，足で床を押すことによって這って前進する動作をいう．身体を床につけて引きずるように這う様子から「ずり這い」という．

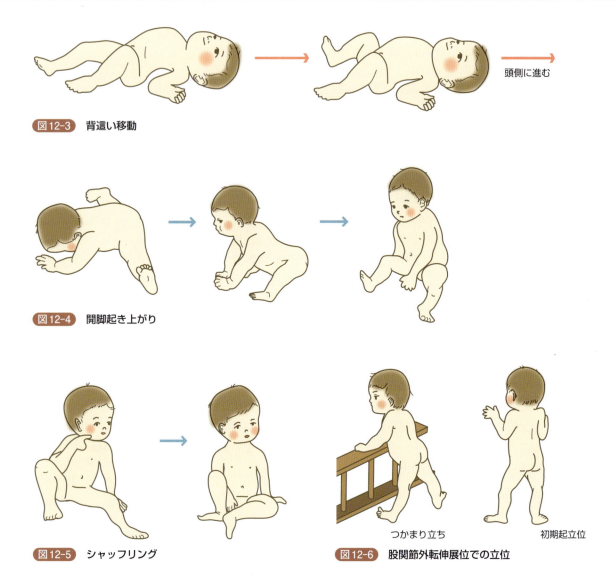

図12-3　背這い移動　頭側に進む

図12-4　開脚起き上がり

図12-5　シャッフリング

図12-6　股関節外転伸展位での立位　つかまり立ち　初期起立位

7 青年期

- 場所や環境を配慮した適応行動が難しい．
- 就業や自立生活に向けた社会的リハビリテーションの取り組みが必要である．

G　ダウン症児の理学療法

1 理学療法の基本的な考え方

- できる限り早期に介入する．生後早い時期から運動療法を開始し，運動経験を増やし，体力の向上を目指す．
- 基本的には定型運動発達の段階を追随する．

- 運動の繰り返しや探索動作を引き出すことよって運動の多様化をはかる．
- より抗重力位の姿勢をとらせて立ち直り反応，バランス機能を発達させる．
- 体幹の安定性を基盤にして四肢の支持性や巧緻性を促す．
- 精神発達段階に応じた遊びや生活活動を通してボディイメージを養う．
- 多様な感覚入力を工夫して，感覚鈍麻や過敏を修正する．
- 保護者に毎日遊びながら行えるプログラムを指導する．
- 保育活動，ADL指導，学習準備などを目的にした作業療法，コミュニケーションや集団活動を目的にした言語療法を行い，チームアプローチを行い運動・精神発達のバランスのよい発達を目指す．
- 成長とともに保育所や学校などと連携をもちながらADLの自立，地域参加を促す．

ADL：activities of daily living

2 治療アプローチの実際

a. 運動発達の段階に沿って運動を促す

- 体幹や四肢の筋収縮を高めるため，姿勢アライメントを整え，近位部から遠位部に向けて軽く圧縮を加える．
- 座面や手掌・足底部は床面につかせて，体重支持させ表在感覚や固有受容感覚を刺激する．
- 介助量を減らして自発的な動きを促し，筋力強化，協調性の向上をはかる．
- バランス反応を誘発しつつ，姿勢保持・変換を促す．

基本的な方法を以下に示す．

①**背臥位での運動**：目-手-足の協調運動を引き出す（図12-7）．
- 頭部，肩甲帯の下に大きな枕を置き全身を軽度屈曲位にする．子どもの膝下部または下腿上部を両手で支え，両下肢を正中位方向に挙上を援助する．

②**寝返り**：下肢からコントロールする方法（図12-8）
- 下腿と股関節を包み込むように保持し，骨盤を後傾と回旋させながら背臥位から側臥位にする．上側殿部から下外側方向へ持続的に圧縮を加えて上半身の寝返りを誘発する．

③**腹這い移動**（図12-9）
- 肘支持位 on elbowsにして両手で子どもの両上腕部を握り肘方向へ圧縮を加える．理学療法士の肘を殿部にあて，大腿前面と膝が床面に密着するように圧縮する．
- 頭のコントロール，上肢の支持性が強化され，股・膝関節の屈曲や足関節の背屈を含む運動パターンを誘発できる．

④**座位での運動**（図12-10）
- 他動的に割り座，横座り，長座位，いす座位（座位のバリエーション）などをとらせる．
- 坐骨で体重支持させて，上体を起こしてアライメントを整え，肩甲帯から体幹に適度な圧縮を加えて持続的な筋収縮を誘発する．

⑤**四つ這い位になる**（図12-11）
- 子どもの両前腕を理学療法士の大腿の上にのせて持続的に固定すると，自発的

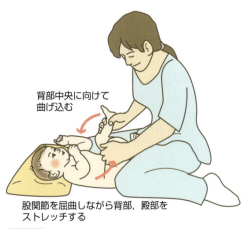

図12-7　背臥位での運動

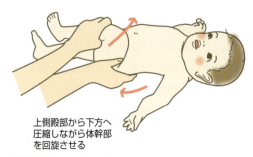

図12-8　寝返り運動

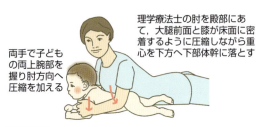

図12-9　腹這い移動

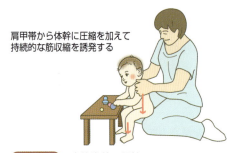

図12-10　座位姿勢の保持

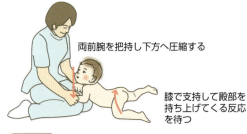

図12-11　四つ這い位になる

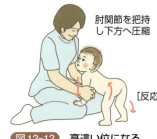

図12-12　高這い位になる

に下肢を曲げ込み殿部の持ち上げ運動が誘発できる．
- 強い反応が出てきたら徐々に理学療法士の両下肢を外転して空間をつくると，体幹・殿部をさらに持ち上げ，四つ這い位になる．

⑥高這い位になる（図12-12）
- 子どもの手掌を理学療法士の大腿の上にのせ肘関節伸展位で保持すると，体幹・殿部の持ち上げと下肢の支持を引き出せる．
- 上肢の支持性が出てきたら段階的に前腕支持，手掌支持へと変える．

⑦いす座位からの立ち上がり
- テーブルに対面して，いす（ベンチ），または理学療法士の膝の上に座らせる．

股・膝関節を 90°以上屈曲，足関節をやや背屈位にして膝から足部に向けて圧縮を加え，体重を足部に乗せると立ち上がりを引き出せる．
- 動作の前半は身体全体をやや前傾した姿勢で行うと立ち上がらせやすい．

⑧立位での運動
- 子どもの骨盤を両側から保持して子どもの両下肢，足部に向けて圧縮を加える．
- 支持性が高くなったら，前後左右に少しずつ体重移動させ，バランスをとることを学習させる．
- 体重を支持面の外側まで移動させ，前後左右へのステップを誘発する．

⑨つたい歩きのバリエーション
- テーブル上のおもちゃを横にずらし，自分で体重移動してステップを踏ませる．
- テーブルを前方にずらしてつかまりながら 1 歩 1 歩前進させる．
- 理学療法士の手（子どもの肩より下に下げる）で前方移動させる．
- 家具や壁の間をつたって歩く．

⑩歩く
- 平地歩行，砂道，砂利道，坂道，階段昇降などの応用歩行を行わせる．
- 外反扁平足などが目立つ場合は，ハイカット，足部アーチがついた幼児靴を着用させる（図 12-13）．

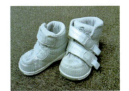

図 12-13　ハイカットの市販の靴

b. 遊び（おもちゃ，遊具）を取り入れ，運動療法を行う
- 子どもの発達段階に応じたおもちゃや遊びを繰り返し行うことで精神発達を促すことができる．
- 精神発達が進めば運動の自発性やバリエーションも増え，運動発達も促される．
- 運動遊びは感覚-運動経験を増やす学習チャンスとなる．

▷具体的な方法
①新生児期や体位変化に不安の多い子どもはタオルなどでしっかりくるみ，縦抱き，横抱きなどをする．包むことで全身の固有受容器が刺激され筋収縮が促される．
- 立ち直り・バランス反応が誘発できる．
- 子どもに安心感が生まれる．

②頭や体幹のコントロールができるようになったら「毛布ブランコ」「高い高い」「抱っこしてぐるぐる回り」などのダイナミックな遊びを取り入れる．
- 全身の筋緊張を高める．
- 他動的に動かされることにより，身体感覚やバランス機能の向上が促される．
- 父親に参加してもらうよいチャンスである．
- 多くの子どもは好むが，怖がり続ける子どもは感覚異常が強いかもしれないので再評価する．

③おすわり，這い這い，歩行ができるようになったら，滑り台やブランコなどの遊具を使って運動させる（図 12-14）．
- ダイナミックな運動遊びにより筋力，協応性，バランス機能の向上が促される．
- 遊具の操作は複合的な運動学習が促され，精神発達も促される．
- 危険の回避や，遊びにはルールがあることを教える．

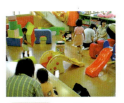

図 12-14　一般の遊具も利用できる

④歩行ができるようになったら，応用歩行を行う．
- 公園の砂場，砂利道，土手の坂道昇降，道路の縁石などで応用歩行を行わせる．
- ボール蹴り，リズム運動，三輪車，縄跳びなど遊びとして取り入れる（図12-15）．
- 目的動作を行うことで，体幹の筋緊張を整え，上下肢の支持性，協応性が養われる．

c. 保護者に育児や遊びながら行えるプログラムを提案する（図12-16，12-17）
- 子どもの発達状況を保護者に理解してもらう．
- 子どもへのかかわり方や遊び（おもちゃ，遊具）の選び方や使い方を教える．
- 発達を促すものとしての遊びを日常的に取り入れる．
- 声のかけ方・励まし方，音楽の利用，実施場所や時間帯の配慮も有効である．

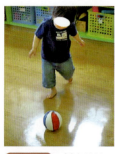

図12-15 将来はサッカー選手

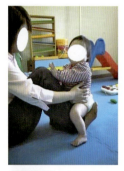

図12-16 親子で楽しく

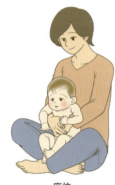

座位

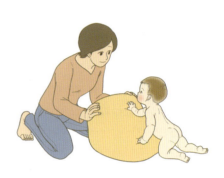

四つ這い位

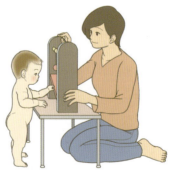

つかまり立位

図12-17 保護者が促すことができる姿勢や運動

学習到達度自己評価問題

以下の問題で正しいものに○，誤っているものに×を記しなさい．
1. 精神遅滞の発症は16歳以下と定義されている．
2. ダウン症児には，環軸関節の脱臼や亜脱臼がみられることがある．
3. 自閉症スペクトラムは知的障害，コミュニケーション能力，社会性などに関連する脳の領域に関係する発達障害の総称である．
4. ダウン症児に特徴的にみられる開脚起き上りは，股関節の拘縮が原因で起こるものである．
5. ダウン症児の理学療法では立ち直り・バランス反応を誘発しながら姿勢保持や協応動作に必要な筋力強化をはかるとよい．
6. ダウン症児の理学療法の目標は歩行獲得であるので，立位・歩行練習を重点においてプログラムを作成する．

運動発達障害

13 子どもの遺伝性疾患

一般目標
- 子どもの遺伝性疾患（進行性筋ジストロフィーなど）の概要を知り，運動発達障害の特徴を総括し，理学療法を実施するうえで必要な評価，介入の概要を理解する．

行動目標
1. 遺伝疾患の概念を説明できる．
2. 進行性筋ジストロフィーの原因，発生頻度，病態と分類，症状について説明できる．
3. 疾患における発達や運動機能の障害，および活動の制限について説明できる．
4. 年齢に応じた理学療法の評価，および目標の設定と介入方法について説明できる．

調べておこう
1. 染色体と遺伝子について調べよう．
2. 常染色体と，性染色体の違いを調べよう．
3. DNAが蛋白質を合成する過程を調べよう．
4. 形質の遺伝と突然変異の違いを調べよう．

A 遺伝性疾患の多様性

- **遺伝性疾患**とは，遺伝子，染色体の異常が原因となる疾患で，種々の形態障害や機能障害が生じて発達が障害される症状を示すものが多い（図13-1a）．
- 遺伝子，染色体の異常の発現の原因は，親の形質が遺伝して発症する場合と，突然変異によって発症する場合があるが，それらを総称して**遺伝性疾患**とよぶ（図13-1b）．

B 遺伝性疾患と遺伝異常の種類 （資料参照 ）

- メンデル遺伝の単因子遺伝子病は，進行性疾患が多く，以下の4つの遺伝型によるものがある．
    ① **常染色体性顕性遺伝（優性遺伝）病**は，筋強直性ジストロフィー，歯状核赤核淡蒼球ルイ体萎縮症（DRPLA）など**トリプレット（三塩基）リピート病**が多い．

DRPLA：dentatorubral pallidoluysian atrophy

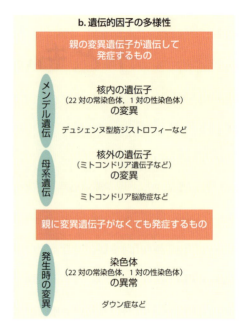

図13-1　遺伝性疾患の多様性

②**常染色体性潜性遺伝（劣性遺伝）病**は，福山型先天性筋ジストロフィーが代表である．
③**X連鎖性顕性遺伝病（伴性顕性遺伝）**は，レットRett症候群が代表で，女児に発症する．
④**X連鎖性潜性遺伝病（伴性潜性遺伝）**は，デュシェンヌDuchenne型筋ジストロフィーが代表である．
- **ゲノム刷り込みの単因子遺伝子病**は，両親いずれかの遺伝子の転写障害で生じる疾患で，父由来のプラダー-ウイリーPrader-Willi症候群，母由来のアンジェルマンAngelman症候群があげられるが，多くの事例において突然変異である．
- **ミトコンドリア遺伝の単因子遺伝子病**は，ミトコンドリア脳筋症が代表であるが，核外にあるミトコンドリアDNAの不全が母系遺伝によって発症する．
- **多因子遺伝病**は，複数の遺伝因子と環境因子が要因となって発症し，高血圧，悪性腫瘍などがある．

C　遺伝性疾患における筋疾患の分類

- 筋ジストロフィーには，**進行性筋ジストロフィー**としてデュシェンヌ型筋ジストロフィーやベッカー型筋ジストロフィーが，**先天性筋ジストロフィー**として福山型先天性筋ジストロフィーが，**その他の筋ジストロフィー**として顔面肩甲骨上腕型筋ジストロフィー，肢体型筋ジストロフィーがあり，いずれも筋原性疾患である．

D　デュシェンヌ型筋ジストロフィー（DMD）

- ジストロフィーは異栄養症ともいい，組織の変性，萎縮の経過をたどるものが多い．筋ジストロフィーは筋肉が変性する疾患である．
- **先天性ミオパチー**には，ネマリンミオパチーやセントラルコア病などがあり，いずれも筋原性疾患である．
- **筋強直性症候群**には，筋強直性ジストロフィーがあり，筋原性疾患である．
- ミトコンドリア病は，ミトコンドリア脳筋症，高乳酸血症と脳卒中様症状を伴うミトコンドリア病（MELAS）があり，いずれも代謝性筋疾患である．
- 遺伝性疾患には上記のような筋疾患が多いが，脊髄性筋萎縮症（SMA）＊やシャルコー-マリー-トゥース病などの**神経原性疾患**も含まれ，合わせて**神経筋疾患**と総称されることもある．
- 筋ジストロフィーに属する代表的な疾患の臨床経過や所見などを**表13-1**に整理した．

> **memo**
> 同じ蛋白質ができる＝再生
> 蛋白質が再生しない＝壊死
> 異なる蛋白質になる＝変性
> 組織の量が増加する＝肥大
> 組織の量が減少する＝萎縮

MELAS：mitochondrial myopathy, encephalopathy, lactic acidosis, and stroke-like episodes
SMA：spinal muscular atrophy

＊**脊髄性筋萎縮症（SMA）**
脊髄前角細胞と脳神経核が脱落，萎縮する進行性疾患で，3タイプがある（p.210参照）．

DMD：Duchenne muscular dystrophy

D　デュシェンヌ型筋ジストロフィー（DMD）

1 病態

a. 発症機構

- DMDは進行性筋ジストロフィーのなかで発生頻度が最高で，20人/10万男児出産の出現率で**男子のみ**に発症する．伴性潜性遺伝による発症であるが，3分の1は孤発例である．
- DMDの筋は，壊死と再生のバランスが崩れることで，徐々に脂肪組織や結合組織に**変性**し，筋力，および筋の**伸張性**が低下し（**図13-2**），その後**拘縮**へと発展する．
- 変性の原因は，筋細胞膜を補強する巨大蛋白質である**ジストロフィン**＊の欠損により，筋細胞が損傷されやすいためと考えられている．
- 筋細胞が壊れると，筋細胞中の**クレアチンキナーゼ（CK）**は細胞外に漏出し，毛細血管中に拡散することで**血清中CK値が上昇**する．
- 変性経過で，**仮性肥大**が下腿などにみられるが，機序には諸説がある（**図13-3**）．
- 進行に伴い全身の筋は**萎縮**するが，ステロイド治療を受けている場合には，外見的には肥満体型を呈する場合がある．

＊**ジストロフィン**　筋細胞は動きが激しいため，ジストロフィンという蛋白質で細胞膜が補強されており，そのジストロフィンを作る遺伝子が存在する．

CK：creatin kinase

b. DMDの運動機能の経過

- 経過に沿って厚生省研究班が障害度分類を定めているが，進行速度は一様ではなく，立ち上がり不能（ステージ3→4），歩行不能（ステージ4→5）になる時期がとりわけ急速に進行する（**表13-2**）．

① **0～2歳ごろ（発達期）**
- 遅れながら発達する時期で，出生時より筋力低下により**運動発達の遅れ**を認めるが，2歳前ごろまでには歩行を開始する（**図13-4a**）．
- この時期に障害に気づくことは一般に少ない．

表13-1 筋ジストロフィーの臨床像

筋ジストロフィー病名		デュシェンヌ型筋ジストロフィー	ベッカー型筋ジストロフィー	福山型先天性筋ジストロフィー	顔面肩甲上腕型筋ジストロフィー	肢帯型筋ジストロフィー
臨床経過など	略語	DMD	BMD	FCMD	FSHD	LGD
	遺伝型	XR*	XR*	AR**	AD***	AR
	進行速度	急速	中等度	中等度〜緩徐	緩徐	中等度
	発症年齢	1〜3（6）歳	5〜15歳	0〜8ヵ月, 生下時	10〜30歳	10〜30歳
	初発症状	始歩の遅れ, 転びやすい, 跳躍不能, 走れない	走るのが遅い, 学校の体育が苦手, 下腿痛	哺乳力低下, 緊張低下, 自発運動欠如や減少, 運動発達の遅れ	口笛が吹けない, 顔に皺がよらない, 閉眼不十分, 上肢挙上困難	転びやすい
	最高到達機能	歩行, 階段昇降	何とか走行	多くは座位レベル	歩行	歩行
	機能後退開始時期	4〜5歳ごろ	11歳ごろ	8歳ごろ	10〜20歳ごろ	15〜20歳ごろ
	歩行不能時期	10歳ごろ	27歳ごろ	（歩行不可能）	一定せず	発症後20年ごろ
	生命予後	10歳代後半〜30歳ごろまで生存可能	30〜40歳ごろまで生存可能	30歳ごろまで生存可, 乳児死亡の可能性	天寿をまっとう	中年以降まで生存
所見・合併症など	仮性肥大	著明	著明	認める	なし	なし
	罹患筋分布	近位の筋	近位の筋	全身性だが近位の筋優位	顔面・肩甲・上腕→下肢→腰帯の筋	上・下肢帯の一側または両側の筋
	顔面筋罹患	咬筋仮性肥大, 咬合不全, 巨舌	不明瞭	著明, 特徴的顔貌	著明	なし
	知的障害	軽度あり	なし	重度	なし	なし
	痙攣	なし	なし	あり	なし	なし
	心筋障害	重要な死因の1つ	まれ	重要な問題ではない	まれ	なし
	呼吸障害	必発	注意はすべき	肺炎に基づく呼吸不全	時に呼吸不全	注意はすべき
	血清CK	著しく上昇	著しく上昇	中等度上昇	正常範囲〜軽度上昇	中等度上昇
	その他	骨折しやすい	運動後の下肢痛	脳の奇異性病変, 視神経萎縮	腰椎前彎, 早期より著明	多様な疾患群を含む

[岩谷 力（編）：小児リハビリテーションII, p.68-69, 医歯薬出版, 1991 および, 大澤真木子ほか：進行性筋ジストロフィ症, 小児神経学の進歩（小児神経学会卒後教育委員会編）, p.31-52, 診断と治療社, 1983より作成]
*XR＝伴性潜性　**AR＝常染色体潜性　***AD＝常染色体顕性

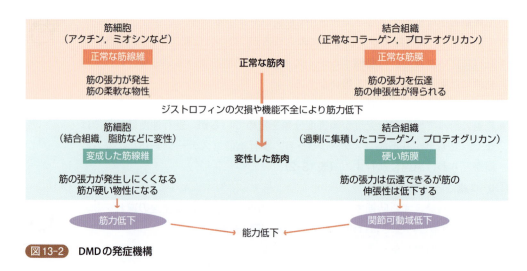

図13-2 DMDの発症機構

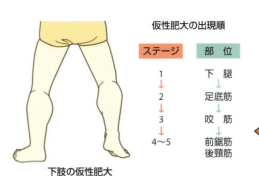

図 13-3 仮性肥大
[加倉井周一ほか：神経・筋疾患のマネージメント, p.195, 医学書院, 1997. 岩谷 力（編）：小児リハビリテーションII, p.80-81, 医歯薬出版 1991 より一部改変]

下肢の仮性肥大

仮性肥大の出現順

ステージ	部位
1	下腿
2	足底筋
3	咬筋
4〜5	前鋸筋 後頸筋

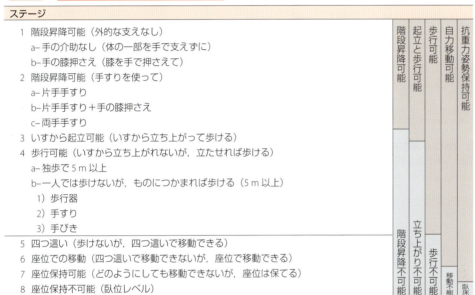

表 13-2 機能障害度（厚生省研究班，新分類）

ステージ					
1 階段昇降可能（外的な支えなし） 　a- 手の介助なし（体の一部を手で支えずに） 　b- 手の膝押さえ（膝を手で押さえて） 2 階段昇降可能（手すりを使って） 　a- 片手手すり 　b- 片手手すり＋手の膝押さえ 　c- 両手手すり	階段昇降可能	起立と歩行可能	歩行可能	自力移動可能	抗重力姿勢保持可能
3 いすから起立可能（いすから立ち上がって歩ける） 4 歩行可能（いすから立ち上がれないが，立たせれば歩ける） 　a- 独歩で 5 m 以上 　b- 一人では歩けないが，ものにつかまれば歩ける（5 m 以上） 　　1）歩行器 　　2）手すり 　　3）手びき		立ち上がり不可能			
5 四つ這い（歩けないが，四つ這いで移動できる） 6 座位での移動（四つ這いで移動できないが，座位で移動できる） 7 座位保持可能（どのようにしても移動できないが，座位は保てる） 8 座位保持不可能（臥位レベル）	階段昇降不可能		歩行不可能	移動不可	臥床

[松家 豊ほか：プロジェクト III-B 臨床病態の解析「運動機能」，厚生省神経疾患研究委託費 筋ジストロフィーの疫学，臨床および治療に関する研究，昭和 57 年度研究報告書, p.101-112, 1983 より一部改変]

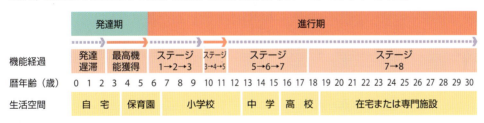

② 2〜5 歳ごろ（発達期）

- 最高機能にいたる時期で，発達が遅れながらも最高到達機能である**階段昇降や速歩**までは可能となるが，**走行は不可能**で，4〜5 歳ごろより**動揺性歩行**が出現し（図 13-4b，13-5），下腿の**仮性肥大**や**下肢の筋痛**の訴えから疾患に気づくことがある（ステージ 1）．

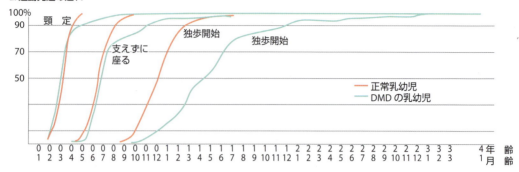

a. 運動発達の遅れ

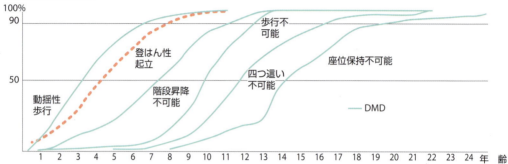

b. 運動機能後退の経過

図 13-4 DMD を伴う子どもの運動機能の経過

[福山幸夫ほか：機能障害の進展過程と臨床評価の基準化，厚生省神経疾患研究委託費　筋ジストロフィの疫学，臨床および治療に関する研究，p.44-49，昭和58年度研究報告書，1984より一部改変]

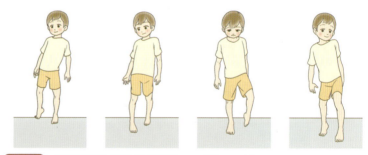

図 13-5 動揺性歩行（アヒル様歩行，waddling gait）

③ 5〜9歳ごろ（進行期）

- 機能後退が始まる時期で，転びやすい，階段が上りにくいなどの症状が現れ，5〜6歳ごろでは**登はん性起立（ガワーズ徴候 Gowers sign）**がみられる（図13-4b，13-6）.
- 多くはこの時期までに疾病に気づく（ステージ1の終盤）．
- ついで，6〜8歳ごろに，**階段昇降に手すりが必要となるが**（図13-4b），この時期に下肢（下腿）足底の仮性肥大も認められ（図13-3），足部の痛みを訴えることがある（ステージ1→2）．
- さらに，8〜9歳ごろには，1人で立ち上がって歩けるものの，**階段昇降がまっ**

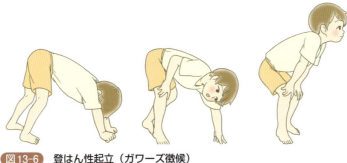

図13-6 登はん性起立（ガワーズ徴候）

たく不可能となる（ステージ2→3）（図13-4b）．

④ 9〜11歳ごろ（急速な進行期）
- 立たせれば歩けるものの，いすからの立ち上がりに介助が必要となり（図13-4b），日常生活での歩行頻度は減少する（ステージ3→4）．
- 10〜11歳ごろに歩行不能となるが（図13-4b），四つ這い移動は可能（ステージ4→5）．

⑤ 11〜17歳ごろ（進行期）
- 四つ這い移動は13〜14歳ごろに不可能となるが，座位での移動は保たれる（ステージ5→6）．
- 15〜16歳ごろに移動不能となるが（図13-4b），座位保持はまだ可能である（ステージ6→7）．

⑥ 17歳以降（進行期）
- 臥位状態となる進行末期で座位保持不能となる（ステージ7→8）（図13-4b）．
- 臥位生活となっても，呼吸管理の進歩により30歳代まで平均的には生存するが，40歳代まで生存可能である場合もある．主な死因は呼吸器疾患と心不全が半々である（ステージ8）．

c. DMDの上肢機能の低下
- 上肢の運動機能低下は，表13-3に示す障害度分類によって把握される．

d. DMDの筋力低下
- 出生時に明確な筋緊張低下所見はないが，筋力低下は早期よりみられる．
- MMTで示すと早期の筋力は体幹・頸部2〜3，股関節・肩関節3前後，膝関節・肘関節3〜4，足関節・手関節以遠4〜5であり，上肢より下肢の方が筋力低下は強い傾向がある．体幹頸部では屈筋に，四肢では伸筋・内転筋に筋力低下が強い傾向がある．
- 経過とともに筋力は低下し，全経過でみるとすべての筋で1.5〜2レベル分の低下が認められるが，筋力低下は比較的一定の速度で進みステージ進行の速度と必ずしも同期しない．
- 早期よりの筋力低下の身体分布の違いが，近位筋の筋力低下と遠位筋の温存という臨床像を形成している．
- 時間経過に伴って筋力低下する筋の様相は文献により，表現方法や，腹筋群，

MMT：manual muscle test

表13-3　上肢運動機能障害度分類

1	500gの以上の重量を利き手にもって前方に直上挙上する（肩屈曲180°）
2	500g以上の重量を利き手にもって前方に90°まで挙上する（肩屈曲90°）
3	重量なしで利き手を前方に直上挙上する（肩屈曲180°）
4	重量なしで利き手を前方に90°まで挙上する（肩屈曲90°）
5	重量なしで利き手を肘関節90°以上屈曲する
6	机上で肘伸展による手の水平前方への移動（肘の伸展運動）
7	机上で体幹の反動を利用し肘伸展による手の水平前方への移動（肘の伸展運動）
8	机上で体幹の反動を利用し肘伸展を行った後，手の運動で水平前方への移動
9	机上で手の運動のみで水平前方への移動

ステージ1～5：抗重力運動，ステージ6～9：重力除去運動
[松家　豊：Duchanne型筋ジストロフィー症上肢機能の経過とその評価．総合リハ**11**（4）：245-252, 1983より許諾を得て改変して転載]

表13-4　時間的経過に伴う筋力低下する筋の様相

	頸部，体幹，骨盤帯	大　腿	下腿，足	肩甲帯，上腕	前腕，手
障害が初期より著明な筋群	頸前屈筋 体幹前屈筋 腹直筋	股内転筋		肩甲下制筋（僧帽筋下・中部） 肩伸展筋（広背筋）	
障害が初期では著明ではない，ある時期より急速に進展する筋群	大部分の躯幹筋	股伸展筋 股外転筋 膝伸展筋 足背屈筋		肩屈曲筋 肩外転筋 肩内転筋 上腕の筋群*（三頭筋群）	
障害の進展が比較的緩徐な筋群		股屈筋* （腸腰筋*） 膝屈筋*			前腕の筋群*
障害の進展が全経過を通じてきわめて緩徐な筋群	頸後屈筋* （半棘筋*，板状筋*）		足底屈筋* 足内反筋*（後脛骨筋*） 足底小筋群*		手の小筋群*

[野島元雄：進行性筋ジストロフィーのリハビリテーション，リハビリテーション医学，14巻，2号，p.123-133, 1977より許諾を得て改変して転載]
＊ 伸張性が低下しやすい筋および筋群（筆者）

CT画像による定量			
	骨盤帯と体幹	大　腿	下　腿
初　期	大殿筋，中殿筋，大腿筋膜張筋*	大腿二頭筋*，股内転筋群，大腿四頭筋*	腓骨筋群，腓腹筋群*
中　期	傍脊柱筋，腸腰筋*，腰方形筋	半腱様筋*，半膜様筋*	前脛骨筋，ヒラメ筋
後　期	腹直筋，内・外腹斜筋	縫工筋*，薄筋	後脛骨筋*

[Liu M, et al : Muscle damage progression in Duchanne muscular dystrophy evaluated by a new quantitative computed tomography method. Arch Phys Med Rehabil, **74**：507-514, 1993より一部改変]
＊ 伸張性が低下しやすい筋，および筋群（筆者）

腓腹筋，膝屈筋群で見解が異なるが，分析手法の違いによるもので，臨床的には**表13-4**の野島らの表が臨床の実態に近いであろう．

e．DMDの関節可動域（ROM）低下

ROM：range of motion

- ROM低下は，筋の**変性**によって生じる筋力と**筋伸張性低下**により発生し，筋力が温存されている筋ほど短縮が生じやすく，筋力アンバランスによる拘縮が発現する（**表13-4**）．
- 体幹と下肢の拘縮ではステージ1より尖足と股関節伸展制限，および腰椎前彎

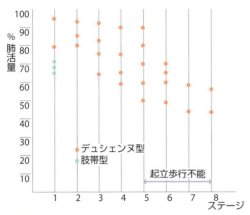

図 13-7　％肺活量の変化

[野島元雄ほか：新小児医学大系 15巻A　小児運動器病学I, p.308-309, 中山書店, 1986より許諾を得て転載]

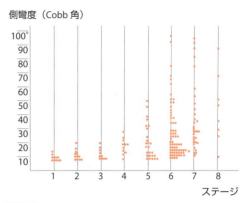

図 13-8　Cobb 角の変化

[野島元雄ほか：新小児医学大系 15巻A　小児運動器病学I, p.308-309, 中山書店, 1986より許諾を得て転載]

傾向が認められ，ステージ2では内反尖足傾向と膝関節伸展制限が加わり，ステージ3では股関節内転制限と側彎傾向が重なる．

- ステージ4～5を契機に下肢ROMは急激に低下し，歩行不能となるステージ進行とほぼ同期する．脊柱の側彎と前彎はステージ5以降でさらに進行する．
- 上肢の拘縮ではステージ2で前腕の回内外の制限の傾向認められ，ステージ5以降で手指のスワンネック変形が現れるが，下肢の拘縮と比べれば遅い発現となる．
- DMDの**能力低下**は，筋力低下を背景としつつも，**ROM低下**が「引き金」となって進行すると考えられるため，ROM維持はとりわけ重要である．

f.　DMDの呼吸障害

- 呼吸障害は，呼吸筋力の低下に加え，胸郭や脊柱の可動性低下・変形が加わり，**呼吸機能が拘束性に低下する．**
- ％肺活量は徐々に減少するが，歩行不能期に入って以降，急激に低下し，進行期末期では20％程度になり，呼吸器装着も必要となる（図13-7）．
- 脊柱変形（**側彎**）は％肺活量と同様，歩行不能を境に増悪する（図13-8）．

g.　心　筋

- DMDの心筋も，横紋筋であるので変性が進行するが，骨格筋変性と同様の様相ではない．
- 早期より1回拍出量減少，頻脈傾向にある．
- **心筋の線維化**は心臓に負担の少ない歩行不能（ステージ5）以降に現れるとされるが，必ずしも心不全となるわけではない．
- **末梢循環**も障害され，手足の冷え傾向や，冬季ではしもやけなどに注意する必要がある．

h.　精神，心理

- DMDは，**軽度の知的障害**がみられることがあるが，機序はあまり明らかではない．

- IQは80前後をピークに正規分布を示し，**動作性IQ**より**言語性IQ**が下回る傾向があるとされ，言葉によるコミュニケーションや課題の学習のうえで問題を抱える背景となる．
- DMDの心理的問題では，宿命的な予後を知るのが施設入所児では小学校中学年から高校生の間だが，在宅児はそれより遅めである．
- 歩行不能に陥る急激な変化は学童にとって耐えがたい喪失感であるが，依存的傾向や無関心により心的埋め合わせを行う傾向がある．
- 突然変異による発症を除けば，母親は**保因者**であるという自責の念から憐憫の情（かわいそうだと思うこと）をもつ一方，子どもの練習に強く固執する傾向もある．

2 理学療法評価

a. 医療面接

> memo
> 保護者が生命予後を知らない場合もあるので，慎重に面接を行う．保護者が保因者である場合は，軽度筋力低下により腰痛などの可能性を想定し，介護面にも配慮する．

- 医療面接による評価では，運動発達歴を聞くことにより，ステージを予測する．
- 家族の状況を聞くことにより，兄弟罹患の可能性から将来的なサポート体制を想定する．

b. 動作観察

- 動作観察による評価では，階段昇降を含むすべての姿勢保持，姿勢変換，移動動作を観察し，**動揺性歩行**や**登はん性起立**などの特徴的運動様式を確認し，ステージの判定を行う．
- 呼吸数や胸郭と腹部の動き，顔色などを観察し，呼吸アプローチの必要性を検討する．

c. ハンドリング

> memo
> 動作の速度を上げると，典型的な運動パターンが増強され，異常所見が確認しやすい．

- ハンドリング（**援助**）による評価は，発達期では，援助して可能な動作を確認し，発達援助の課題を見出すことを目的とする．
- 進行期では，困難になりつつある動作の進行を遅らせる援助方法の探索を目的とする．

d. 検査による評価

- 検査による評価は，観察とハンドリングで想定した問題点の確認を目的に以下を実施する．
- **ROM検査**は，四肢だけでなく，体幹，脊柱について最も頻繁に行うべき検査である．
- MMTは，疲労を配慮して全身を検査する．
- 四肢計測で仮性肥大や筋萎縮を評価する．
- 呼吸機能検査は，トータルな呼吸指標として胸郭と腹部の周径，％肺活量，1回換気量，胸郭・肺コンプライアンスの指標として最大強制吸気量（MIC），気道分泌物喀出能力の指標として最大呼気流速（CPF）が必要である．

MIC：maximum insufflation capacity
CPF：cough peak flow

- ADL検査は，「厚生労働省筋ジス研究班」が作成した，基本的動作検査表，ADL身辺動作検査表が適切であろう．
- **心肺機能の検査**では，安静時と運動時の脈拍，血圧の変化と回復度合いを評価

- **知的障害**，および**障害受容**の状況は他部門より情報を得る．

③ 理学療法の実施

- 大原則は，その時々の最高機能をより長く維持するために，筋力を保ちつつも<u>ROMを維持することを頑張りすぎずに取り組む</u>ことである．

①最高機能にいたる発達期（出生～5歳ごろ，ステージ1）
- 歩行機能と階段昇降機能を獲得し，子どもと楽しく遊べることを目的とする．
- <u>低下している筋力を徒手的に援助しつつ**運動発達を促す**</u>が，無理なく動くことの楽しさを心身で感じさせる工夫が重要である．
- 他動的ROM練習は予防的に行う必要がある．

②機能後退が始まる進行期（5～9歳ごろ，ステージ1～3）
- 学校や自宅での歩行による移動，身の回り動作の自立を目標とする．
- この時期の<u>**他動的ストレッチ**，**自己ストレッチ**（蹲踞_{そんきょ}など）は，進行防止上とくに重要</u>である．
- 階段昇降や歩行，起居動作を楽しく繰り返して筋力を維持するが，過剰な運動は控える．
- <u>**深呼吸**や**大声**での朗読などで，呼吸機能を積極的に維持する予防的取り組みを開始</u>する．

③急速に歩行不能となる進行期（9～11歳ごろ，ステージ3～5）
- 進行に応じて無理のない移動機能を生活で活用できることを目標とする．
- <u>急速に低下するROMに対し，ストレッチ以外に装具や起立保持具などで日常的に管理</u>する．
- 筋力を安全に維持するために，低負荷高頻度で立ち上がり練習，歩行練習を繰り返す．
- 装具などの使用により，歩行期間延長の可能性があるが，装具の重さに注意が必要である．
- <u>呼吸機能維持のために，**脊柱，胸郭の可動性**を保つ自動的，他動的練習を開始</u>する．
- この時期の最後では，現実的な移動手段の確保のために**車いす**を導入するが，理学療法士，子どもの両者にとって，心的に最も辛い時期である．

> **memo**
> ここまでの時期は，進行への焦りから過剰な練習に陥りやすいが，筋細胞の破壊を促しかねないので注意が必要である．

④移動不能となる進行期（11～17歳ごろ，ステージ5～7）
- 四つ這い，座位での移動ができ，座位で上肢を使えることが目標となる．
- <u>ROM低下は四肢だけでなく体幹にも及ぶので，装具や姿勢保持具なども動員して練習，管理をする必要がある</u>．
- 生活の中で意義をもつ設定で，移動動作と姿勢変換動作を繰り返し，筋力を維持する．
- 心臓に負担をかけずに生活の充実をはかるために，<u>**電動車いすやパソコン入力支援**環境改善などの生活援助を積極的に進める</u>．
- 用手による**胸郭圧迫**方法，**体位排痰**_{はいたん}方法を行いつつ，呼吸が楽な姿勢設定を探

⑤臥位状態となる進行末期（17歳〜，ステージ7，8〜）
- 運動機能練習は維持的な段階に入り，呼吸機能を保ちつつ，手指で環境制御装置を操作し，楽に介助座位および臥位レベルの生活が送れることが目標となる．
- 前段階で設定した排痰や呼吸援助内容が安定して実施できるよう，<u>四肢，および胸郭の可動性や脊柱の可動性練習</u>，および<u>ポジショニング</u>についてプログラム化する．
- この時期に致命傷となる<u>感染症を予防</u>するために換気向上と排痰は重要なので，間欠的陽圧換気（IPPV），体外式人工呼吸装置，カフマシーン，パーカッションベンチレーターなどの機器の知識は必須である．
- 「るい痩」により生じる姿勢保持時の痛みや褥瘡予防のために，接地面が広く，かつ筋の伸張位を若干確保し，呼吸が楽で，上肢活動が安楽であるポジショニングについて，臥位と後傾座位で数パターンを準備するとよい．

IPPV：intermittent positive pressure ventilation

4 DMDの装具療法，生活支援用具

装具については「シンプル理学療法学シリーズ義肢装具学テキスト改訂第3版」を参照

①<u>下肢変形予防装具，器具（ステージ3〜5）</u>
- シューホーン型短下肢装具（夜間装具）
- プロンボード（前傾起立位保持具）

②<u>歩行援助用の装具（主としてステージ4）</u>
- 徳大式ばね付長下肢装具
- 膝リングロック式長下肢装具
- ターンバックル付長下肢装具

③移動補助具

- <u>自走型車いす（ステージ5〜）</u>
- <u>電動車いす（ステージ5，6〜）</u>

④姿勢修正用の装具（ステージ5以後）
- 体幹装具（初期は軟性，後期で硬性）

⑤<u>生活支援用具（ステージ6，7〜）</u>
- 電動リクライニング車いす，座位保持装置
- コンピュータ操作支援装置
- 電動リフトなど介助用具の選定

E その他の遺伝性疾患

1 福山型先天性筋ジストロフィー（FCMD）

FCMD：Fukuyama congenital muscular dystrophy

- 日本人ではDMDについで多く，有病率は約10万人に2〜5人で，男女差はない．
- 進行は緩徐だが，<u>生下時より筋緊張が全身的に低下している</u>（表13-1参照）．
- 脳には多小脳回がみられ，<u>重度の知的障害</u>，てんかんなどの<u>中枢神経症状</u>がみ

- られる.
- 運動発達遅滞は重度で，**最大機能は座位保持レベルが限度**で，起き上がり可能な子どもは少なく，立位，歩行レベルはきわめてまれである.
- 8歳ごろをピークとしその後緩徐に進行する.
- 筋力アンバランスによる屈曲位での拘縮や，弛緩性の肩関節脱臼が生じる.
- 理学療法は，知的障害を考慮しながら，ROMの維持，脱臼予防に留意し，寝返りや座位での生活を多様に楽しめるような目標設定が現実的である.
- プロンボードでの立位練習や重力除去位での上肢操作は，生活の中での練習に適している.
- 感染症対策として，胸郭の可動性の維持や呼吸補助運動，排痰法は大切である.

2 ベッカー型筋ジストロフィー（BMD）

BMD：Becker muscular dystrophy

- 男子10万出産に対して2〜6人くらいの発症率で発症する.
- デュシェンヌ型筋ジストロフィーの**軽症**型で，進行は中等度，発症年齢も生存可能年齢も遅く知的にも正常である（**表13-1**参照）.
- 最大機能は**走行レベル**に到達するが，下肢の筋痛は本症にとりわけ特徴的な所見である.
- 理学療法はDMDに準ずる.

3 顔面肩甲上腕型筋ジストロフィー（FSHD）

FSHD：facioscapulohumeral muscular dystrophy

- 有病率は10万人に0.2〜0.4人で男女差はない.
- **顔面筋**，および**上肢筋**から低下が始まり，後に体幹，下肢に及ぶ（**表13-1**参照）.
- 進行緩徐で生存可能年齢高く知的に正常.
- 理学療法は，拘縮を予防しつつ，姿勢変換，移乗と歩行機能，ADLの維持が目標となる.

4 肢帯型筋ジストロフィー（LGMD）

LGMD：limb girdle muscular dystrophy

- 有病率は10万人に0.7〜1.4人で男女差はない.
- 進行は中等度から緩徐で，知的に正常，発症から20年程度で歩行困難となる（**表13-1**参照）.
- 分類不能な多様なタイプが混在しているが，筋萎縮パターンはベッカー型と似ている.
- 理学療法は，筋力低下パターンが多様であるが，拘縮を予防しつつ，姿勢変換と歩行機能の維持を最大の目標とする.

5 先天性筋強直性ジストロフィー（CMyD）

CMyD：congenital myotonic dystrophy

- 有病率は10万人に1人くらいで男女差はない.
- 筋症状として，新生児期より筋緊張の低下が著明で哺乳障害もみられ，中枢神経症状として知的障害が全員に認められる.

- 動きが少なくROMの制限が認められ，運動発達は遅れるものの，多くは歩行にいたる．

- 顔面筋，四肢末梢の筋に筋力低下があるのが特徴で，手をいったん握ると開きにくい把持ミオトニアが出現する．
- 理学療法は，発達することを利用し，ROM確保，筋の持久力向上を目的とする．
- 筋疾患ではあるが，末梢の筋に問題があるので，靴型装具が必要となる場合もある．
- 母親が同疾患を軽く発症していることが多く，育児困難を想定し，十分に配慮する．

memo

筋強直性ジストロフィーについて（MyD）
- 小児期発症の先天性筋強直性ジストロフィーを含む疾患で，有病率は10万人に7人と最も頻度の高い筋ジストロフィーである．
- 筋強直性ジストロフィーについて（MyD）は，発症時期と重症度はさまざまであるが，平均寿命は55歳程度で変化は少ない．
- 先天性筋強直性ジストロフィー（CMyD）も含め筋強直性ジストロフィー（MyD）も常染色体顕性遺伝で，CTGの塩基配列が過剰に反復して伸長するトリプレットリピートであり，反復の多さは発現時期の早さと重症度に比例する．
- 症状は，先天性筋強直性ジストロフィー（CMyD）と同様であるが，心疾患，眼科疾患，内分泌疾患を呈することがある．なかには筋症状を示さず生涯疾患に気づかないこともある．
- 理学療法は，進行防止として，ROMの確保と粗大運動の活動の確保のための日々の生活管理が必要となる．

6 脊髄性筋萎縮症（SMA）

- 脊髄前角細胞や脳神経核の変性・脱落を示す神経原性疾患の総称である．

a. SMA1型（ウェルドニッヒ-ホフマンWerdnig–Hoffmann病）

- 出産2万人に1人の頻度で，男女差なく出現し，全身性極低緊張（フロッピーインファント）で，早期より拘縮が現れ重度の運動障害を示すが，感覚的，知的には正常である．
- 肋間筋の低下によるシーソー呼吸を認め，多くは気管切開により人工呼吸器を装着し，感染症により幼児期に死亡することが多い．
- 短い生涯を臥位で過ごし，わずかな四肢末梢と目の動きで他者に働きかけることができる．

- 理学療法としては，呼吸器感染症対策として胸郭，脊柱の可動性を保つことを重視する．
- ポジショニングや介護を容易にするため，四肢のROMを維持する．

- 日常の生活が臥位に限られるので，頭頸部の保持を含んだ座位保持装置などを

導入する．
- 数少ない自動運動は，疲れない範囲で援助して知的に満足できるような課題につなげる．
- 知的に正常なので，パソコン入力支援装置の工夫や環境整備は必須である．
- 装具療法は手足部の変形予防目的で日常装着となるので軽量化が必要である．

b．SMA2型（小児脊髄性筋萎縮症［中間型］）

- 生後6ヵ月以降の発症で，顔面筋障害がなく，多くは座位レベルまでの獲得となる．
- 知的に正常で，進行は緩徐，生命予後は比較的よいが，感染症は要注意である．
- 理学療法は，寝返りと座位でのADLを維持することに加え，移動手段としての電動車いすを早期より練習することが必要である．
- ROM練習は四肢以外に，胸郭に対しても呼吸機能確保のために行うべきである．

c．SMA3型（クーゲルベルク-ヴェランダー Kugelberg-Welander病）

- 乳児期はほぼ定型発達をするが，3歳以降に発症し顔面以外の全身筋力低下が出現する．
- 知的に正常であり，進行はきわめて緩徐で装具や補助具の利用によって生活自立度を高めることができる場合が多い．
- ROM練習に加え，装具や補助具の適応とそれらによる生活動作練習が必要である．

学習到達度自己評価問題

以下の問題で正しいものに○，誤っているものに×を記しなさい．
1．デュシェンヌ型筋ジストロフィーはX連鎖性顕性遺伝により男子に発症する．
2．デュシェンヌ型筋ジストロフィーは幼児期より血清CK値が高い．
3．デュシェンヌ型筋ジストロフィーは運動の発達が遅れる．
4．デュシェンヌ型筋ジストロフィーが歩行不可能となるのは機能障害度ステージ4からである．
5．デュシェンヌ型筋ジストロフィーは知的障害は認められない．
6．福山型先天性筋ジストロフィーは歩行まで獲得することが多い．
7．ミオトニアを認めるのは顔面肩甲上腕型筋ジストロフィーである．

13-1 ケーススタディ
筋疾患児の呼吸障害

A 症例

［年齢］13歳10ヵ月
［性別］男
［診断名］デュシェンヌ型筋ジストロフィー（DMD）
［家族構成］父，母，姉，妹の5人で在宅生活（キーパーソン：父）
［現病歴］
- 在胎40週，体重2,928gで仮死なく出生．頸定4ヵ月，座位12ヵ月．膝歩き1歳半．独り立ち1歳7ヵ月．独歩2歳．生後2ヵ月で高CK血症（CK10,000 IU/L台）を指摘され当院外来受診．3歳4ヵ月の当院受診時にガワーズ徴候Gowers sign（＋），動揺性歩行（＋）．5歳時に遺伝子解析にてDMD確定診断．7歳6ヵ月よりステロイド治療開始（プレドニゾロン）．13歳で独歩困難．

CK：creatine kinase

B 理学療法評価

1 日常生活活動（ADL）
- 7〜8歳時，片手支持にて階段昇降可能（機能障害ステージ2b）．9〜10歳時に両手支持（ステージ2c）となり，10歳8ヵ月に階段昇降困難（ステージ3）．13歳6ヵ月時，いすからの立ち上がり困難だが，支持歩行が数m可能（ステージ4b）．食事，筆記動作は自立．アシスト型簡易電動車いすにて学校内の移動可能．

2 関節可動域（ROM）（R/L）
- 膝関節伸展（－15/－15），足関節底屈（5/10），内反（20/20），外反（5/0）

3 徒手筋力検査（MMT）
- 頸部体幹：2，股関節：2，膝関節：屈曲3，伸展2，上肢：2〜3レベル

4 6分間歩行試験
- 6分間歩行試験の結果を図13-9に示す．

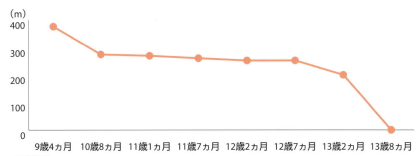

図13-9　6分間歩行試験

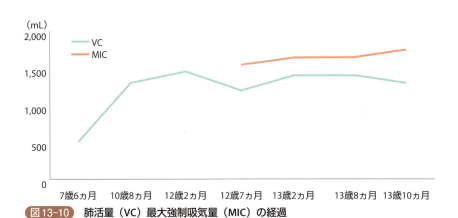

図13-10　肺活量（VC）最大強制吸気量（MIC）の経過

5 脊柱変形

- Cobb角0°．座位姿勢にて軽度骨盤後傾，脊柱円背傾向あり．

6 呼吸機能評価

a. 咳機能評価（図13-10）

- 肺活量（VC）：1,300 mL（最高値は12歳時の1,450 mLより徐々に低下）
- 最大強制吸気量（MIC）：1,750 mL（12歳時1,550 mLより徐々に増加）
- 咳のピークフロー（CPF）
  - 自力の咳（CPF［VC］）：40 L/分
  - 吸気介助後の自力の咳（CPF［MIC］）：75 L/分
  - 徒手による呼気介助（胸腹部圧迫介助）の咳（assist CPF［VC］）：65 L/分
  - 吸気と呼気介助併用の咳（assist CPF［MIC］）：105 L/分

b. 夜間睡眠時呼吸評価（経皮 SpO_2/CO_2 モニター）

SpO_2	最高値：99%　最低値：98%　平均値：95.6%　$SpO_2 \leq 90\%$ となる割合：0%
$PtCO_2$（mmHg）	最高値：49　平均値：42.7
呼吸数	平均：16.7回
脈拍数	平均：91.6回

VC：vital capacity

MIC：maximum insufflation capacity

CPF：cough peak flow

C　現在の問題点，および統合と解釈

1 統合と解釈

- 現在は歩行能力喪失後間もなく，急激な運動量の低下と脊柱変形の進行が懸念される．
- 本来，DMDは12歳以前に歩行能力喪失し，15歳以降まで歩行能力が保たれるものはベッカー型筋ジストロフィー（BMD），12歳以上15歳未満に歩行能力喪失するものは中間型intermediate typeとして区別される．
- 本児は13歳まで歩行可能であったものの，7歳からステロイド治療を開始しており，その他の評価結果や経過から予測すると，今後は本来のDMDとしての経過をたどると思われる．
- 呼吸機能は夜間の**肺胞低換気**を疑う検査結果や臨床症状（頭痛，傾眠，体重減少など）はないものの，咳機能は低く，12歳以上に適応される有効な分泌物喀出能力の指標であるCPFは270L/分を下回っており，上気道感染や誤嚥による窒息や異物の喀出困難による呼吸不全急性増悪に注意を要する．
- 起立歩行が困難になることにより，座位時間延長に伴う脊柱変形の進行は，座位バランス，および耐久性低下，呼吸機能低下，さらに将来的には代償的な頸部変形により咳機能や嚥下機能への影響も予測される．
- これらに配慮しながら，学童期における就学や日常生活への配慮が必要となる．

2 問題点

①歩行能力を失うことによる運動量低下と脊柱側彎の進行．
②脊柱変形，呼吸筋力低下，胸郭可動性低下による**拘束性換気障害**の進行．
③咳機能低下による呼吸不全急性増悪のリスク．

D　理学療法

1 四肢体幹の機能障害に対するアプローチ

- MMT3レベル以下の筋力に対する積極的な筋力増強運動が有効であるというエビデンスはなく，むしろ過負荷による筋疲労や筋力低下を招くおそれがあるため行わない．
- 四肢体幹の変形助長や筋活動の不均等（前傾姿勢による過度な脊柱起立筋や頸部伸展筋の活動など）を助長しないような良好な座位姿勢を獲得するためのシーティングを行う．
- 早期にはアシストタイプの簡易電動車いすで運動量の低下を補うが，進行とともにジョイスティックタイプの電動車いすに移行する．また，車いすで可能な

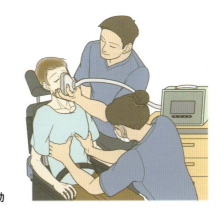

図13-11 徒手介助併用の機械による咳介助

上肢を使用した運動や娯楽（スティックホッケーなど）で，日常的に運動機能の維持に努める．
- 条件が整えば，ばね付き長下肢装具による起立歩行運動，水中運動（ハロウィック水泳*など）も有効であるが，在宅では家族の負担を考慮する．

② 呼吸機能，咳機能低下に対するアプローチ

- 低下した咳機能を補うため，徒手や**機械による咳介助**（MI-E）を指導する．
- 徒手による咳介助では，呼気時の胸腹部圧迫による呼気介助や，蘇生バッグによる吸気介助にてCPFを増加させる．
- **舌咽呼吸**（GPB：別名蛙呼吸）は介助者や道具を必要とせず，自力でMICレベル*まで深吸気が行えるため，患者に指導する．
- **非侵襲的陽圧換気**（NPPV）が導入されている場合は，1回換気を数回肺に溜めるエアスタックも有効な深呼吸である．
- VCが1,500 mL以下になったら1日に2〜3回深呼吸を行い，胸郭可動性低下や微小無気肺，咽頭喉頭機能低下を予防し，MICを維持する．
- 徒手による咳介助が困難もしくは有効ではない場合は，MI-Eを導入する．MI-Eの陰圧（呼気）に合わせて徒手による胸腹部圧迫の呼気介助を併用する「徒手介助併用の機械による咳介助（MAC）」は，最大の非侵襲的な咳介助となる（図13-11）．
- CPF≧270 L/分の有効な気道クリアランス方法を獲得することで，痰づまりや窒息，誤嚥性肺炎を予防し，気管挿管や気管切開を回避する．

③ 生活環境，就学援助に対するアプローチ

- 機能障害の進行による喪失体験や不成功体験の連鎖は，運動能力のみならず，無関心やモチベーション低下など精神発達にも大きく影響する．
- 機能障害に偏重したリハビリテーションは喪失体験を助長する場合もあるため，作業療法士や学校教員と連携して，電動車いすやパソコン，スイッチなどの支援技術を積極的に導入し，自尊感情が育まれるような就学支援が必要である．

---

*ハロウィック水泳　英国で開発された障害児のための水泳法．浮き具を使わず，スイマーがバランスをコントロールし，介助を必要最低限とする．呼吸のコントロールは息を止めず吹くのが基本でピンポン玉を吹き動かすなどのプログラムもある．

MI-E：mechanical insufflation-exsufflation

GPB：glossopharyngeal breathing

*本症例の咳機能評価を参照．

NPPV：non-invasive positive pressure ventilation

MAC：mechanically assisted coughing

運動発達障害

14 重症心身障害児（者）

一般目標
- 重症心身障害児（者）の定義や多様な臨床像を理解し，適切な理学療法を進めていくうえで必要となる「生活を知る」ことの意味やICFを用いた考え方を理解する．

行動目標
1. 重症心身障害児（者）の概念や定義，多様な臨床像について説明できる．
2. 重症心身障害児（者）の「生活を知る」ことの意味や方法について説明できる．
3. 重症心身障害児（者）に対する適切な理学療法を進めていくうえで，ICFを用いた考え方を説明できる．

調べておこう
1. 「重症心身障害」「動く重症児」「超重症児」といった用語について調べよう．
2. 重症心身障害児（者）の非対称変形や合併症について調べよう．
3. ICFの各構成要素について調べよう．

A 重症心身障害児（者）とは

1 定 義

- 重度の**肢体不自由**と重度の**知的障害**とが重複した状態を**重症心身障害**といい，その状態にある子どもを**重症心身障害児**という．さらに成人した重症心身障害児を含めて重症心身障害児（者）（以下，重症児（者））と呼ぶことに定められている．
- 重症児（者）は，医学的な診断名ではなく**児童福祉法**に規定されている法律用語である．また満18歳以上であっても児童と同様の福祉的措置が可能とされている．

memo
昭和22年児童福祉法が制定され，乳児院，知的障害児施設，肢体不自由児施設，などが法制化された．しかし，法制化に伴い「心身に重い障害を持つ」子どもたちは施設入所の対象から除外された．「心身に重い障害を持つ」子どもたちのための重症心身障害児施設の誕生は20年後の昭和42年まで待つことになる．

> **memo**
> 重症心身障害児施設法制化までの取り組みは，その子らと接して放置できない気持ちになった人たちが，困難を切り開き社会や国に訴え渾身の努力をしてきた結果である．この医療と福祉の両面の機能を併せもつ重症心身障害児施設の形態はわが国独自のものであり，世界に誇りうるものである．

② 原　因

- 発生原因を考える時，その原因の発生時期により胎生期，周生期から新生児期（生後4週まで），生後5週から18歳まで，の3段階に分類すると理解しやすい．
- 胎生期（受精から周生期直前まで）の主要原因は，遺伝子異常，染色体異常，脳血管障害，低酸素症，脳形成異常などがある．
- 周生期から新生児期（生後4週まで）の主要原因は，低酸素性脳症，脳循環障害，頭蓋内出血，低血糖症，髄膜炎，高ビリルビン血症などがある．
- 生後5週から18歳までの主要原因は，脳炎，髄膜炎，脳症，頭部外傷，脳血管障害，低酸素性脳症などがある．

③ 重症心身障害児（者）の人数

- 全国の重症児（者）の総数は約79,000人と推定されている．このうち施設入所中の重症児（者）は約22,000人で，在宅重症児（者）は約57,000人（滋賀県の令和3年度の児（者）数より推定）と考えられ，重症児（者）全体の約72％が在宅生活を送っている．

B　重症心身障害児（者）の臨床像

① 大島の分類

- 重症心身障害児施設の入所基準の1つに**大島の分類**がある．大島の分類は施設入所に伴う行政上の分類であり医学的分類基準ではない．
- 大島の分類では縦軸に**IQ**（IQ：80，70，50，35，20）を5段階で示し，横軸に**運動機能**（「ねたきり」「すわれる」「歩行障害」「あるける」「はしれる」）を5段階で示し，障害の程度を25通りに分類している．
- 大島の分類の1〜4は「定義上の重症児（者）」あるいは「狭義の重症児（者）」とされている（図14-1）．

IQ：intelligence quotient

② 動く重症児（者）

- **動く重症児（者）** とは，重症心身障害児施設に入所し「不安定独歩」以上の移動能力を有している重度知的障害児（者）のことであり，重度の知的障害のため家庭内療育はもとより知的障害児施設での集団生活指導が困難なものをいい，大島の分類では5，6，10，11，17，18に該当する（図14-1）．

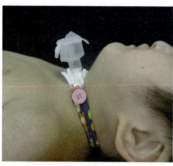

図14-1 大島の分類
縦軸にIQをとり，横軸に運動機能をとって分類している．
定義上の重症児（者）：区分1，2，3，4（赤で示す）
動く重症児（者）：区分5，6，10，11，17，18（青で示す）

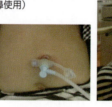

a. 気管切開（人工鼻使用）

b. 胃瘻（非注入時）　c. 胃瘻（注入時）　d. 経腸栄養剤注入時の様子

図14-2　超重症児の医療的ケアの実際（1）

3 超重症児（者）

- 近年の新生児医療や救命救急医療技術の進歩により，**気管切開**や**人工呼吸器**，**経管栄養**などの手段で生命を維持している最重度の障害児（者）が増加しており，**超重症児（者）**と称している．
- 超重症児（者）は従来の重症児（者）と比較して呼吸管理・栄養法を中心に継続的濃厚医療，濃厚ケアを必要とし，モニタリングや複合的な観察を要する．また状態が急変しやすく年々重度化傾向にあり，新生児からの生命予後は約30年といわれている．
- 超重症児（者）の医療的ケア（栄養法と呼吸管理）の実際を示す（図14-2，14-3）．医療的ケアとは「経管栄養・吸引などの日常生活に必要な医療的な生活援助行為を，治療行為としての医療行為とは区別して『**医療的ケア**』とよぶ」とされている．これは，医師・看護師だけでなく，家族および，教員やヘ

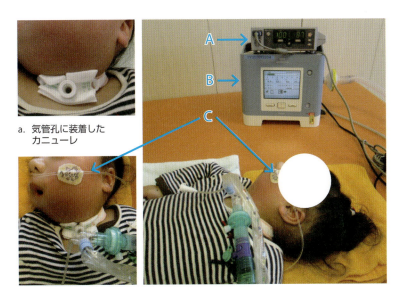

a. 気管孔に装着したカニューレ

b. カニューレに呼吸器を接続

c. 呼吸器と経鼻経管栄養を使用

図14-3 超重症児の医療的ケアの実際（2）
A：パルスオキシメーター　B：呼吸器モニタ　C：経鼻経管栄養チューブ

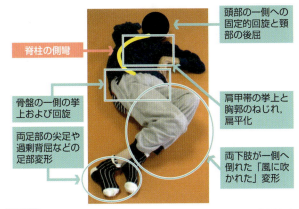

図14-4 重症心身障害児（者）に認められる全身的な非対称変形

ルパーなど介護スタッフも医療的ケアの実施者として想定された，医療行為と生活行為の中間的なものとして「医療的ケア」が位置づけられていることを示す．

4 臨床上の問題点

a. 運動発達障害

①一次障害

- 筋緊張異常（亢進，低下，動揺），原始反射の残存，異常な姿勢・運動パターン，姿勢保持や運動における自発性の著しい欠如などがある．

②二次障害

- 多くの重症児（者）に認められる特徴的な背臥位姿勢を示す（図14-4）.
- 全身的に認められる主な**非対称変形**は，頭部の一側への固定的回旋，肩甲帯の

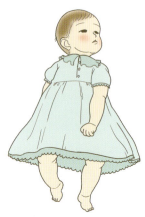

a. 8ヵ月

8ヵ月の時, サラは1人では座れなかった.

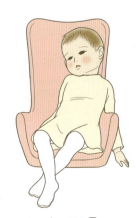

b. 18ヵ月

18ヵ月の時, ベビーチェアを使うと1人で座れたので, サラはいつもベビーチェアに座らされていた.

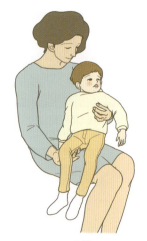

c. 3歳

3歳になるころ, サラは急速に身長が伸び始めたので, ベビーチェアには座れなくなってしまった.

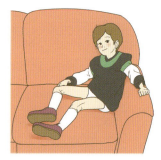

d. 4歳半

4歳半になると, サラはソファのコーナーに座らされるようになった. 彼女の両下肢は右側に倒れてしまい, 対称的な姿勢が壊れ始めた. サラの母親は彼女がベッドで寝ている時も, ソファで座っている時と同じように両下肢が右側に倒れていることに気づいていた. この時期, サラの両親は彼女の左側の股関節に脱臼があることを告げられた.

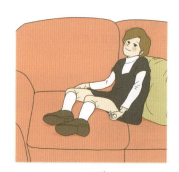

e. 11歳

サラは学校では理学療法を受け, 対称的なポジショニングも取り入れられていたが, 家庭に帰るといつものソファのコーナーに座らされ, 夜寝る時もポジショニングは行われていなかった. サラの骨盤は左側へ回旋し, 脊柱や胸郭も非対称な姿勢へと変わっていった.

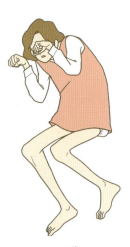

f. 13歳

サラが10歳代を迎えるころには, 彼女の身体は扁平でねじれた姿勢になってしまった. 彼女を座らせることは非常に難しくなり始めた.

図14-5 非対称変形の経年的進行（サラの物語）

[Penny Lacey and Carol Ouvry: People with Profound and Multiple Learning Disabilities A Collaborative Approach to Meeting Complex Needs. London. David Fulton Publishers Ltd. p.17, 1998より作成]

ATNR：asymmetrical tonic neck reflex

挙上, 上肢のW-肢位やATNR肢位, 胸郭のねじれと扁平化, 脊柱の側彎, 骨盤の一側の挙上, および回旋, 両下肢が一側へ倒れた「風に吹かれた変形」, 両足部の尖足や過剰背屈などが認められる.

- 全身的に認められる非対称変形は, 多くの場合出生直後には認められない. しかし成長とともに身体各部に非対称性が認められ始め, その非対称性は**加齢**とともに進行し機能低下も著明となる（図14-5）.
- 非対称変形は**進行**していくため, 比較的年齢が低い重症児が示している姿勢は,

表14-1 重症児（者）の主な合併と随伴症状

神経疾患	てんかん，筋緊張異常など
精神疾患	常同行動，自傷行為など
骨・筋疾患	骨折，側彎，変形・拘縮など
呼吸器疾患	喘鳴，無呼吸，呼吸困難，呼吸器感染症など
消化器疾患	嘔吐，イレウス，便秘など
泌尿器疾患	尿路結石，水腎症など
皮膚疾患	褥瘡，化膿症など

将来的に非対称性が進行した姿勢へ変化するという予測が必要となる．一方で，非対称変形が進行していくということは，ある時点で適切な介入が行われれば，それ以降の非対称変形の進行を予防できる可能性を有している．

b. 知的障害

- 一次障害としての知的障害に加え，姿勢運動発達が著しく制限されていることから，健常児が姿勢運動発達の過程で経験・学習していく認知発達，社会性の発達，言語発達などが**未経験・未学習**のまま経過し二次的に知的発達を大きく阻害する．

c. 呼吸機能障害

- 重症児（者）の呼吸障害は，**拘束性換気障害，閉塞性換気障害，中枢性低換気**が複合していることが多い．また臨床的には**胃食道逆流症**（胃の内容物が食道内に逆流し喘鳴や呼吸器感染を伴う）と食物や唾液の**誤嚥**による**慢性呼吸器感染症**が重要である．
- **拘束性換気障害**の要因は，胸郭の柔軟性の低下や変形などにより，胸郭の拡張運動が阻害され換気量が減少することによる．**閉塞性換気障害**の要因は，アデノイド，扁桃腺肥大，舌根沈下，下顎の後退による上気道閉塞や痰の貯留などがある．**中枢性低換気**の要因は，長期間の低酸素状態による呼吸中枢の感受性や活動性の低下にあり，夜間の低換気や無呼吸が問題となる．

d. 摂食・嚥下機能障害

- 嚥下では食塊が移動する**食道**と**気管**が下咽頭で**交差**することから，気管への誤嚥を抑制する必要があり，呼吸機能と著しく深い関係がある．
- 重症児（者）では食事摂取量の不足や消化管機能障害による慢性的な栄養障害，脱水が生じやすい．
- 経口からの摂食が困難な重症児（者）に対しては，**経管栄養法**や**胃瘻・腸瘻造設術**がとられる．

5 合併症と随伴症状

- 重症児（者）が示す合併症は，「ねたきり」などの姿勢の多様性の欠如や抗重力姿勢の少なさ，自発的な運動や活動の少なさといった生活そのものに起因するものが多い．
- 主な合併症を**表14-1**に示す．

C 重症心身障害児(者)の理学療法評価

■重症児(者)に対する理学療法の主な評価項目を**表14-2**に示す.

1 理学療法評価における留意点

■重症児(者)は,その障害が非常に重度であるため,彼らが本来もっている能力を著しく**過小評価**される.場合によっては「重症児(者)に対して理学療法を行う意味があるのか?」という疑問をもたれることも多い.

■理学療法士にとって最も重要な態度は,重症児(者)が1人の「**人**」であるという意識を常にもつことであり,さらに「決して**危害を加えない**」「決して**不安にさせない**」という意識を常にもつことである.

■評価にあたっては,いきなり触れるのでなく,まず重症児(者)を観察することから始める.また理学療法士がこれから行うこと(「今から頭の下に手を入れますよ」「今から身体を少しずつ起こしていきますよ」など)を事前に声に出して重症児(者)に伝えていくことが非常に重要である.

2 姿勢・運動発達

■各姿勢における非対称性の程度や原始的な姿勢・運動パターン,随意的に動かしている身体部位,ほとんど動いていない身体部位などを評価する.

■24時間の生活の中で最も長い時間を過ごす背臥位の評価が,ポジショニングの考案などの際に重要となる.

■具体的には背臥位での筋緊張の状態や呼吸状態を観察し,両肩甲骨,両腰背部,両骨盤の下に手を入れ,各部の**支持面**の分布や**体圧**の分布を評価していく(**図14-6**).

■さらに骨盤の下制などの操作を加え,支持面の分布や体圧の分布に変化が生じるか,筋緊張の状態や呼吸状態は変化するか,などを確認しながら,筋緊張の亢進もなく呼吸状態も安定した背臥位を徒手的に実現し,具体的ポジショニングを考案していく.

3 筋緊張

■筋緊張は**筋緊張亢進**,**筋緊張低下**,**動揺性緊張**に大別される.
■評価は,覚醒レベル,姿勢変換時,他動運動時,食事や遊びなどの課題遂行時,声をかけられた時などにおける筋緊張の変容,左右差を評価する.

4 変形,拘縮

■評価は四肢の関節可動域(ROM)計測,**側彎・後彎**の有無と程度,**股関節脱臼・亜脱臼**の有無と程度などを評価する.
■重症児(者)の変形の中でも特徴的な,両下肢が一側へ倒れた「**風に吹かれた変形**」の定量的評価として「理学療法評価(指標)」の推奨グレード分類で推

表14-2 重症児(者)の主な評価項目
- 姿勢・運動発達
- 筋緊張
- 変形・拘縮
- 呼吸機能
- 摂食・嚥下機能
- ADL
- コミュニケーション機能

---

memo
ポジショニングを考案していく時に重要なのは,理学療法士が徒手的に筋緊張の亢進もなく呼吸も安定した背臥位を実現することである.それが実現できたら,理学療法士の手の代用を枕やクッション,器具を使って再現していくという考え方が重要である.

ROM:range of motion

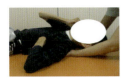
a. 両肩甲骨の下に手を入れ支持面と体圧の分布を評価する

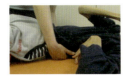
b. 両腰背部の評価

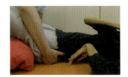
c. 両骨盤（殿部）の評価

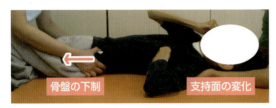
d. 骨盤の下制など操作を加えることで支持面や体圧の分布に変化が生じるかを確認する

図14-6　背臥位における支持面の分布と体圧の評価

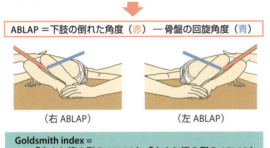

図14-7　Goldsmith index法

奨グレードBであるGoldsmith index法がある（図14-7）．

5 呼吸機能評価

- 評価は各種医学的検査データ（**血液ガス，動脈血酸素飽和度，pH**など）に加え，視診，触診，聴診が必須となる．
- **視診**では呼吸状態（呼吸数，深さ，リズム），胸郭・腹部の動きと同期性や左右差，チアノーゼの有無，呼吸補助筋の収縮の有無，奇異呼吸の有無を評価する．
- **触診**では胸郭の拡張性や柔軟性，左右差に加え，頸部や腹部の呼吸補助筋の収縮程度を評価する．
- **聴診**では聴診器を用いて気管支音と肺音の大きさや左右差，雑音の有無と種類

を聴診する．また聴診器を用いずにいびきや無呼吸の有無（ある場合には持続時間や頭頸部の位置との関連性）を評価する．

6 摂食・嚥下機能評価

- 評価は臨床観察と機器による評価に大別される．
- **臨床観察**は，食物を認知する視覚・嗅覚機能，食物を口まで運ぶ上肢機能，捕食・咀嚼・嚥下機能に加え，食物形態（大きさ，硬さ，とろみ），食事環境（食器，机，いすなど），食事姿勢（頭部・体幹の位置，角度），食事時の呼吸状態などを評価する．
- **機器**による評価では**ビデオ嚥下造影検査**や**ビデオ内視鏡検査**が行われ，食塊の形成・移送状態，嚥下動態，誤嚥の有無，口唇，舌，上下顎などの口腔器官の活動動態などが評価される．

ADL：activies of daily living

7 日常生活活動（ADL）評価

- 重症児（者）のADL評価は，食事や更衣，排泄などのADL時にどの程度の介護が必要かを評価することであり，ADLが低いほど介護量が増加する．
- 重症児（者）のための標準化されたADL尺度はないが，日本重症児福祉協会では**個人チェックリスト**が広く用いられている．

8 コミュニケーション機能評価

- コミュニケーションには**言語的コミュニケーション**と**非言語的コミュニケーション**があり，重症児（者）とのコミュニケーションは非言語的コミュニケーションの評価が重要となる．
- 理学療法士の直接的な働きかけには，声かけ，触る，抱っこする，身体を支える・動かすなどがあるが，それらに対する重症児（者）の応答は表情，筋緊張，身体の動き，呼吸状態，発声，体温などを変化させることによる．ここで重要なことは，それらの変化は重症児（者）の**意思**や**訴え**に基づくことを理解して評価することである．

D 重症心身障害児（者）に対する理学療法

1 2つの「障害」

- 重症児（者）に対する理学療法を考えるうえで重要なことは，重症児（者）自身がもっている「障害」と，重症児（者）の生活を支えているすべての人がもつ「**介護の困難性**」という介護者にとっての「障害」が存在することを理解することである（**図14-8**）．
- 重症児（者）にとっての障害は，筋緊張の亢進に伴う呼吸障害や睡眠障害，介護困難な状態で受ける介護時の痛みや恐怖感などがあげられる．

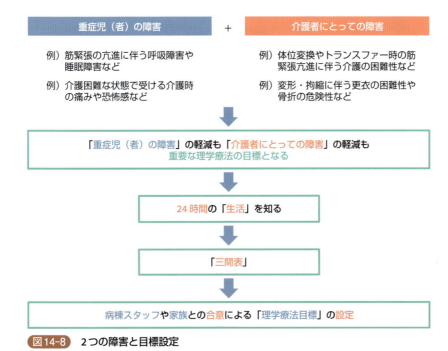

図14-8 2つの障害と目標設定

- 介護者にとっての障害は，体位変換やトランスファー（移乗）時の筋緊張の亢進や体重の重さに伴う介護の困難性，変形・拘縮の四肢をもつ重症児（者）に対する更衣の困難性などがあげられる．
- 理学療法の目標は，重症児（者）自身がもっている「障害」の解決や軽減だけでなく，介護者にとっての「介護の困難性」という「障害」の解決や軽減をはかることである．
- このような観点に立つと，重症児（者）に対する理学療法の適切で具体的な目標設定のためには，重症児（者）の24時間の生活を知ることが重要となる．
- 重症児（者）の24時間の生活を詳細に分析していくためには，病棟スタッフや家族との連携が不可欠であり，十分な話し合いの結果から得られた「**合意**」に基づいて，理学療法の「**目標**」が設定されることが望ましい．

2 「三間表」

- 重症児（者）の24時間の生活を詳細に分析していくためには，24時間の生活から「時**間**」（何時に何を行っているか），「空**間**」（何処で行っているか），「人**間**」（誰がかかわっているか），を明らかにしていくことが重要であり，それらを1つの図に表したものを3つの「**間**」から「**三間表（さんま表）**」と呼んでいる．
- 「三間表」を用いることで，重症児（者）にかかわるすべての人が24時間の生活を視覚的に理解することを可能にする（図14-9, 14-10）．
- 「三間表」を用いて，他の専門職スタッフや家族と討議していく中で，重症児（者）がもつ問題点の把握，さらに解決すべき問題点の**優先順位**の決定などが明確になり，他の専門職スタッフや家族と理学療法士の間での「合意」が形成

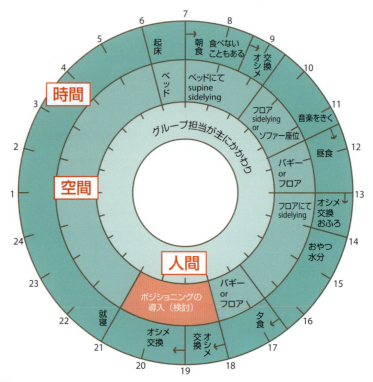

図 14-9 「三間表」(「○○さんの一日」)
24時間の生活を表している.「何時に何を行っているか」「何処で」「誰が」かかわっているかを明らかにしていく.
*supine：背臥位, side lying：側臥位
[今川忠男：発達障害児の新しい療育こどもと家族とその未来のために. p.120, 三輪書店, 2000より作成]

		6	8	10	12	14	16	18	20	22	
時　間	睡眠	起床・朝食	登校	授業	昼食	授業	下校	帰宅・入浴	時間	睡眠	
空　間	ベッド	自宅		学　　　　校				自　　宅		ベッド	
人　間		母　親			教員・看護師				母　親		
姿　勢	背臥位	座位保持	カーシート	座位・背臥位	座位保持	座位・背臥位	カーシート	背臥位	座位保持	背臥位	

問題点の把握 ＋ **解決すべき問題点の優先順位の決定**

図 14-10 「三間表」
「三間表」を表形式にしたもの.「時間」「空間」「人間」の3項目に, その時間を過ごす時の「姿勢」の項目を加えた.
「姿勢」:「座位保持」や「カーシート」が殿部と背部で支持する物であれば, 基本的には24時間を「背臥位」で過ごしている. 姿勢の多様性が欠如していることがわかる.
「人間」: 主たる介護者は母親と教員・看護師であることがわかる. そのため理学療法士は母親や教員・看護師と話し合いながら現時点で「困っていること」, 介護方法で「わからないこと」などを具体的に明らかにしていき, 解決すべき問題点の優先順位を決定していく.

されやすくなる.

ICF：International Classification of Functioning, Disability and Health

3 ICFと「環境因子」

■ 重症児(者)に対する理学療法を進めていく際には「**国際生活機能分類(ICF)**」を用いることが有効である. とくに重症児(者)の理学療法にとって「**環境因子**」は重要である.

環境因子（environmental factors）

「物的環境」：ポジショニング，車いす，座位保持装置，歩行器といった器具など

「人的環境」：家族（e310），親族（e315），友人（e320），保健の専門職（e355）など

＊保健の専門職⇒医師，看護師，理学療法士，作業療法士，言語聴覚士，義肢装具士，医療ソーシャルワーカー，その他の同様のサービス提供者

「社会的環境」：サービス，制度，政策

図14-11　ICFの「環境因子」

- ■「環境因子」は「物的環境」「人的環境」「社会的環境」から構成されている．理学療法士は「人的環境」の中の「保健の専門職」（e355）の中に明記されていることを知るべきである（図14-11）．
- ■ ポジショニングや座位保持装置，歩行器などの機器は，重症児（者）にとっての「物的環境」と考えられる．
- ■ 適切なポジショニングや適切な機器の使用は，重症児（者）の頭部の自発的挙上や視覚を用いた周囲に対する探索活動などの「機能」を**即時的**に生み出す**効果**がある．一方で適切なポジショニングを行うためには，評価に基づく徒手的な理学療法の実施が不可欠となる（図14-12，14-13）．

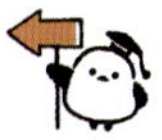

PVL：periventricular leukomalacia

memo

想定する男児
9歳（特別支援学校4年生）．診断名は脳性麻痺，PVL．生育歴は在胎32週，生下時体重1,846g，〇〇大学病院にて出生．出生後呼吸管理が必要なため新生児集中治療室へ．第84生日に自宅へ退院．現在，股関節屈曲・外転，膝関節伸展，足関節背屈に著明なROM制限があり，床上座位を独自で保持することは難しい．

4 ICFを用いた理学療法効果の考え方（ケースの想定）

- ■ ここで，特別支援学校に通う「座位保持装置に10分以上座れない」男の子を想定してみる（図14-14）．
- ■「座位保持装置に10分以上座れない」（「**活動制限**」）原因は，股関節や膝関節のROM制限，ハムストリングスの短縮，それに伴う骨盤後傾位の座位で殿部が前方へ滑ってしまうことなどが考えられる（「**機能障害**」）．
- ■ 結果的に座位がとれないので，学校や家庭では長い時間を**臥位**で過ごすことになり，先生や友達，家族とのかかわり方は**臥位**でのかかわりに終始してしまう（「**参加制約**」）．

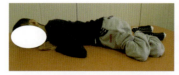
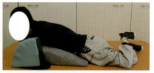

a. 腹臥位，頭部の挙上は困難である．

b. ポジショニング．胸郭と腹部の下に三角形のクッションを挿入し，両肘が肩関節より頭部側で支持できるようなポジショニングを行うと，自発的な頭部の挙上が認められ，視覚を用いた探索活動を行うことが可能になる．

 図14-12 適切なポジショニングの例

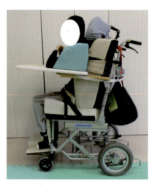
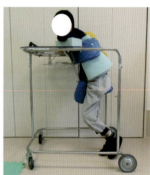

図14-13 座位保持装置使用，およびSRCウォーカー使用

適切なポジショニングを行ったうえで機器を使用すると，腹臥位と同様に自発的な頭部の挙上や視覚を用いた探索活動，さらに上肢の操作性の向上が認められる．

a. 座位保持装置使用

b. SRCウォーカー使用

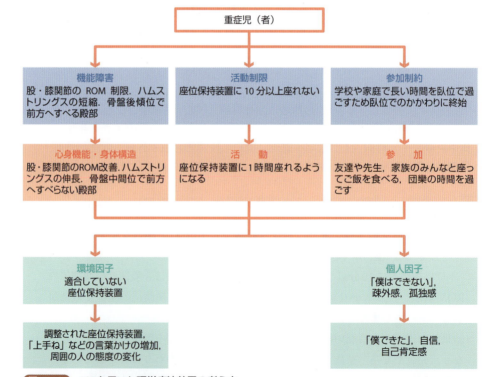

図14-14 ICFを用いた理学療法効果の考え方

- 座位保持装置は適合していないと考えられ（「**環境因子**」），いつも「僕はできない」，といった**疎外感**や**孤独感**をもってしまうことが考えられる（「**個人因子**」）．
- ここで理学療法士は股関節や膝関節のROMの改善，ハムストリングスの十分な伸長を進め，結果的に骨盤を中間位近くまで起こして坐骨で支持させ，殿部が前方へ滑らない座位姿勢の獲得が可能になった（「**心身機能・身体構造**」）．
- それに伴い座位保持装置も調整され（「**環境因子**」），座位保持装置に1時間程度座ることが可能になった（「**活動**」）．
- 1時間程度座位保持装置に座れるようになると，学校や家庭でも**座位**で過ごす時間が長くなった．友達や先生，家族といすに座ってご飯を食べることが可能になり，授業時間や家庭での団欒時に顔と顔を合わせて向き合うことも可能になった（「**参加**」）．
- 学校や家庭でも周囲の人達から「上手に座っているね」「カッコいいね」といった言葉かけが増え，座っていることで目と目を合わせやすくなることから，言葉かけだけではなく周囲の人達の**態度**も変化した（「**環境因子**」）．
- 1時間程度座位保持装置に座れるようになったことで，「僕は座れるようになった」「僕はできた」という**自信**や**自己肯定感**，みんなと顔を合わせて時間を過ごすことへの**満足感**や**充実感**が得られるようになった（「**個人因子**」）．
- 重症児（者）に対する理学療法で重要なことは，「今，行っている理学療法はICFのどの構成要素に働きかけているのか」を明確に意識することであり，そのことにより他の構成要素がどのような変化を示すかを想定し，確認していくことである．
- 重症児（者）に対する理学療法の根本的な目標は，通常の環境では十分に発揮できない重症児（者）の本来の能力をみつけ，「心身機能・身体構造」だけでなく他の構成要素にも働きかけて，重症児（者）の能力を可能な限り発揮させていくことである．

学習到達度自己評価問題

以下の問題で正しいものに○，誤っているものに×を記しなさい．
1. 重症児（者）は重度の知的障害と重度の身体障害を併せもつ．
2. 重症児（者）全体の約70％が施設入所中である．
3. 重症児（者）に対する理学療法の目的は，彼らの「障害」の軽減と解決のみである．
4. 重症児（者）に対する理学療法では，「物的環境」の使用は即時的効果を認めない．
5. ICFの構成要素である「活動」の変化は，他の構成要素に対しても影響を及ぼす．

運動発達障害

15 子どもの呼吸障害

一般目標
- 子どもの呼吸機能障害の特徴を総括し，理学療法を実施するうえで必要な評価，介入の概要を理解する．

行動目標
1. 子どもの呼吸機能の特徴について説明できる．
2. 呼吸理学療法を実施するうえで必要な評価項目について説明できる．
3. 理学療法の目的と内容について説明できる．

調べておこう
1. 呼吸を司る器官について調べよう．
2. 呼吸運動の調節について調べよう．

A 子どもの呼吸機能障害の特徴

- 呼吸器は鼻腔，咽頭，喉頭の上気道，気管，気管支の下気道，肺胞などから構成されている（**図15-1**）．
- 呼吸を調節する中枢は脳幹部にあり，意識的に深呼吸をしたりするのには大脳も関与している．
- 子どもは単に体が小さいというだけでなく，成人と異なる種々の解剖学的，生理学的特徴を有している．
- 子どもの解剖学的特徴として，新生児では肋骨の角度が水平で呼吸筋が未発達のため腹式呼吸優位になり，成長するにしたがい，肋骨の傾斜がついて呼吸筋が発達してくるのに合わせて胸腹式呼吸になってくる．
- 子どもは上気道が閉塞しやすく，気道は細く脆弱・過敏である．
- 慢性的な呼吸機能障害があり，痰や分泌物の喀出が不良な場合，感冒から気管支炎や肺炎となり悪化しやすい．
- 重症児（者）の呼吸障害は単に呼吸の解剖，生理学的問題にとどまらず，睡眠障害→生活リズムの乱れ→てんかん発作の頻発→筋緊張亢進など二次的な他の問題を引き起こし，呼吸障害をいっそう増悪させ，呼吸機能の低下という悪循環になりやすい．
- 重症児（者）の死因は肺炎および膿胸などの呼吸器感染症によるものが1位を

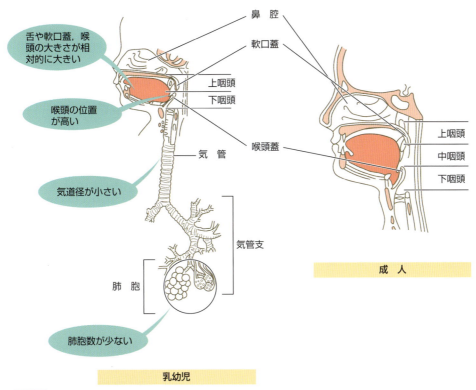

図15-1 乳幼児の呼吸器の特徴

占め，呼吸障害をもつ子どもの場合，その問題は大きい．
- 重症児（者）の呼吸障害は，胸郭の運動障害に伴う**拘束性換気障害**に加え，慢性的な上気道の狭窄による**閉塞性呼吸障害**，**睡眠時無呼吸**などの**中枢性換気障害**が相まって生じている．
- 加齢とともに異常筋緊張と呼吸筋活動異常が生じ，さらに**中枢性低換気**，変形による**拘束性換気障害**が加わり，慢性的な呼吸障害に陥る．

1 拘束性換気障害

- 全身の異常な筋緊張は，胸郭の運動性を妨げ，換気効率のよい適正な胸郭コンプライアンスを未発達にするとともに脊柱側彎，胸郭の異常形状を助長し，胸郭の拘束状態をまねく．
- 呼吸運動の未発達や呼吸関連筋群の異常筋緊張，協調運動障害，四肢近位筋の過緊張や胸郭脊柱変形などにより胸郭の運動が制限される．
- 異常筋緊張や脊柱変形などによる脊柱の伸展の乏しさや胸郭の拡張が不十分になることに加え，過緊張筋群の多くは吸気筋であり，それが呼気時にタイミングのよい弛緩状態に入らず呼気を阻害する結果となる．
- 骨盤後傾位，あるいは側彎凹側の胸郭と腹部が接近することは，お互いに圧迫し横隔膜の効率的な下降が阻害され，効果的な下部胸腹式呼吸もできにくくなる．
- 非対称性の緊張性姿勢反射やアテトーゼ型にみられる伸筋群などの不随意運動

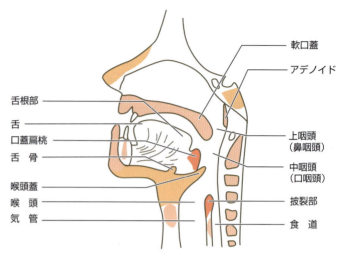

各部位で考えられる障害
上咽頭
・アデノイド肥大
中咽頭
・舌根沈下
・口蓋扁桃の肥大
・咽頭後壁の圧迫
喉頭
・披裂喉頭軟化症

図15-2 上気道の構造と呼吸障害

は，生理的な気道内腔の維持や胸郭運動を阻害し，リズミカルな呼吸パターンの持続を阻害する．
- 拘束性換気障害の要因には，上述した胸郭の運動障害のほかに神経筋疾患の存在もある．

2 閉塞性換気障害

- 重症児（者）の口腔内を診てみると，舌全体が硬口蓋に着くくらい締まりなく膨らんでいることによる気道の狭窄，軟口蓋が前に垂れ下がっている，舌が引かれて舌根部で硬く丸まっている，咽頭後部を塞ぐなどの閉塞状態がみられる．
- 加えて，下顎そのものが後方に引かれ，低い緊張のために沈下している子どもも多い．そして多くはこれらのいくつかをあわせもっている．

- 閉塞性の換気障害は主として上気道の通過障害であり，上咽頭（鼻咽頭），中咽頭（口咽頭），喉頭部の通過障害に分けられる（図15-2）．

a. 上咽頭の通過障害の原因

- アデノイド肥大，上咽頭後壁の肥厚などがあり，これらの場合，背臥位（とくに睡眠時）では軟口蓋が後方に垂れ，上咽頭の狭窄は強くなる．

b. 中咽頭の通過障害の原因

- 扁桃肥大，舌根沈下，下顎舌根後退，頸部過伸展による頸椎の咽頭後壁の圧迫などがある．
- 症状は睡眠時に強く出現し，喘鳴，陥没呼吸，閉鎖性無呼吸，シーソー呼吸などをきたすが，重症になると覚醒時でもみられる．

c. 喉頭部の通過障害の原因

- 喉頭部の通過障害は上気道狭窄の要因の約3分の1を占め，頸部過伸展，披裂部前下垂，喉頭軟化，喉頭浮腫などがあげられる．
- 披裂喉頭軟化症は，披裂部が吸気時に前下方向へ気管を塞ぐように落ち込み，陥没呼吸，閉塞性無呼吸を引き起こすもので，覚醒時に強く，睡眠時に

軽減することから咽頭部の脆弱さだけでなく，咽頭の筋群の筋緊張が影響している．

d. 気管の通過障害の原因
- 気管軟化症，気管狭窄などがあげられる．
- 3種（上咽喉，中咽喉，咽頭）の通過障害は単独あるいは複合しており，姿勢や姿勢筋緊張に大きく影響される．

③ 中枢性低換気
- 長期間の低酸素状態に対する呼吸中枢の感受性や活動低下，夜間低換気，無呼吸があげられる．

B 呼吸障害の評価

- 新生児の呼吸障害の原因となる疾患，病態として**表15-1**のようなものがある．
- 一般的な呼吸機能検査であるスパイロメトリーなどによる換気力学的評価は，患者の協力が得られないことから困難である．
- 臨床症状に基づいた理学的所見から呼吸状態を判断していくことが必要で，理学療法前後や姿勢で呼吸パターン，聴診音，喘鳴，呼吸数がどのように変化したかを評価する．

① 視診，触診
- 胸郭（前，背面）の動きを左右，上下部に分けて，視診し手掌で確認する．
- 胸郭の動きは姿勢や筋緊張の程度により変化し，一般的に動きに制限のある部位の換気は低下している．
- **呼吸パターンの評価**：上部・下部胸式呼吸，腹式呼吸などを視診と触診により，呼吸数と呼吸リズムを確認しながら，呼吸パターンの左右差，胸郭の動き，呼吸補助筋の収縮の有無などを評価する．
- **正常呼吸数**：新生児で30回/分，6歳で20回/分と年齢とともに変化し，睡眠時，安静時で異なる．呼吸数は運動，不安，発熱で増加し，一般に24回/分以上を頻呼吸，10回/分以下を徐呼吸というが，新生児の場合は呼吸数60回/分以上を頻呼吸と判断する．
- 呼吸パターンや呼吸数，呼吸リズムは，運動負荷に対する疲労の目安としても重要で，姿勢や筋緊張の程度により変化する．
- 異常呼吸パターン
  ① 努力性呼吸の有無：呼吸補助筋を使った呼吸であり，軽症では**呼吸数の増加**や**鼻翼呼吸**，重症になると**肩呼吸**や著しい**陥没呼吸**が出現する．
  ② 陥没呼吸：上気道の狭窄時に吸気時の陰圧により，比較的に緊張が低下している肋間や形態的に脆弱な胸骨上部，ならびに鎖骨上部に陥没をみる呼吸で，努力性呼吸が強くなると，吸気時に上胸部全体が陥没し，腹部は突出する．

RDS：respiratory distress syndrome
TTN：transient tachypnea of the newborn

＊**コンプライアンス**　肺・胸郭にはたえず縮まろうとする性質（弾性）があり，コンプライアンスは弾性の逆数で表される．つまり，肺・胸郭の膨らみやすさのこと．

表15-1　新生児の呼吸障害の原因となる疾患，病態

障害部位	原　因
肺実質	呼吸窮迫症候群（RDS），新生児一過性多呼吸（TTN），肺炎，肺低形成などの肺胞や肺間質の異常
気　道	後鼻孔閉鎖，喉頭軟化症などの上気道疾患や気管支の攣縮，肉芽，分泌物貯留などの下気道の狭窄ないし閉塞による換気不全
胸　郭	致死性骨異形成症 thanatophoric dysplasia など骨・軟骨疾患による胸郭の低形成や胸郭コンプライアンス＊の上昇など
呼吸調節	未熟性無呼吸や先天性中枢性低換気症候群などの延髄呼吸中枢，化学受容器などの呼吸調節系の異常
呼吸筋	筋強直性ジストロフィー，先天性横隔膜ヘルニアなどの呼吸筋の異常
肺循環	チアノーゼ性先天性肺疾患，新生児遅延性肺高血圧症などによる有効肺血液量の低下
体循環	種々の原因による心不全，ショックや多血症による末梢循環不全など
酸素運搬能の低下	貧血による総ヘモグロビン濃度の低下，先天性ヘモグロビン異常による酸素結合能の障害など
代　謝	低血糖，体液電解質異常，一部の先天性代謝異常によるエネルギー代謝の障害，高体温による酸素需要の増加など

また逆に，呼気時には上胸部が突出し，腹部がへこむシーソー呼吸になる．
　③努力性呼気：気道通過障害，肺胞壁の硬化時などに腹筋群を過剰活動させる．
■呼吸に関連する脊椎の形態と肋椎・椎間関節，肋骨の可動性も触診し，確認する．胸郭は扁平化しているもの，これに椎体の回旋が加わり強い非対称を生じているものなどさまざまである．
■低酸素血症の状態を示すものとしては，**チアノーゼやばち状指**がある．
■呼吸障害が進むと二酸化炭素が蓄積する場合があり，症状としては脈拍の上昇，発汗，傾眠，振戦などがある．

2 聴　診

■聴診器にて，まずは肺に空気が入っているかどうかをみる．
■呼吸音には，気管支音，気管支呼吸音，肺胞呼吸音がある．
■呼吸音は，姿勢を変化させた場合には必ず聴診し，呼吸音が変化していないかどうかを確認する．
■喘鳴は狭い気道を空気が通るときに生じる音であるが，気管支喘息など気道が閉塞している場合（呼気時にヒューヒュー），痰や唾液が気道に詰まっている場合（吸気時にゼロゼロ），上咽頭の狭窄（吸気時にガーガー），中咽頭部の狭窄（吸気時にゴーゴー），披裂部の狭窄（吸気時にグーグー）など閉塞している場所により，喘鳴の音や質がそれぞれ異なる．

■重症児（者）の場合，先に述べた上気道通過障害による閉塞が問題となることが多く，姿勢を変化させ頭部アライメントを変えることで聴診音が変化するかを確認し，痰の音が唾液による閉塞かを見極める．

3 動脈血酸素飽和度（SpO_2）

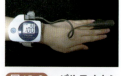

図15-3　パルスオキシメータ（腕時計式タイプ）

■経皮的酸素飽和度計（パルスオキシメータ，図15-3）は，動脈血液ガス検査

と異なり，子どもに与える負担が少なく，間欠的に連続測定が可能であるため，各姿勢や理学療法場面などで子どもの呼吸状態を簡便に評価できる有効な方法である．
- 最近は24時間連続し記憶できるパルスオキシメータも普及してきており，1日の呼吸状態や睡眠時呼吸障害も評価することができる．
- 重度心身障害児の呼吸障害は睡眠時に出現し進行するという報告もあり，夜間の呼吸状態の評価は重要である．

4 姿勢の評価

- 子どもは頭部，とくに後頭部が大きいこと，また，舌根の落ち込みなどがあるため仰臥位では気道が屈曲し，閉塞傾向になることがある．
- 頸部の中間位でのコントロールが可能になると上気道が確保され，閉塞性障害は改善される．
- 中間位での頸椎，胸椎の伸展によって胸郭の滑らかな拡大が可能になり，下部肋骨の安定が高まることから，横隔膜の効率のよい働きが可能になる．
- 呼吸状態を確認しながらさまざまな姿勢を行い，安全で楽な姿勢を確認することが重要である．

5 その他（神経筋疾患による呼吸機能評価）

- 神経筋疾患では一般的な呼吸機能評価のほかに，神経筋疾患の呼吸不全の病態に適した評価が必要になる．
- 肺活量（VC）と最大強制吸気量（MIC）と咳の最大流量（CPF）などがあげられる．
- 12歳以上では，CPF＜270 L/分では風邪を引いたときなどには気道内分泌物の喀出が困難になり，CPF＜160 L/分では日常的に上気道からの排痰が困難になるといわれている．
- 咳の力が弱くなりCPFが低下したときには，咳介助により適切なCPFを得られるかどうかの評価が必要になる．

VC：vital capacity
MIC：maximum insufflation capacity
CPF：cough peak flow

C 呼吸理学療法の進め方

- 呼吸理学療法による介入が必要な重症児（者）の目的は，生命予後に重大な影響を及ぼす呼吸器感染症の予防と，できる限り呼吸状態を維持することである．
- そのためには，①呼吸運動の改善，②排痰，③姿勢管理が重要になってくる．
- 重症児（者）の発達過程にみられる多様な随伴症状と，呼吸障害の問題点の複雑さから，個々のケースに応じた対応が求められる．

1 ポジショニング

- ポジショニングpositioningにより姿勢を安定させることは重症児（者）にとっ

<u>てリラクセーションにもつながるため，重要である．</u>
- 呼吸障害に対する対策
  ①舌根沈下や喉頭狭窄などによる上気道の狭窄
    - 前傾位や腹臥位
    - 下顎の保持のための装具（カラーキーパーやネックカラーなど）
  ②気管軟化症による気管狭窄
    - 腹臥位や前傾座位
- 呼吸状態は脊柱・胸郭の変形，筋緊張の程度などにより個々で異なるため，さまざまな肢位における呼吸状態を，**視診，聴診，触診による胸郭の動き**，パルスオキシメータによる**酸素飽和度**などから評価し，呼吸状態が改善する肢位，逆に増悪する肢位などを確認する．
- 胸郭，脊柱の変形が重度の場合には，クッション，枕などを用い，床面と身体の接触面積を広くし，全身の筋緊張が亢進しないリラックスできる姿位をとる．
- 以下にそれぞれの肢位での特徴を述べる．

a. 背臥位

- 重症児（者）の呼吸の問題に加え，機能的な残気量の低下による下肺野の気道閉鎖，腹部臓器，肺，胸郭の重量などで下肺野のコンプライアンスが低下し，換気不均等が生じる．
- 筋緊張が低下している場合や，睡眠時には重力により下顎，舌根が後退，沈下しやすく，痰や唾液が喉にたまりやすい．
- 背臥位は後肺低区の換気低下を伴うことが多いため，下部胸椎や背部胸郭の可動性を引き出し，下肺野の換気を促進することが重要である．

b. 側臥位

- 側臥位は呼吸障害の左右差に対応できる体位であり，肺病巣や凸側側彎を下側にした場合，上にした部分の換気がよくなるため，痰がたまっている側を上にすると痰の喀出が促されたり，凸側側彎を上側にすると重力で脊柱が伸展し変形の予防にもつながるなど，理学療法的意義のある体位である．
- 強度の胸郭変形がある場合や緊張性の姿勢反射が強い場合は，側臥位は不安定な姿勢となりやすいため，安定した姿勢を確保するために筋緊張の抑制や側臥位装具，マット，枕などの工夫が必要である（図15-4）．
- 安定した側臥位を確保したうえで呼吸介助法を用いると，分泌物喀出，胸郭可動性の向上などに有効で呼吸状態も改善できることがある．

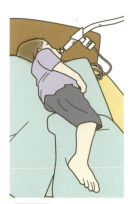

図15-4 クッションなどを用いたポジショニング

c. 腹臥位

- 腹臥位は，残気量が多い場合，胸郭を徐々に圧迫し残気量を減らすので換気の改善，血液の酸素化に効果的な体位ともいわれており，胸腹式の協調した換気効率の高い呼吸も促進できる．
- 腹臥位は肋骨の動きを抑制するように考えられがちであるが，頸部を伸展して気道確保し，腹部を圧迫することなくポジショニングできれば最も良好な呼吸状態を得ることができる．
- 腹臥位は背臥位より1回換気量や動脈血酸素分圧が上昇し，腹部の接触により

安定性が得られやすい．
- 誤嚥が関連している慢性的肺病変は，心臓後部の肺下葉に認めやすく，左凸側彎例では心臓が右に変位し，右下葉に病変が生じやすい．このような肺下葉病変の改善，悪化の予防には腹臥位は重要である．
- 胃瘻や気管切開，または四肢体幹の変形がある場合もマットやクッションなどを使用し腹臥位に近い体位をとることができる．

2 排痰法（体位ドレナージ）

- 感染症による急性期や分泌物貯留が多いとき，上下気道と肺区野に貯留する分泌物の排出は，呼吸管理上重要な課題であり，肺炎予防，肺機能の維持に重要である．
- 随意運動や活動性に乏しく換気量が少ない症例の換気量の増大と排痰には，聴診器に基づく体位排痰法を併用した呼吸理学療法の呼吸介助手技にて改善が得られている．

▷排痰法の手順（図15-5）
❶痰の性状を変化させる．
  ・痰を出しやすくするためには水分補給は重要である．
  ・気管支拡張薬などの吸入を用いることもある．
❷聴診にて痰の有無を確認する．
❸痰が出しやすい姿勢をとる．
  ・痰の貯留部位が重力に対し最高位になるような体位をとる．
  ・同時に呼吸筋の正常な活動が妨げられないようにする．
  ・胸郭，脊柱の変形が重度で不安定な姿勢の場合，クッション，枕などを利用する．
❹排痰手技を加える．
  ・呼吸介助手技（後述）
  ・軽打法は軽打のしかたによっては，筋緊張を引き起こし，呼吸障害を助長させるなど悪影響を与えることもあるので注意が必要である．
❺痰の喀出（咳，強制呼出，吸引）
  ・上気道まで痰を上げると，咳などを誘発して痰を喀出させる．
  ・重症児（者）では脳幹障害，筋弛緩薬による咳反射筋群の麻痺で，咳嗽反射が低下している例も多い．
  ・吸引する場合は，できるだけ口腔や上気道に痰を誘導してから吸引を行う．
❻聴診にて排痰されたことを確認する．

3 気管吸引

- 気管吸引は気道内分泌物や異物などにより気道閉塞が生じた場合，陰圧をかけたカテーテルを気管へ挿入することで，気道開放を行うものである（図15-6）．
- 2010年，リハビリテーション関連職種において気管吸引の実施が可能になった．
- 小児は肺胸郭コンプライアンスが低く，機能的残気量が少ないため，吸引によっ

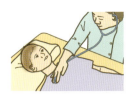
❷聴診にてどの部位に痰があるかを確かめる．

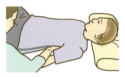

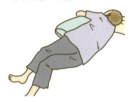
❸痰を出しやすい姿勢をとる．
- 痰の貯留部位が重力に対し最高位になるような体位をとる．
- 枕やクッションなどを利用してその体位を安定させる．

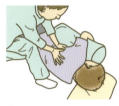
❹痰がある部位に呼吸介助などの排痰手技を加える．

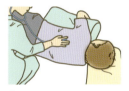
❻聴診し排痰されたことを確認する．

図15-5 排痰法の手順

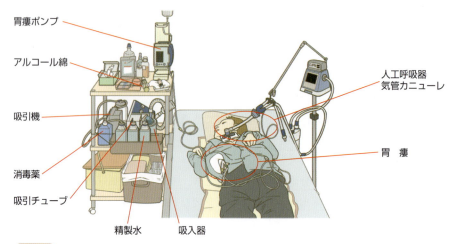

図15-6 気管吸引
（左）吸引に関するものは，吸引器のほかに，吸引チューブ，精製水，アルコール綿などたくさんの器具が必要になる．またそのほかにも，人工呼吸管理や胃瘻などの場合は，胃瘻ポンプや吸入器などさまざまな機器の管理が必要である．
（右）人工呼吸器，胃瘻チューブなどさまざまなチューブなどがあるが，チューブを無理に引っ張らないように気をつけながら姿勢を整えていく．

て低酸素血症や肺胞虚脱を起こしやすい．
- 吸引は吸気終末後に行うのが望ましく，吸引時間は10～20秒間にとどめ，SpO_2をパルスオキシメータでモニターする．
- 新生児は残気量が少なく予備能力がないため吸引のリスクが大きい．そのため吸引後の高濃度酸素は効果的だが，高濃度酸素は肺実質の悪化を招く可能性があり，医師との相談は必須である．

4 呼吸介助法

- 呼吸介助の目的には，換気の改善，気道内分泌物の移動，呼吸仕事量の減少，呼吸困難感の軽減があげられる．
- 呼吸介助は換気の改善を主たる目的とするため，その目的に合致する場合であれば急性あるいは慢性呼吸障害を問わず適応となる．
- 子どもの呼吸障害の場合は，換気の改善によりリラクセーションが得られ，胸郭可動性と柔軟性の維持，改善も期待できると報告されているが，胸郭の脆弱性，変形などから注意深い評価と適応の判断が必要である．
- 呼吸介助手技は胸郭の動きと呼吸のリズムに合わせながら，呼気時に胸郭を徒手的に圧迫し，呼気量を増大させ，つぎの吸気に相対的に胸郭の拡張量を増大させて換気を改善する手技である．
- あらゆる肢位，肺野に適用することができるが，子どもの場合胸郭が小さく，胸郭の変形により左右上下非対称である場合が多いので，なるべく一側胸郭ごとに，さらには上部胸郭，下部胸郭ごとに分けて行うことが多い（図15-7）．
- 筋緊張が高い脳性麻痺児には，呼吸介助法は子どもの呼吸リズムに合わせて行うと，過緊張を起こさずに気道内分泌物喀出や胸郭可動性と柔軟性の維持，改

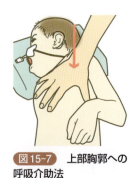

図15-7 上部胸郭への呼吸介助法

善ができることも経験する．

5 柔軟性，可動性の維持

- 重症児（者）には姿勢筋緊張にアンバランスがあり，ほとんどの症例で非対称が生じる．この姿勢筋緊張の非対称は脊柱と胸郭変形を生じさせ，脊柱短縮側の肺は短縮し肥厚し，伸張側の肺は伸張され扁平化する．
- 二次障害として重症化すると胸郭は可動性がなくなり換気量が極端に減少する．加えて，非対称は横隔膜の変形と機能低下などをもたらすこともある．
- これら悪化の予防として，姿勢筋緊張のアンバランスを修正し，非対称の進行予防と軽減を行う必要がある．胸郭が凹側では吸気時に徐々に伸張し，胸郭が拡張位になっている凸側では，呼気時に胸郭の絞り込みで，換気量の増大をはかる．
- 強度の胸郭変形の場合でも，体重負荷を軽減した体位にすると，変形が軽減し，呼吸パターンの改善を得ることもある．また，胸郭周囲の可動性が改善し，努力吸気が減少しただけで喘鳴が減少することも経験する．
- 胸郭呼吸運動を阻害している筋群の柔軟性を獲得するために，それらの筋群に対して筋の柔軟性を高める必要がある．

6 その他

- 近年，重症児（者）に対する無気肺の予防，改善を目的として，陽圧換気により深吸気をつくり，身体外からの圧力で肺胞を広げ胸郭を拡張させる方法が急速に普及してきている．
- 陽圧換気療法*として，蘇生バックによるフェイスマスク，気管カニューレなどからの用手陽圧換気（バギング），メカニカルインエクスサフレータ（MI-E カフマシーン）による陽圧換気，非侵襲的間欠的陽圧換気（NIV）による人工陽圧換気，肺内パーカッションベンチレーター（IPV）による陽圧換気などがあげられる．

*陽圧換気療法　気道内にガスを送り込むことで呼吸補助を行う方法．

MI-E：mechanical in-exsufflator
NIV：noninvasive ventilation
IPV：intrapulmonary percussive ventilation

学習到達度自己評価問題

以下の問題で正しいものに○，誤っているものに×を記しなさい．
1. 重症児（者）の呼吸障害は，胸郭の運動障害に伴う拘束性障害に加えて，慢性的な上気道の狭窄による閉塞性の呼吸障害を伴うが，睡眠時無呼吸などの中枢性換気障害が伴うことはない．
2. 子どもの呼吸障害を評価するときは視診，触診などの理学的所見から呼吸状態を把握していくことが必要となるが，聴診では呼吸音が小さいため，呼吸状態を詳細に把握することは難しい．
3. 神経筋疾患の咳の評価として最大流量（CPF）がよく用いられるが，CPFが260 L/分以下では日常的に上気道からの排痰が困難になるといわれている．
4. 重症児（者）にとって最も安定している肢位は背臥位のため，できるだけ背臥位の肢位をとるのが望ましい．
5. 呼吸介助手技は胸郭の動きと呼吸のリズムに合わせながら，吸気時に胸郭を徒手的に圧迫し，呼気に胸郭の拡張量を増大させて換気を改善する手技である．

15-1 ケーススタディ
NICUの早産低出生体重児

NICU：Neonatal Intensive Care Unit

*Apgar score　6章コラム参照

*早産児　在胎37週未満で産まれた子ども．28週未満を超早産児，28週〜32週未満を極早産児，32週〜34週未満を中等度早産児，34週〜37週未満を後期早産児と分類．

*低出生体重児　出生体重が2,500g未満のこども．1,000g未満を超低出生体重児，1,000〜1,500g未満を極低出生体重児と分類．

*新生児遷延性肺高血圧症　出生後肺動脈が収縮した状態が持続し，肺に十分な血流が流れず結果的に酸素化が低下する病態．

PPHN：persistent pulmonary hypertension of the newborn

*新生児慢性肺疾患　先天奇形を除く肺の異常により，酸素投与を必要とするような呼吸窮迫症状が新生児期に始まり，日齢28日を越えて続く病態．

CLD：chronic lung disease

*サーファクタント　肺胞がつぶれないようにする界面活性剤．

*非侵襲的人工換-神経調節換気　非挿管状態でマスクを使用し，横隔膜の活動の程度で呼吸器の換気を調節するモード．

NIV-NAVA：noninvasive ventilation-neurally adjusted ventilatory assist

*高流量鼻カヌラ酸素療法　酸素カヌラとNPPVの中間にあたる呼吸補助具．

HFNC：high flow nasal cannula
NPPV：non-invasive positive pressure ventilation

*高頻度振動換気法　非常に小さな1回換気を繰り返すモードで，従来の人工呼吸設定より最高気道内圧が低く抑えられる．

HFO：high frequency oscillation

A 症例

[年齢] 2歳0ヵ月（修正1歳8ヵ月）

[性別] 男

[現病歴] 在胎23週5日，639gで出生，緊急帝王切開，アプガースコア（Apgar score*）：6点/1分値，7点/5分値

[診断名] 早産児*，超低出生体重児*，新生児遷延性肺高血圧（PPHN）*，新生児慢性肺疾患（CLD）*

[全身管理と経過] 図15-8に概要をまとめた．＊本文中の①〜⑥は図15-8の暦年齢の①〜⑥の時期です．

① 出生後NICUで挿管，サーファクタント投与*，人工呼吸管理を施行（胸部X線画像：図15-9a，b）．
② CLDが急性増悪し，無気肺形成，低酸素血症に対し呼吸理学療法を開始（胸部X線画像：図15-9c，d）．
③ 日齢148日（修正1ヵ月）に抜管し，**非侵襲的人工換気-神経調節換気（NIV-NAVA）**＊へ移行．
④ 日齢177日（修正2ヵ月）に**高流量鼻カヌラ酸素療法（HFNC）**＊へ移行．
⑤ 日齢209日（修正3ヵ月）に**直接経口哺乳**を開始．
⑥ 修正8ヵ月に在宅用HFNCへ変更し退院（胸部X線画像：図15-9e）．

B 理学療法評価

[呼吸評価] 日齢41日（修正29週4日）
- 人工呼吸器モードは高頻度振動換気法（HFO）＊を使用しFiO₂ 1.0でSpO₂が89%．
- 胸壁の視診・触診でHFOの振動は左右差なく胸壁に伝搬．
- 頸部の回旋と過伸展が強く頸部がねじれている状態（**不良姿勢**）（図15-10，15-11a）．

[哺乳評価]

＜日齢150日（修正2ヵ月）＞
- 抜管後，指しゃぶり（−）
- 安静時の呼吸数が**70回で頻呼吸**

＜日齢209日（修正3ヵ月）＞
- 安静時の呼吸数が40回台と安定

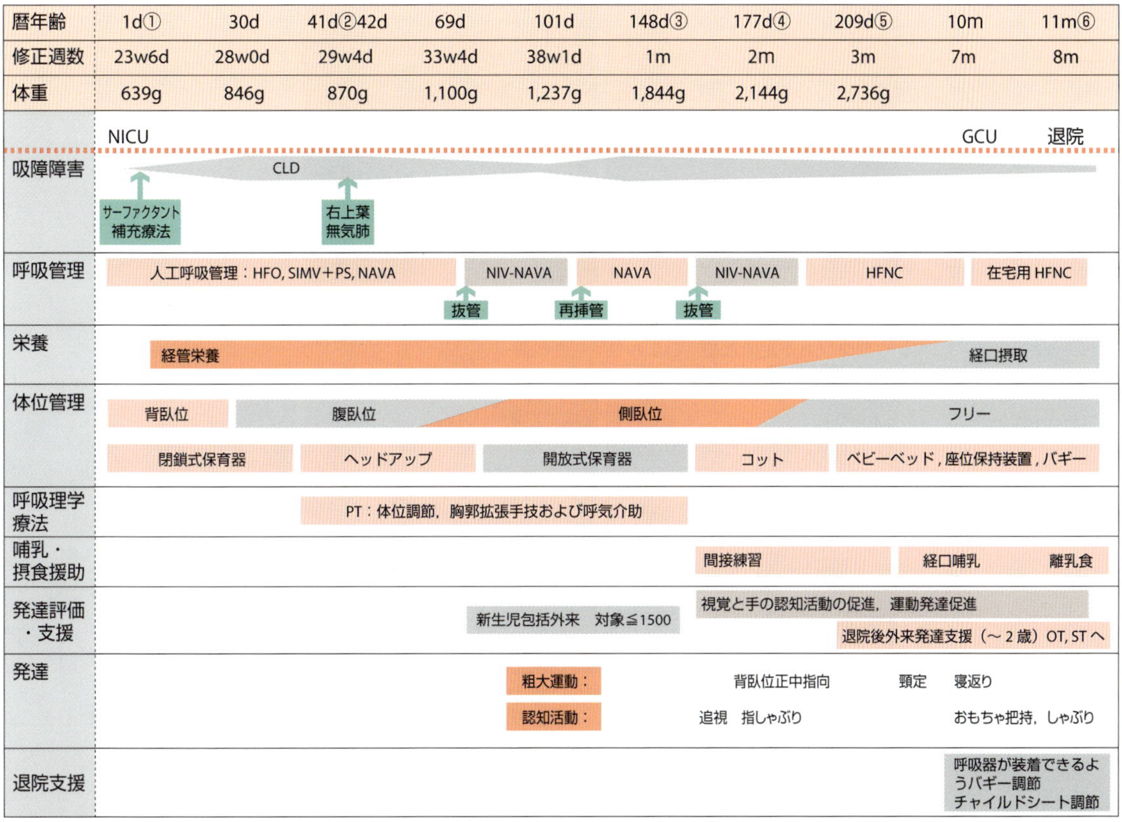

暦年齢	1d①	30d	41d②42d	69d	101d	148d③	177d④	209d⑤	10m	11m⑥
修正週数	23w6d	28w0d	29w4d	33w4d	38w1d	1m	2m	3m	7m	8m
体重	639g	846g	870g	1,100g	1,237g	1,844g	2,144g	2,736g		

NICU .... GCU　退院

呼吸障害	サーファクタント補充療法 / CLD / 右上葉無気肺
呼吸管理	人工呼吸管理：HFO, SIMV＋PS, NAVA → NIV-NAVA → NAVA → NIV-NAVA → HFNC → 在宅用 HFNC（抜管／再挿管／抜管）
栄養	経管栄養 → 経口摂取
体位管理	背臥位／腹臥位／側臥位／フリー；閉鎖式保育器／ヘッドアップ／開放式保育器／コット／ベビーベッド, 座位保持装置, バギー
呼吸理学療法	PT：体位調節，胸郭拡張手技および呼気介助
哺乳・摂食援助	間接練習／経口哺乳／離乳食
発達評価・支援	新生児包括外来　対象≦1500／視覚と手の認知活動の促進, 運動発達促進／退院後外来発達支援（〜2歳）OT, STへ
発達	粗大運動：背臥位正中指向 / 頸定 / 寝返り；認知活動：追視　指しゃぶり / おもちゃ把持，しゃぶり
退院支援	呼吸器が装着できるようバギー調節／チャイルドシート調節

図15-8　NICUから退院までの全身管理および経過と理学療法内容

HFO：high freqency oscillation, SIMV+PS：synchronised intermittent mandatory ventilation + pressure support
NAVA：neurally adjusted ventilatory assist

- 口腔周囲および口腔内への刺激を嫌がる**過敏性**（−）
- 口腔刺激に対して増加した唾液嚥下後も**むせや喘鳴増強**（−）

［発達評価］
- 呼吸状態が不安定であり，42週までにデュボヴィッツDubowitzなどの神経学的評価（p.24参照）が困難．

＜日齢177日（修正2ヵ月）＞
- 背臥位で頸部回旋が可能だが正中保持は困難．

＜修正5ヵ月＞
- 背臥位で頸部の正中保持は可能だが，不安定性が残存，未頸定．
- 四肢の抗重力活動は一瞬は可能，持続保持が困難．
- おもちゃの把持と上下へ振ること，両手持ちが可能．
- 側臥位でリーチが可能だが，仰臥位ではリーチが困難．

＜修正8ヵ月＞
- 頸定，寝返りを獲得したが，独座，腹這いや四つ這い移動は未獲得．
- どの肢位でもリーチ獲得，おもちゃの持ち変えや打ち合わせの獲得．

＜退院後（修正1歳8ヵ月）＞
- 独歩を確立，遠城寺式乳幼児分析的発達検査で粗大運動以外が11ヵ月レベル．

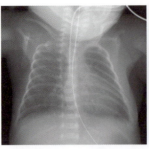
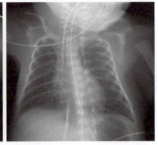

a：出生時 23 週 5 日　肺胞の 2 型上皮細胞から分泌されるサーファクタント不足のため，びまん性の肺胞虚脱により透過性が低下

b：出生当日サーファクタント投与後投与前より全体の透過性が改善

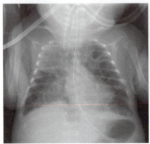
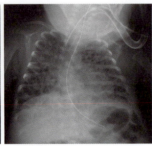
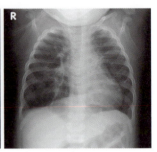

c：日齢 41 日　29 週 4 日　右上肺野と右下肺野透過性低下左肺野でびまん性の泡沫状陰影（＋）

d：日齢 42 日　29 週 5 日　呼吸理学療法翌日．右上肺野と右下肺野の透過性は改善全体のびまん性泡沫状陰影（＋）

e：修正 8 ヵ月　不規則索状気腫状陰影（＋）

図 15-9 胸部 X 線画像の変化

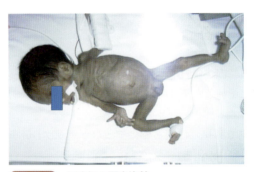

図 15-10 早産児の不良姿勢

背臥位でアライメントの修正をしない場合，体幹は生理的屈曲が消失し，股関節，膝関節伸展位，過開排となりうる．これに加え，侵襲刺激などの不快刺激で頭部過伸展位となる．

＜3 歳＞
- 新版 K 式発達検査で発達指数（DQ）*は 69．

*新版 K 式発達検査，発達指数　発達の遅れや偏りを多面的に評価する評価方法．「姿勢・運動」「認知・適応」「言語・社会」の項目がある．85 以上が平均，70〜84 が境界，70 未満が遅滞．

DQ：developmental quotient

C　統合と解釈

[問題点]
① 酸素化能の低下（重症 CLD による酸素化可能領域の不足，換気血流不均衡）

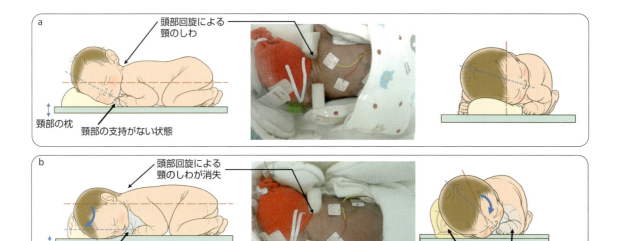

図15-11 腹臥位の不良姿勢とアライメント修正(ポジショニング)

a:上下肢は肩関節と股関節は内旋内転屈曲位,肘関節と膝関節は屈曲位を保っているが,体幹から頸部は生理的屈曲を保っておらず,とくに頸部は過伸展で捻じれを認める.

b:細い頸部と上部胸郭を折りたたんだオムツなどで支持し,頸部の過伸展とねじれを修正し,胸腹部の高さを調整することで体幹の生理的屈曲を再現し良姿勢となっている.

② 頻呼吸により**呼吸嚥下リズム**の協調不良から誤嚥のリスクがあり経口哺乳が困難
③ 体重増加不良により筋骨格の未成熟抗重力活動の未熟性や持久性の不足
④ 認知活動と抗重力活動の発達のアンバランス(精神運動発達遅滞含む)

[目標設定]

短期目標(閉鎖式保育器内)

- 酸素化の安定,**無気肺を予防**する体位管理.
- **自律神経系の安定**,四肢の同時収縮を促す体位管理.

中期目標(退院まで)

- 呼吸状態の安定,呼吸器を使用して退院するための準備.
- 安全な方法での経口摂取方法の確立.
- 寝返りや四つ這いを促し,床上移動手段の確立や座位バランスの安定による上肢活動の発達促進.
- 児の**発達促進**,**親子関係の構築**のため,積極的に家族へ抱っこの方法や遊び方の伝達.

長期目標(退院後)

- 安定した独歩へ向けて運動機能面の向上.
- 認知機能面の状態を把握し,**社会参加**に向けて適切な環境を家族とともに構築.

[改善点]

① 頸部のねじれによる挿管チューブの閉塞に注意し,気道が開通する体位調節 酸素化不良があれば機能的残気量を増加する目的にヘッドアップ

② 頻呼吸の間は間接練習（後述）から開始し，呼吸数が安定した時点で安全な体位での経口哺乳練習
③ 呼吸苦を増加しないよう環境調節し抗重力活動を行う機会を確保
④ 抗重力課題を手伝った状態で至適な遊びの提供

D　理学療法

[呼吸理学療法]

- 気道開通のため，ミニマルハンドリングminimal handling*で体幹マットの下側から頭頸部のねじれと過伸展を軽減し胸壁の振動がより増加するアライメントの調節（図15-11b）．
- 腹臥位，側臥位で酸素化が低迷する場合には姿勢が崩れない範囲でヘッドアップによる**機能的残気量**の確保．
- **排痰手技**：体位管理のみでは無気肺の改善が得られない場合や中枢部にラトリングが響いている場合に追加．
- 新生児は酸素消費量が多く機能的残気量が少ないため，機能的残気量の増加を目的に先行して胸郭を拡げたうえで呼気の介助．

[哺乳援助]

- **間接練習**：抜管後より口腔周囲や口腔内刺激，吸啜反射の誘発，指しゃぶりや空乳首の吸啜練習および家族への伝達．
- **直接練習**：安静時の心拍数と呼吸数が修正月齢相当となったため直接練習を開始．
- 乳首は吸啜窩の深さに適合したものを直接理学療法士の指示で確認・選択し，誤嚥に注意し乳汁移行量を調整して少量ずつ開始．

[発達援助]

- 抜管後の修正2ヵ月で，体重が1,800g台で未熟性に伴う低緊張と突発的な四肢の動きに適応できない状態に対し，四肢体幹の安定と屈曲優位な姿勢筋緊張のために**スワドリングSwaddling***による**ポジショニングpositioning**に移行（図5-11b）．
- 修正3ヵ月ごろから座位保持装置などを用いた頭頸部保持の補助や，母が両手を使用して児と向かい合って遊べる環境を調整．
- 臥位での十分な接触面への適応を準備し，重心移動を感じさせた寝返り介助での頸部体幹の立ち直りを促通．
- 四つ這いの準備と並行し，立位・歩行を見込んで転倒時の頭部保護のため，上肢支持練習やしがみつきの練習．

[フォローアップ]

- 新生児包括外来のフォローアップシステムにより医師と臨床心理士による1歳6ヵ月，3歳，5歳，8歳の長期的フォローアップ．
- 理学療法士は修正1歳8ヵ月まで1回/1～3ヵ月の頻度で理学療法外来でフォローし歩行が安定したのち，認知機能や対人関係に課題が残るため作業療法・言語療法へ外来フォローを移行．

*ミニマルハンドリングminimal handling　余力のない低出生体重児に対して必要最低限の介入を行うこと．

*スワドリングSwaddling　乳児の四肢が過度に動く事を防ぐために包み込むこと．子宮内の環境に近づけ，児が落ち着けるようにするための1つの手段．

memo
低出生体重児は呼吸・循環共に不安定であり，愛護的な介入が必要である．既存の発達検査などを通して関わり方を学び，発達の遅れだけに注目するのではなく，発達支援という枠組みで何ができるのかを考えることが大切である．

15-2 ケーススタディ 重症心身障害児（GMFCS Ⅴ）

A 症例

[年齢] 1歳3ヵ月

[性別] 女児

[現病歴] 在胎23週3日，566gで出生，**アプガースコア**（ケーススタディ15-1参照）1点/1分値，4点/5分値で**新生児仮死**の状態，**呼吸窮迫症候群（RDS）**＊に対し出生後挿管，サーファクタント投与し，人工呼吸管理を実施．経過途中で敗血症となり両側の**脳室周囲白質軟化症（PVL）**＊，**低酸素性虚血性脳症**となった．

[診断名] 早産児，超低出生体重児，右脳室内出血Ⅰ度，両側PVL，重症新生児仮死，低酸素性虚血性脳症．

[出生時血液データ] 急性呼吸性アシドーシス

[全身管理と経過] 図15-12に概要をまとめた．＊本文中の①〜⑦は図15-12の暦年齢の時期です．

① 日齢61日抜管，無気肺のため（図15-13a, b）NIV-NAVA（ケーススタディ15-1参照）を経てNPPV＊によるCPAP＊を施行．
② 日齢88日からNPPVを徐々に離脱し，日齢166日にHFNC（ケーススタディ15-1参照）へ変更．
③ 修正3ヵ月にPVLによる脳室拡大（図15-13c）のため内視鏡下囊胞開窓術＋オンマイヤーを留置．
④ 鼻口腔内分泌物の喉頭への吸引による喘鳴が急激に増加し，口腔内の持続吸引を開始．
⑤ **誤嚥性肺炎**を繰り返し，修正8ヵ月に経管栄養チューブの刺激による鼻口腔の分泌物を軽減する目的に胃瘻造設．
⑥ 胃瘻手術後に術後3日で抜去したが，NPPVの離脱まで20日を要し，その後も酸素化不良を認め，修正1歳5ヵ月に気管切開（喉頭気管分離）＊を実施．
⑦ 難治性の**けいれん**が出現し，筋緊張の亢進を認め体位管理などが難しく，日齢88日から抗けいれん薬の使用を開始．
- 家族と主治医が話し合い，施設入所予定，入所待機中．

＊呼吸窮迫症候群　胎生期に生産される肺サーファクタントが不足し肺胞が虚脱することで，呼吸障害が出現する．

RDS：respiratory distress syndrome

PVL：periventricular leukomalacia

＊非侵襲的陽圧換気　気管挿管や気管切開は行わない陽圧換気．
＊持続的陽圧呼吸療法　呼気時に気道に対して持続的に陽圧をかけること．

CPAP：continuous positive airway pressure

＊喉頭気管分離　気管切開に加え喉頭と気管を離断する手術．

B 理学療法評価

[呼吸音と呼吸パターン]
- 挿管中は頭頸部が捻じれにより，同条件でもSpO₂ 95%から75%に低下．
- NIV-NAVA使用中は喘鳴はなく，唾液も少なく，呼吸音は浅いが静音．

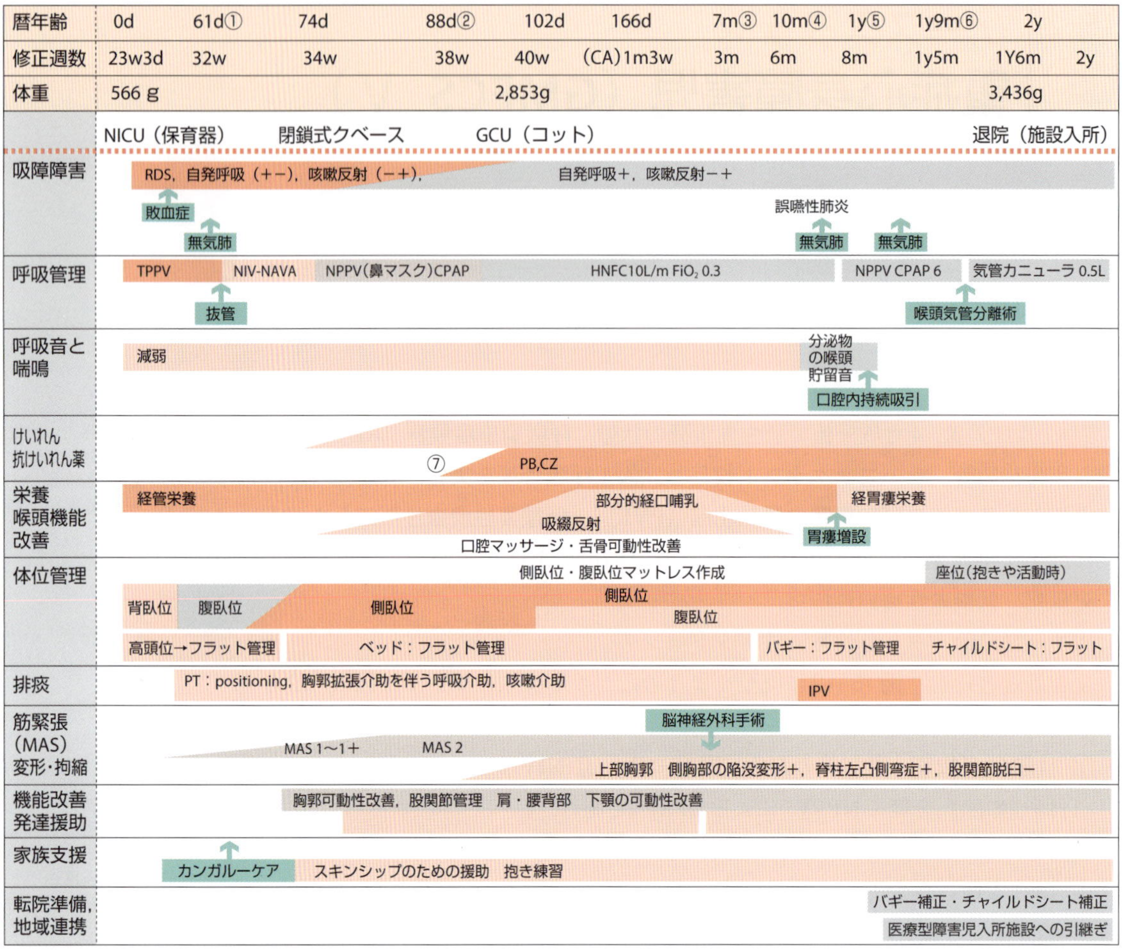

15-2 重症心身障害児（GMFCS Ⅴ）

暦年齢	0d	61d①	74d	88d②	102d	166d	7m③	10m④	1y⑤	1y9m⑥	2y
修正週数	23w3d	32w	34w	38w	40w	(CA)1m3w	3m	6m	8m	1y5m	1Y6m	2y
体重	566 g				2,853g					3,436g	
	NICU（保育器）	閉鎖式クベース			GCU（コット）					退院（施設入所）	
呼吸障害	RDS, 自発呼吸（＋－）, 咳嗽反射（－＋）				自発呼吸＋, 咳嗽反射－＋		誤嚥性肺炎				
	敗血症						無気肺	無気肺			
	無気肺										
呼吸管理	TPPV	NIV-NAVA	NPPV（鼻マスク）CPAP		HNFC10L/m FiO₂ 0.3			NPPV CPAP 6	気管カニューラ 0.5L		
		抜管							喉頭気管分離術		
呼吸音と喘鳴	減弱						分泌物の喉頭貯留音				
							口腔内持続吸引				
けいれん 抗けいれん薬				⑦	PB, CZ						
栄養 喉頭機能 改善	経管栄養				部分的経口哺乳			経胃瘻栄養			
					吸啜反射		胃瘻増設				
					口腔マッサージ・舌骨可動性改善						
体位管理					側臥位・腹臥位マットレス作成				座位（抱っこや活動時）		
	背臥位	腹臥位	側臥位		側臥位						
					腹臥位						
	高頭位→フラット管理		ベッド：フラット管理				バギー：フラット管理		チャイルドシート：フラット		
排痰		PT：positioning, 胸郭拡張介助を伴う呼吸介助, 咳嗽介助					IPV				
筋緊張 (MAS) 変形・拘縮			MAS 1～1＋	MAS 2			脳神経外科手術				
						上部胸郭 側胸部の陥没変形＋, 脊柱左凸側弯症＋, 股関節脱臼－					
機能改善 発達援助			胸郭可動性改善, 股関節管理 肩・腰背部 下顎の可動性改善								
家族支援		カンガルーケア	スキンシップのための援助 抱き練習								
転院準備, 地域連携									バギー補正・チャイルドシート補正		
									医療型障害児入所施設への引継ぎ		

図15-12 NICUにおける理学療法と経過

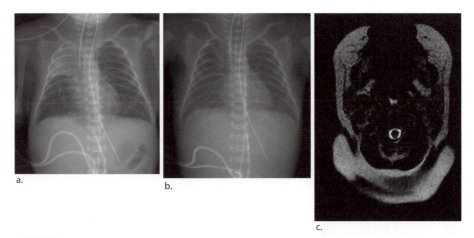

図15-13 抜管前の胸部X線画像と脳CT像.
a：日齢61. 右上肺野に浸潤陰影. b：日齢65. 右上肺野の浸潤陰影が消失し無気肺が改善した.
c：月齢3ヵ月. 脳実質はびまん性に萎縮.

- 吸気で季肋部の陥没を認める．
- 完全側臥位となってからは，頭頸部の肢位は枕の高さが不適切で頸部が不安定．

［哺乳・摂食機能］
- 修正32週以降，筋緊張の亢進と経口哺乳などの喉頭機能に対する理学療法を開始．
- 抜管後，乳首の刺激があると吸啜反射を認め，口腔内マッサージと刺激によりさらに陰圧と連続した吸啜を認めた．
- 唾液量が少なく吸啜反射以外の嚥下反射は無く，喉頭吸引を疑うような喘鳴も無い．
- 修正3ヵ月より吸啜反射が減弱し，徐々に唾液が増加し始め，喉頭吸引により喘鳴が増加．

［胸郭の可動性］
- 肩甲骨の挙上と肩関節の内転と伸展により，上部胸郭の挙上と拡張が制限され，上部胸郭の陥没呼吸が認められた．
- 椎間関節および肋椎関節の可動性は低く，さらに肋間伸長は抵抗が強く，徒手での吸気介助および，呼気介助に抵抗を示した．
- 右中下葉の広範な無気肺発生時，呼吸介助で右胸郭の抵抗が強く顕著に可動性が低下．

［姿勢・運動と筋緊張］
- 初回介入時の筋緊張は弛緩性，**修正版タ—デュー・スケール（MAS）**[*]は上肢〔1〕，下肢〔1〕．
- 経過とともに筋緊張増加，MASは上肢〔2〕，下肢〔2〕へ移行．
- 背臥位では頭部は右向きに回旋，頸部は過伸展位で上下肢は伸展緊張が優位な除脳固縮姿勢．
- 自動運動は頸部の伸展と上下肢の伸展内転方向の運動のみ．

［関節可動域評価（ROM-T）］
- 退院時は股関節開排70°/55°，膝関節伸展－10°/－15°．

MAS：modified Ashworth scale

C　現在の問題点および統合と解釈

＜問題点＞
① 口腔内分泌物が喉頭に入り込み，さらに咳嗽反射減弱により分泌物が常時喉頭に貯留しやすい．
② 繰り返す誤嚥性肺炎により酸素化能が低下．
③ 触れられることに対する過敏性と過緊張による呼吸促迫と姿勢の不安定性．
④ 体幹を中心とした屈曲優位な筋緊張の亢進と自動運動の欠如．とくに脊柱後彎と上肢帯，下肢帯の内転，肘関節の屈曲と膝関節の伸展過緊張で除皮質姿勢が優位．
⑤ 受動姿勢による定型的姿勢と痙縮，不動による変形・拘縮に加え，未熟児

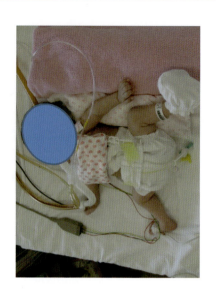

図15-13 早産児の挿管中の不良姿勢
早産児の挿管中に，背臥位や腹臥位でアライメントを修正しない場合，過開排となり，前方脱臼では，内転困難により側臥位ができなくなる．

特有の**臼蓋形成不全**や頸体角が大きいことにより**股関節脱臼**が経年的に悪化し左右差が拡大する可能性．

〈目標設定〉

短期目標:
- 排痰や姿勢管理による感染および無気肺予防により，酸素化と呼吸努力の改善．
- 関節可動域の維持・改善により将来の体位制限や痛み，褥瘡などの原因とならない様な身体構造を保つ．

長期目標:
- 呼吸中・嚥下機能は頭頸部のアライメントを良好に保ち気道開存と口腔内分泌物の誤嚥（喉頭吸引）防止．
- 体位，肢位制限による呼吸障害の悪化をきたさない，あるいは，感染急性期などの急性期治療時の体位制限とならない体づくり．とくに股関節脱臼（うち前方脱臼では伸展および内転制限が強く起こり側臥位管理が困難となる）（図15-13），橈骨頭脱臼と脊柱変形（側彎，前後彎）の予防．
- 胸椎の彎曲に伴う気管走行の変化や腕頭動脈による圧排や**腕頭動脈瘻**＊の予防，腰椎彎曲による上腸間膜動脈症候群（SMA症候群）＊の予防．
- 関節拘縮や変形による伸側の骨突出の褥瘡予防，屈側の皮膚が悪化しない身体発育を促す．
- 人の関わりを含めた環境への適応と，「快」や「安心感」を感じられる．

〈改善点〉
① 酸素化の安定性の確保．
② 無気肺発生時には無気肺の改善．
③ 昼夜，姿勢の崩れの予防．
④ 触れられることの過敏性の改善．
⑤ 筋緊張のコントロール，関節可動域の確保，姿勢制限がない状態の維持．

＊**腕頭動脈瘻** 気管の前方を横切る腕頭動脈が気管を圧迫し，瘻孔により大出血につながり致死的な状態．
＊**上腸間膜動脈症候群（SMA症候群）** 上腸間膜動脈が大動脈から，鋭角に十二指腸を挟むように分岐しているため，るい痩や脊柱彎曲により通過障害をきたす病態．

SMA：superior mesenteric artery syndrome

D 理学療法

[呼吸理学療法]
- 挿管中には頭頸部の捻じれをとり気道確保が可能な姿勢管理を実施．
- 腹臥位や完全側臥位で口角を喉頭より下方に向けて分泌物を口腔外へ排泄（図15-11）．
- 手技は新生児は酸素消費量が多く機能的残気量が少ないため，**機能的残気量の増加を目的に先行して胸郭を拡げたうえで呼気の介助**．
- 難渋する無気肺発生時には肺内パーカッションベンチレーター（IPV）*を用いて機械的排痰と徒手による排痰を実施し，排痰による無気肺改善と抜管目的の理学療法を実施．
- 呼吸改善のために脊柱，胸郭の可動性を確保し気道狭窄の予防．

[機能改善と発達援助]
- 喉頭吸引の程度をみながら，過敏性に配慮しトータルコンタクトによる抱きや座位に起こすことによる前庭感覚，視覚，聴覚，触覚，体性感覚などの感覚入力を行い，十分なリラクセーションを準備したのちに，筋の伸長や関節の柔軟性を改善．
- 胸郭に対し肋間の伸長，肋椎関節，胸肋関節の関節可動域運動後に脊柱の椎間関節を棘突起からアプローチして可動性を改善．
- 股関節開排および伸展，膝関節完全伸展，足関節底屈および背屈，肩甲帯，肩関節周囲，肘関節の屈曲および伸展の関節可動域運動を実施．
- 側臥位管理により股関節内転位とならないよう，股外転パットを作製し24時間の姿勢管理を実施．

*肺内パーカッションベンチレーター（IPV） 高頻度ジェット流，パーカッション振動，エアゾール加湿により肺内に直接空気の振動を送気する排痰機器．

IPV：intrapulmonary percussive ventilation

> **memo**
> 発達の超早期で未熟性が強い時期に，重度な脳障害を発症した場合，将来的にGMFCSレベルVとなる可能性がある．上気道障害，筋緊張亢進と定型的運動・姿勢の影響が長期的な成長発達に影響し側彎症や股関節脱臼の重症化をきたす要因となる．この変形・拘縮により，呼吸器感染時の体位管理が困難となるような特異的な変形拘縮を，積極的に予防する必要がある．

運動発達障害

16 運動発達障害の療育体系と療育指導および支援教育

一般目標
1. 療育の歴史的展開のなかで療育体系や支援教育がどのように形成されたのかを理解する．
2. 現行の運動発達障害児の医療，保健，教育，福祉に関連する法制（法律と制度）と実践されている領域ごとの療育の概要について理解する．

行動目標
1. 療育の理念について説明できる．
2. 現行の運動発達障害児の医療，保健，教育，福祉に関連する法制について説明できる．
3. 特別支援教育の理念について説明できる．
4. 障害児（者）の各ライフステージにおける療育について，理学療法士の役割を説明できる．

調べておこう
- 障害児（者）を取り巻く現代の世界的課題とわが国の今後の障害児（者）施策の方向性を知るために，「障害者権利条約」の全文を読んでみよう．

A 療育の歴史と理念

1 療育の理念とその変遷

- 「療育」は，昭和17年に高木憲次が初めて用いた造語で，「**療育とは，現在の科学を総動員して不自由な肢体を出来るだけ克服し，それによって幸いにも恢復したら『肢体の復活能力』そのものを（残存能力ではない）出来るだけ有効に活用させ，以て，自活の途の立つように育成することである．**」と定義されており，単に治療するだけではなく，**肢体不自由児に対して科学を総動員して障害を可能な限り克服し，自立を促すように育成する**ことを意味する．
- 高松鶴吉は，知的障害分野で用いられている治療教育*の概念を包括し，「療育とは，現在のあらゆる科学と文明を駆使して障害児の自由度を拡大しようとするもので，その努力は優れた『子育て』でなければならない」とし，「障害児の可能性の追求であるとともに，可能性の限界を知ろうとすることでもある．しかし，それでもなお，手を尽くすことによって障害児とその周辺に力強い安

*治療教育　ドイツのゲオルゲンス（Georgens）は1861年に出版した「治療教育学 Heilpädagogik」に，「治療教育とは，医学的な治療によって治すことができず，また教育しても限界のある児童に対して，医学と教育との連携によって，その児童の教育の目的を達しようとするもの」と記しており，ドイツの治療教育学を体系化したヘラー（Heller）は，治療教育学の対象が軽度の知的障害児から行動異常児までであることを示した．

心をもたらすのが療育である」と説明している．
- 高木は，「肢体不自由」に対して「療育」という用語を提唱したが，今や肢体不自由に限らず，知的障害や言語障害などを含めた発達期の障害全般に対して用いられている．

② 療育の歴史と関連法規の成り立ち（表16-1）

- 大正10年に，わが国初の肢体不自由児施設である「柏学園」が設立され，昭和7年には，わが国初の肢体不自由児の学校である「東京市立光明学校」が設立された．
- 昭和21年11月3日，日本国憲法が公布され，「教育を受ける権利，教育を受けさせる義務」が明確に規定された．「教育を受ける権利」は，障害のある子どもにおける教育の保証を確立する根拠となるものである．
- 昭和22年，**教育基本法**，**学校教育法**，**児童福祉法**が公布された．
- 教育基本法では，「教育の機会均等」「義務教育」が規定され，学校教育法では，「特殊教育」を明文化し，都道府県へ盲学校，聾学校，養護学校において普通教育の設置義務が示されている．
- 昭和31年に「公立養護学校整備特別措置法」が制定され，昭和44年には全都道府県に肢体不自由児を対象とする養護学校の設置が完了した．
- 児童福祉法には，肢体不自由児施設＊が正式に位置づけられ，児童福祉法成立から16年を経た昭和38年に，全都道府県への設置が達成された．
- 昭和45年にスイスの医師ゲングの脳性麻痺における早期治療効果，ボバースやボイタによる神経学的治療法がわが国に紹介され，早期診断，早期治療の重要性が広まっていった．
- 特殊教育において重度障害のある子どもは，就学猶予・免除として福祉施設に「保護」の対象として教育の機会を奪われる結果となっていたが，昭和54年の養護学校義務制の実施に伴い「訪問教育」が始まった．
- 昭和58年から平成4年が「国連障害者の十年」と定められたことで，わが国は行動計画を策定し，障害者施策に関する初めての長期計画である「障害者対策に関する長期計画」を示した．
- 平成5年には「障害者対策に関する新長期計画」，平成14年には障害者基本法（平成5年）に基づく障害者基本計画を制定し，**ノーマライゼーション**とリハビリテーションの理念のもと，障害者施策が推進された．
- 平成6年にユネスコが開催した「特別ニーズ教育に関する世界大会」において採択された「サマランカ宣言および行動大綱」において，「個人の差異や困難によらず，すべての子どもを包含する教育システム」とは**インクルーシブ教育**＊を原則とすることが確認された．
- 平成13年には，文部科学省によって，これまでの「**特殊教育**」から「**特別支援教育**」という呼称が採用された．
- 文部科学省が設置した「21世紀の特殊教育の在り方に関する調査研究協力者会議」は最終報告をまとめ，ノーマライゼーションの理念に沿って，障害の重

＊**肢体不自由児施設**　児童福祉法において「肢体不自由児施設は，上肢・下肢または体幹の不自由な児童を治療するとともに，独立自活に必要な知識技術を与えることを目的とする施設とする」と定義されている．

＊**インクルーシブ教育**　ここで規定されている「インクルーシブ教育」とは，障害の有無にかかわらず，すべての子どもに関する特別な教育的ニーズを包含できるような学校や教育の在り方を示している．

表16-1 年表

年	事柄
大正7（1918）年	高木「夢の楽園教療所」の説を提唱.
大正10（1921）年	「柏学園」設立：わが国最初の肢体不自由児施設.
昭和7（1932）年	「東京市立光明学校」設立：わが国最初の肢体不自由児の学校.
昭和17（1942）年	高木が夢に描いた療育施設「整肢療護園」開園.
昭和21（1946）年	「日本国憲法」公布「教育を受ける権利」を保障.
昭和22（1947）年	「教育基本法」公布：教育の機会均等が示された. 「学校教育法」公布：養護学校に就学させる保護者の義務，都道府県には設置義務を規定. 「児童福祉法」公布：児童の福祉に関する基本法.
昭和23（1948）年	盲学校および聾学校教育の義務教育制が開始.
昭和31（1956）年	「公立養護学校整備特別措置法」公布：この措置法から養護学校の設置が進んだ.
昭和38（1963）年	肢体不自由児施設が全都道府県へ設置達成.
昭和40（1965）年	「理学療法士及び作業療法士法」公布.
昭和42（1967）年	児童福祉施設として「重症心身障害児施設」を新設.
昭和43（1968）年	厚生省脳性麻痺研究班「脳性麻痺の定義」を示す.
昭和44（1969）年	肢体不自由養護学校が全都道府県に設置. 「肢体不自由児通園施設制度」発足.
昭和45（1970）年	脳性麻痺の早期発見，早期治療の概念がわが国に紹介.
昭和47（1972）年	「心身障害児通園事業制度」発足.
昭和49（1974）年	「障害児保育事業」開始.
昭和54（1979）年	「養護学校教育義務制」と「訪問教育」の実施：その結果就学が免除，猶予されていた重度の障害児の教育を受ける権利が保障された. 「心身障害児総合通園センター制度」発足.
昭和55（1980）年	WHO「国際障害分類」発表.
昭和56（1981）年	「国際障害者年」：ノーマライゼーションを推進するために，国連が「完全参加と平等」というテーマでキャンペーンを実施.
昭和57（1982）年	国連「障害者に関する世界行動計画」発表．「障害者対策に関する長期計画」策定：世界行動計画を受けて策定された国内行動計画.
昭和58（1983）年	「国連・障害者の十年」スタート：「国際障害者年」の課題に長期的に取り組む必要から国連総会で決議された十年.
昭和64（1989）年	国連総会「児童の権利に関する条約（子どもの権利条約）」採択：児童を保護の対象であるだけでなく，権利行使の主体としての児童観を示した.
平成2（1990）年	「児童居宅生活支援事業」開始：この事業を契機として，入所施設サービスから在宅・地域福祉サービスへと転換していった.
平成5（1993）年	「障害者基本法」公布：障害者施策の理念と基本的事項を定めた法律.「障害者対策に関する新長期計画（障害者基本計画［第一次］）」策定.
平成7（1995）年	「障害者プラン～ノーマライゼーション7か年戦略～」策定.
平成8（1996）年	「障害児（者）地域療育等支援事業」．「重症心身障害児（者）通園事業」開始.
平成9（1997）年	保育所制度が「措置制度」から「契約制度」へ移行：その後，障害者福祉や高齢者福祉でも順次「措置制度」が廃止されていった.
平成13（2001）年	WHO「国際生活機能分類」発表.
平成14（2002）年	「重点施策実施5か年計画（新障害者プラン）」策定.
平成15（2003）年	「障害者基本計画（第二次）」策定「支援費制度」導入．「障害者自立支援法」の施行に伴い平成18年に「支援費制度」は廃止.
平成17（2005）年	「発達障害者支援法」施行.

（つづく）

表16-1 年表（つづき）

年	事柄
平成18（2006）年	「障害者自立支援法」施行. 「学校教育法」の一部改正：2007年より特別支援教育の本格的実施. 知的な遅れのない発達障害も含めた対象の拡大.「特殊教育」から「特別支援教育」へ. 盲, 聾, 養護学校を「特別支援学校」に一本化.
平成19（2007）年	「特別支援教育」開始「障害者の権利に関する条約」（障害者権利条約）に署名：わが国では, 国連総会で採択（平成18年）された同条約の批准に向け, 障害者基本法等の国内法の整備がはじまる.
平成23（2011）年	「障害者虐待防止法」成立.
平成25（2013）年	「障害者基本計画（第三次）」策定.「障害者の日常生活及び社会生活を総合的に支援するための法律」（障害者総合支援法）施行.「障害を理由とする差別の解消の推進に関する法律」（障害者差別解消法）成立. 文部科学省通知「障害のある児童生徒等に対する早期からの一貫した支援について」：2014年より就学する児童生徒から, インクルーシブ教育の理念を踏まえた, 現在の特別支援教育制度の下での支援がなされることとなった.
平成26（2014）年	「障害者権利条約」批准：インクルーシブ教育システムの理念・合理的配慮の提供.
平成30（2018）年	「障害者の日常生活及び社会生活を総合的に支援するための法律及び児童福祉法の一部を改正する法律」施行.
令和3（2021）年	「医療的ケア児及びその家族に対する支援に関する法律」施行
令和4（2022）年	「こども基本法」「こども家庭庁設置法」が成立.

memo
障害者の権利に関する条約
本条約では, 教育についての障害のある者の権利を認め, 障害者があらゆる段階における教育を差別なく受けられるインクルーシブ教育システムや生涯学習を確保するように, 障害のある者にとって必要な「**合理的配慮**」がなされることなどが定められている.

memo
合理的配慮
平成18年に国連総会で採択された「障害の権利に関する条約」において「合理的配慮」は，「障害者が他の者と平等にすべての人権及び基本的自由を享有し，又は行使することを確保するための必要かつ適当な変更及び調整であって，特定の場合において必要とされるものであり，かつ，均衡を失した又は過度の負担を課さないものをいう．」と定義されている．

度・重複化や多様化を踏まえ, 通常の学級において特別な教育的支援を必要とする児童生徒に積極的に対応することが必要であることが示された.

- 平成18年の国連総会において,「**障害者の権利に関する条約**」が採択された. わが国では,「障害者基本法」の改正,「障害者総合支援法」および「障害者差別解消法」の制定,「障害者雇用促進法」の改正など必要な国内法令の整備を進め, 平成26年に条約を批准した（図16-1）.
- 平成23年の障害者基本法の改正では, **日常生活又は社会生活において障害者が受ける制限は, 社会の在り方との関係によって生ずる**という, いわゆる社会モデルに基づく障害者の概念や, 障害者権利条約にいう「**合理的配慮**」の概念が盛り込まれた.
- 「障害者自立支援法」については, 障害の特性が十分反映されていないことや収入により自己負担が高くなるなどの問題点から, 平成24年に「障害者の日常生活及び社会生活を総合的に支援するための法律」（障害者総合支援法）に改正された.

- 新たに「基本的人権を享有する個人としての尊厳」が明記され, 障害の有無にかかわらず国民が相互に人格と個性を尊重し生活できる地域社会の実現に寄与することを目的としている.
- また, 障害者の定義に難病などが追加され, 平成26年から, 重度訪問介護の対象者が拡大し, ケアホームがグループホームへ一元化された.
- 平成25年, 改正障害者基本法第4条の「差別の禁止」の基本原則を具体化し, 障害を理由とする差別の解消を推進することを目的として,「障害を理由とす

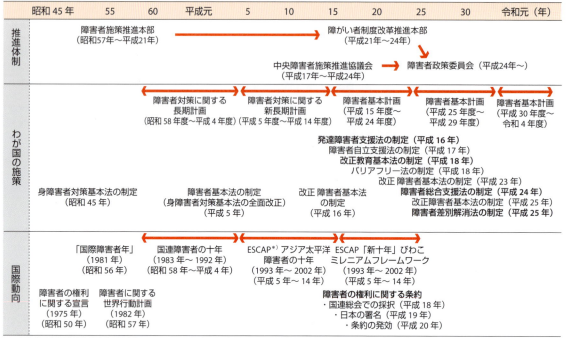

図16-1 国際動向とわが国の施策
[内閣府：平成27年度版 障害者白書（全体版）〈https://www.www8.cao.go.jp/shougai/whitepaper/h27hakusho/zenbun/pdf/s3_1.pdf〉（最終アクセス：2024年4月）を元に作成]

る差別の解消の推進に関する法律」（障害者差別解消法）が制定された.
- 令和4年には，「こども基本法」「こども家庭庁設置法」が成立し，令和5年4月にはこども家庭庁が発足し，障害児支援施策は子育て支援施策に包括された.

③ 学校保健

- 昭和33年，学校での健康診断や環境衛生について定める「学校保健法」が制定された.
- 平成21年には，学校保健と学校安全の一層の充実を図るために，「学校保健法」から「学校保健安全法」に改称された.
- 学校保健安全法では，保健指導の充実，地域の医療関係機関との連携を推進している.
- 平成26年には，「学校保健安全法の一部改正」により運動器などに関する検査が必須項目に追加された.
- 運動器（整形外科）疾患としては，これまでに脊柱側彎症や胸郭の検診項目が実施されているが，新たに四肢の骨・関節の運動器障害に関する項目が追加された.

表16-2　障害児への主な行政サービス

相談，支援窓口	
児童相談所，保健所，保健センター	
障害者手帳の交付	
身体障害者手帳（身体障害者福祉法），療育手帳（昭和48年厚生事務次官通知），精神障害者保健福祉手帳（精神保健及び精神障害者福祉に関する法律）	
経済的支援	
障害児福祉手当，特別障害児扶養手当，税金の控除	
補装具，日常生活用具の支給（障害者総合支援法　第76条等）	
補装具 ・車いす，座位保持装置などの支給	日常生活用具 ・移動用リフト，紙おむつなどの支給
健診	
妊婦健診，新生児マススクリーニング，乳児検診，5歳児健診	
児童発達支援	
障害児通所支援（児童福祉法6条の2）	障害児入所支援（児童福祉法42条）
1）児童発達支援 2）医療型児童発達支援 3）放課後等デイサービス 4）居宅訪問型児童発達支援 5）保育所等訪問支援	1）福祉型障害児入所施設 ・介護サービス等 2）医療型障害児入所施設 ・医療行為，リハビリテーション ・精神医療，強度行動障害への対応

B　障害児への主な行政サービス（表16-2）

1　障害児の定義（児童福祉法第4条2項）

- 18歳未満の児童のうち，身体に障害のある児童，知的障害のある児童，精神に障害のある児童をいう．

2　相談，支援

a. 児童相談所

- 児童福祉司，相談員，医師（精神科，小児科），児童心理司，理学療法士などが配置され，知的発達の遅れ，肢体不自由，言語発達の遅れ，虚弱など，子どもの健やかな成長に関するあらゆる相談に応じている．
- 相談内容に応じて，医療，児童発達支援，リハビリテーションなど必要な支援が受けられる施設を紹介する．

b. 保健所，保健センター

- 保健所は，保健師，医師，薬剤師，獣医師，栄養士，精神保健福祉士などが配置され，地域の公衆衛生を担う行政機関である．
- 市町村が設置する市町村保健センターは，母子手帳の交付，乳幼児健診，予防接種，健康診査，がん検診など，地域住民が直接受ける健康づくりに関するサービスを提供している．

3 障害者手帳

a. 身体障害者手帳
- 交付対象者
  ①視覚障害，②聴覚又は平衡機能の障害，③音声機能，言語機能又はそしゃく機能の障害，④肢体不自由，⑤心臓，じん臓又は呼吸器の機能の障害，⑥ぼうこう又は直腸の機能の障害，⑦小腸の機能の障害，⑧ヒト免疫不全ウイルスによる免疫の機能の障害，⑨肝臓の機能の障害
- 1級から6級までの等級があり，医療費の助成，補装具の助成，減税などの支援を受けることができる．

b. 療育手帳
- 知的障害のある児（者）が，各種の福祉制度を利用するために必要な手帳で，重度「A」と重度以外の中軽度「B」の2種類に区分されている．障害の程度を確認するために，原則として2年ごとに児童相談所または知的障害者更生相談所において判定を行うものとなっている．

c. 精神障害者保健福祉手帳
- 精神疾患（統合失調症，うつ病，多極性障害などの気分障害，てんかん，高次脳機能障害，発達障害（自閉症，学習障害，注意欠如多動症など）があり，生活に支障がある児（者）に交付され，2年ごとに更新が必要である．
- 1級から3級までの等級があり，税金の控除・減免，公共料金の割引などを受けることができる．

4 自立支援医療制度

- 自立支援医療制度は，心身の障害を除去・軽減するための医療について，医療費の自己負担額を軽減する公費負担医療制度で，育成医療，精神通院医療，更生医療を包括した医療制度である．
- 育成医療は，身体に障害を有する児童で，その障害を除去・軽減する手術などの治療により確実に効果が期待できる18歳未満の者が対象となる．
- 精神通院医療は，統合失調症などの精神疾患を有する者で，通院による精神医療を継続的に要する者が対象となる．
- 更生医療は，身体障害者福祉法に基づき身体障害者手帳の交付を受けた者で，その障害を除去・軽減する手術等の治療により確実に効果が期待できる18歳以上の者が対象となる．

5 経済的援助

a. 障害児福祉手当
- 身体，知的または精神に重度の障害があるため，日常生活において常時の介護を必要とする20歳未満の障害のある児（者）に支給される．

b. 特別障害児扶養手当
- 身体，知的，精神に中程度以上の障害のある20歳未満の児（者）を監護する

父母又は養育者に対して支給される．

c．税金の控除
- 障害のある児（者）本人や，配偶者・扶養親族に障害がある場合，障害者控除の対象となり，所得金額から一定額が控除される（障害者控除，特別障害者控除，同居特別障害者控除）．

6 補装具，日常生活用具
- 障害者手帳の種別や状態に応じて必要と認められた場合は，補装具として義足，装具，車いす，座位保持装置，意思伝達装置などの購入や修理に要した費用が支給される．
- 日常生活用具としては，移動用リフト（在宅者のみ），頭部保護帽，ネブライザー，痰吸引器，紙おむつ，住宅改修（在宅者のみ）などが支給される．

7 早期発見，早期療育

a．妊婦健診
- 妊婦健診では，妊婦と胎児の健康状態を定期的に把握するために必要な検査計測を行い，保健指導を実施する．
- 超音波検査では，先天奇形や心疾患の有無，切迫早産のリスクなどが評価される．

b．新生児マススクリーニング
- 生後5日ごろの乳児からごく少量の採血を行い，フェニルケトン尿症などの先天性代謝異常，先天性副腎過形成症および先天性甲状腺機能低下症の有無を調べるための検査である．
- マススクリーニング検査によって，疾病を早期発見し，治療を早期に開始することにより，知的障害などの心身障害を予防することが目的である．

c．乳幼児健診
- 1歳6ヵ月健診と3歳児健診は，法定健診ともいわれ厚生労働省令にて定められている．
- その他の健診は，市町村に委ねられているが，3〜4ヵ月健診や9〜10ヵ月健診を実施することが多い．
- 乳幼児健診では，発育や栄養の改善（三次予防），股関節脱臼など疾病の早期発見と治療，脳性麻痺や視覚・聴覚異常の発見と療育（二次予防），肥満やう蝕（むし歯）の予防，社会性の発達，親子の関係性や親のメンタルヘルス，子ども虐待の未然防止など（一次予防）を行い，健康課題のスクリーニングだけでなく，母子の支援（サポート）も担っている．
- 5歳児健診は軽度発達障害の発見に有用で，**健診チーム**が幼稚園や保育所に訪問する訪問型健診を実施している市町村もある．

8 児童発達支援
- 平成24年の児童福祉法改正において，障害のある子どもが身近な地域で適切な支援が受けられるように，従来の障害種別に分かれていた施設体系が障害児

> **memo**
> **健診チーム**
> 健診は，医師，歯科医師，保健師，看護師，助産師，歯科衛生士，管理栄養士・栄養士，心理職，保育士，学校教諭など多職種が協働して実施している．

通所支援と障害児入所支援に集約された.

a. 障害児通所支援
- 障害のある子どもが,基本的な日常生活の練習や集団生活の経験など,必要な支援を通所で受けることができる制度である.

①児童発達支援
- 児童発達支援センターは,地域の障害のある児童や,その家族との相談,障害のある児童を預かる施設への援助・助言を合わせて行う地域の中核的な療育支援施設である.
- 児童発達支援事業は,未就学児を対象として,日常生活における基本的な動作の指導,知識技能の付与,集団生活への適応練習など必要な支援を行う.

②医療型児童発達支援
- 肢体不自由があり,理学療法などの機能訓練または医療的管理下での支援が必要と認められる未就学児を対象とした障害児通所支援である.

③放課後等デイサービス
- 幼稚園や大学を除く学校に就学しており,授業の終了後または休業日に支援が必要と認められる就学児を対象として,生活能力の向上に必要な訓練,社会との交流の促進など必要な支援を行う.

④居宅訪問型児童発達支援
- 重度の障害の状態などであって外出が困難と考えられる未就学児・就学児の居宅を訪問し,日常生活における基本的な動作の指導,知識技能の付与,生活能力向上のための必要な練習を行う.

⑤保育所等訪問支援
- 専門的な支援が必要と認められる未就学児・就学児を対象として,障害のある児童とそれ以外の児童との集団生活の適応のために,保育所や学校などの施設を訪問し専門的な支援を行う.

b. 障害児入所支援
- 身体障害,知的障害,精神障害(発達障害を含む)のある18歳未満の児童で,障害者手帳取得の有無にかかわらずサービスを受けることができる制度で,障害のある児童・生徒が入所し,日常生活において必要となる指導や,自立した活動に向けて必要となる知識や技能を身につける.

①福祉型障害児入所施設
- 食事,排泄,入浴などの介護サービス,相談支援,機能訓練,社会活動への参加や,その参加に必要となる支援,生活上必要となるコミュニケーションの支援を受けることができる.

②医療型障害児入所施設
- 福祉型障害児入所施設と異なり,障害のある子どもが生活するうえで必要となる医療行為,リハビリテーション,短期訓練,精神医療,強度行動障害への対応などのサービスを受けることができる.

C 学校保健・特別支援教育とは

- 特別支援教育は平成19年に学校教育法によって設立された．これは，障害をもつ子どもたちの自立と社会参加を支援する目的があり，個々のニーズを理解し，能力を伸ばし，学習や生活の困難を軽減する支援を行うことに重点を置く．
- **インクルーシブ教育**は，障害の有無にかかわらずすべての子どもが共に成長する環境を目指し，相互理解に基づく共生社会を促進する教育アプローチであり，平成18年の国連総会で採択された『**障害者の権利に関する条約**』に基づいている．
- **特別支援教育とインクルーシブ教育は相互補完的**で，前者が障害をもつ子どもたちに焦点を当てた支援を提供し，後者が多様性を受け入れる教育環境を実現し，共生社会の形成に寄与する．
- 学校保健とは，子どもが学習し，生活する場である学校において，健康で安全な生活を送ることができるようにすること，そして社会の変化とともに予測が困難な時代を生涯にわたって健康で安全な生活や健全な食生活を送るために必要な資質・能力（生きる力）を育成することを目的とした教育活動である．

1 特別支援教育

a. 特別支援教育の理念（平成19年文部科学省通知，19文科初第125号）

① 障害のある幼児児童生徒の自立や社会参加に向けた主体的な取組を支援するという視点に立ち，幼児児童生徒一人ひとりの教育的ニーズを把握し，その持てる力を高め，生活や学習上の困難を改善又は克服するため，適切な指導及び必要な支援を行うものである．

② これまでの<u>特殊教育の対象の障害だけでなく，知的な遅れのない発達障害も含めて，特別な支援を必要とする幼児児童生徒が在籍する全ての学校において実施されるものである．</u>

③ 障害のある幼児児童生徒への教育にとどまらず，障害の有無やその他の個々の違いを認識しつつ様々な人々が生き生きと活躍できる**共生社会の形成**の基礎となるものであり，我が国の現在及び将来の社会にとって重要な意味を持っている．

b. 特別支援教育の実施状況

- 特別支援教育は，小学校・中学校・高等学校の通常の学級，通級および特別支援学級，特別支援学校において行われる（学校教育法）．
- 平成23年から令和3年までの10年間で，義務教育段階の児童生徒は1割減少する一方で，特別支援教育を受ける児童生徒数は倍増している（図16-2）．
- とくに，特別支援学級で特別支援教育を受ける児童生徒は2.1倍，通常の学級では2.5倍と増加が顕著である．
- 特別支援学校の教育課程は，幼稚園に準ずる領域や小学校，中学校および高等学校に準ずる各教科，特別の教科である道徳，特別活動，総合的な学習の時間

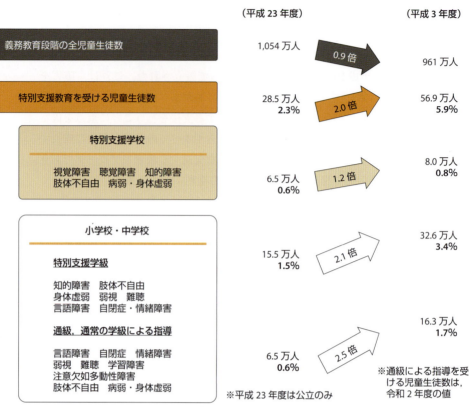

図16-2 特別支援教育を受ける児童生徒の状況
[文部科学省：令和4年度　医療的ケア児の地域支援体制構築に係る担当者合同会議資料より作成]

のほか，障害による学習上または生活上の困難の改善・克服を目的とした領域である「自立活動」で編成されている．

 memo

自立活動
自立活動は，個々の児童が自立を目指し，障害による学習や生活上の困難を主体的に改善・克服するために必要な知識，技能，態度や習慣を養い，心身の調和を図りながら発達の基盤を培うことを目標としている．
肢体不自由のある児童の場合，姿勢保持や移動，食事・排泄・衣服の着脱などの日常生活動作，情報通信技術（ICT）支援機器等を活用したコミュニケーションの指導が想定される．理学療法士の国家資格または理学療法士養成校を卒業し国家試験の受験資格がある者は，認定試験を経て自立活動教諭（肢体不自由）の教員免許を取得できる．

ICT：information and communication technology

＊医療専門職　「特別支援学校教育要領・学習指導要領解説」では，専門の医師をはじめ，理学療法士，作業療法士，言語聴覚士など外部の各分野における専門家と連携協力し，必要に応じて，指導・助言を求めることや連絡を密にすることの重要性を示している．

■ 平成29年に示された「**特別支援学校教育要領・学習指導要領解説**」では，姿勢や歩行，日常生活や作業上の動作，摂食動作やコミュニケーションなどについて，幼児児童生徒の心身の機能を評価し，その結果に基づいて指導を進めていくためには，**医療専門職**＊からの指導・助

言を得ることが大切であるとしている．
- 理学療法士は，特別支援教育において以下に示す活動が期待される．
① 教育的リハビリテーションの専門職として，児童生徒の学習や生活上の問題点を改善するとともに潜在能力を開発し，自己実現を図れるように支援すること．
② 発育発達の専門家として，運動発達および自閉症スペクトラムなどの発達障害も含めた発達を支援すること．
③ 教育的視点と医療的視点をもつ教諭として，児童生徒の学習効果の向上，自立した生活や学習を促進し，学校生活を支援すること．

2 インクルーシブ教育

- 平成24年7月に中央教育審議会初等中等教育分科会は「共生社会の形成に向けたインクルーシブ教育システムの構築のための特別支援教育の推進」について報告し，「就学基準に該当する障害のある子どもは特別支援学校に原則就学するという従来の就学先決定の仕組みを改め，障害の状況，**本人の教育的ニーズ，本人・保護者の意見**，教育学，医学，心理学等専門的見地からの意見，学校や地域の状況等を踏まえた総合的な観点から就学先を決定する仕組みとすることが適当である」と提言した．
- 平成25年には，学校教育法施行令の一部改正が行われ，障害のある児童生徒の就学先決定に際しては，**本人・保護者の意向を可能な限り尊重する**ことが示された．

a. インクルーシブ教育と特別支援教育

- 「インクルーシブ教育システム」は，**障害の有無にかかわらず共に学ぶ仕組み**であり，障害のある者が自己の生活する地域において初等中等教育の機会が与えられること，個人に必要な「**合理的配慮**」が必要とされる．
- また，自立と社会参加を見据えて，その時点で教育的ニーズに最も的確に応える指導を提供できる，多様で柔軟な仕組みを整備することが重要で，小・中・高等学校における通級による指導，特別支援学級，特別支援学校といった，連続性のある「多様な学びの場」を用意しておくことが必要とされている．
- 特別支援教育により多様な子どものニーズに応えるため，理学療法士，作業療法士，言語聴覚士，スクールカウンセラー，スクールソーシャルワーカーなどの専門家の活用が進められている．

3 学校保健

- 学校における健康診断は学習指導要領において，特別活動の中で健康安全・体育的行事として位置づけられており，教育活動のひとつとして実施されている．
- 学校における健康診断は，家庭における健康観察を踏まえ，学校生活に支障をきたす疾病の有無をスクリーニングし児童生徒の健康状態を把握するという役割と，学校における健康課題を明らかにして健康教育に反映させるという，大きく2つの役割がある．

- 平成17年度から開始された「学校における運動器検診体制の整備・充実モデル事業」では，児童生徒の運動器疾患や障害の頻度が高く，子どもの健全な成長に早急の対策を講じる必要性が指摘されている．
- 一方で，学校保健統計調査によると学童期の肥満発生頻度は増加傾向にある．
- 小児肥満症や小児メタボリックシンドロームは，高血圧，2型糖尿病，脂質異常症，肝機能障害など生活習慣病の原因となる．
- 近年の児童生徒における健康上の問題点は，運動不足による体力や運動能力の低下および肥満と，過度な運動による運動器障害に二極化している．
- 学校における健康診断において，医学的視点から児童生徒の身体機能や運動能力を評価し，評価に基づく運動指導や行動変容を促す教育的な関わりが，これからの理学療法士には求められている．

D　具体的な療育

- 妊婦健診，乳幼児健診，学校での健康診断などにより，子どもの疾病や障害を早期発見し，早期治療や社会的な支援を行う必要がある．
- 理学療法士は，医師や看護師・保健師などの医療職，保育士や教諭などの教育職，指導員などの福祉職と連携し，子どもの発達段階や障害の種類や程度に合わせた支援を行っている．
- そのためには，子どもの疾病や障害の早期発見と早期治療および予後予測に基づく適切な支援と子どものライフステージや当事者家族も含めた総合的な支援が必要である（図16-3）．

1　新生児期

NICU：neonatal intensive care unit

- 新生児集中治療室（NICU）では，医学的リハビリテーションを主体として，呼吸理学療法，ポジショニング，自発運動general movementsやデュボヴィッツDobowitz神経学的評価など運動発達に関する評価を理学療法士が行う．
- 理学療法士は，子宮内にいた時の姿勢に近づけたポジショニングや哺乳練習を看護師と協働で実施している．
- NICUでは，ディベロップメンタルケアとして新生児にストレスを与えないように照明や騒音などを極力抑制し子宮内に近い環境設定が行われる．
- 母子の愛着形成を育む取り組みとしてカンガルーケア（早期母子接触）が行われている．

2　乳児期

- 医学的リハビリテーションに社会的リハビリテーションが加わり，母子関係性や障害受容，子どもに対する家族の思いや感情にも配慮が必要となる．
- 退院の準備として，車いすや座位保持装置など補装具の作成，ポジショニング指導，呼吸ケアの指導を行う．

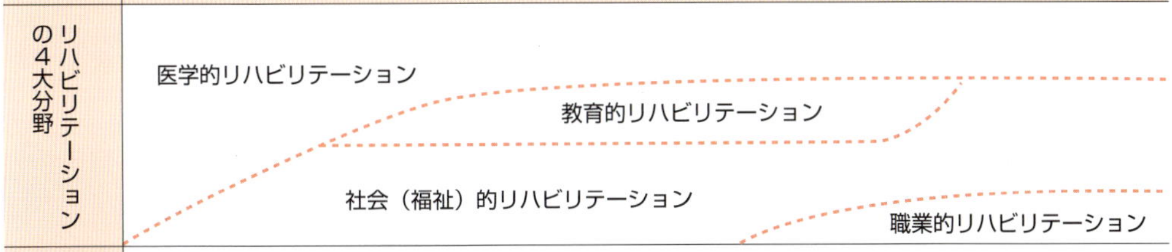

時期	乳児期	幼児期	学齢期	青年〜成人期
リハビリテーションの4大分野	医学的リハビリテーション		教育的リハビリテーション	
		社会（福祉）的リハビリテーション		職業的リハビリテーション
リハビリテーションの内容	全身管理 早期発見 早期療育 カウンセリング 痙攣などの合併症の治療, 薬物療法	健康管理 理学療法 作業療法 言語聴覚療法 集団療法 （スポーツ, 音楽, 　保育など） 水中療法, 乗馬療法 装具療法, 姿勢保持具 日常生活動作練習 手術（下肢）	手術（下肢, 上肢, 　体幹）	手術（頸部） 健康維持, 生活習慣病の予防
	家族（母親）指導 と支援	心理リハ 親の会	教育 生活指導 パソコン コミュニケーションエイド 電動車いす	進学　　　　　　結婚 就職 職業訓練 通所・授産施設など QOLの探求 自動車免許

図16-3　各ライフステージにおける療育

[川口幸義：各発達期の療育　幼児期・学齢期, 脳性麻痺ハンドブック　療育にたずさわる人のために（穐山富太郎, 川口幸義　編）, 医歯薬出版, p.122, 2002より作成]

- 車いすの作成に当たって, 理学療法士は子どもの状態に応じてリクライニングやティルト機構の選択, 姿勢を保持するためのクッションの検討や, 医療的ケアに必要な装備*を介助者（家族）, 主治医, 補装具を処方する医師や看護師などと詳細に検討しながら進める.
- また, 在宅にむけて, 医師, 看護師, 保健師と連携し, 必要な呼吸ケアやポジショニングなどを多職種が協働的に介入できるように情報共有や指導を行う.

> *医療的ケアに必要な装備
> 医療的ケアに必要な装備としては, 人工呼吸器搭載台, 酸素ボンベ架, 吸引器搭載台, 経管栄養のためのポール, 経皮的酸素飽和度測定装置の設置などが想定される.

③ 幼児期

- 保育園, 幼稚園, 療育施設などへの通園を通して, 教育的リハビリテーションが開始される.
- 理学療法士は, 園での遊び, 運動, 姿勢, 環境整備, 補装具の使用方法などの助言や指導を行う.
- 療育施設では, 身体機能や基本動作ならびに園での活動を支援するため個別の理学療法も実施している.
- また, 就学支援として医療用装具や姿勢保持具の適応状態をチェックし, 子どもに応じた日常生活用具を検討し, 製作のための具体的手続きやその使用方法も指導する.

4 学齢期

- 地域にある小学校の通級（通常の学級），通級指導教室，特別支援学級，または特別支援学校に就学する．
- 就学先は，就学基準に該当する障害のある子どもは特別支援学校に原則就学するという従来の就学先決定の仕組みを改め，本人・保護者の教育的ニーズを最大限尊重し，教育学，医学，心理学等専門的見地からの意見，学校や地域の状況などを踏まえた総合的な観点から決定される．
- 特別支援教育は，学齢期の長期的視点に立って教育機関が中心に作成する「個別の教育支援計画」に沿って行われている．
- 理学療法士は，「個別の教育支援計画」の作成や修正について，医療の専門家として指導や助言を行う．

①二次障害への対応

- 学齢期は，子どもの成長に伴って歩行能力の低下や変形・拘縮の悪化をきたす可能性があり，痙直型脳性麻痺では股関節脱臼を呈する症例が多い．
- 股関節脱臼は，歩行を阻害するだけではなく，痛みによる苦痛や股関節可動域低下に伴う座位や臥位姿勢への影響，更衣や排泄介助時の骨折リスクなど多くの生活制限に発展する．
- 理学療法士は，立位や歩行の指導，座位や臥位姿勢の指導，ストレッチ，二次障害を予防するための介助方法の指導などを行うとともに，定期的に姿勢や関節可動域および粗大運動能力などの評価，使用している装具や補装具の適合評価などを行い，適時医療機関への受診や外科的治療*を促す．
- 日常生活において医療的ケアを必要とする重度な重複障害のある子ども（**医療的ケア児***）が増加傾向にあり，学校において教育を受ける機会を確保する必要がある（図16-4）．
- 理学療法士は，排痰や呼吸介助，ポジショニング，移乗や更衣などの安全な介助方法，非常時の対応などについて教諭や介助員などに対して指導を行う．

②生活や学習の支援

- 単に身体障害のみではなく広汎性発達障害，学習障害，注意欠如多動症などの発達障害の児童生徒も対象となることから，知的発達，コミュニケーション能力，対人関係・社会性などの発達状況を踏まえた介入が必要である．
- たとえば，持続的な姿勢保持が困難な子どもは，単に体幹筋力やバランス能力に問題があるわけではなく，「何のために座っているのか理解していない」「廊下の様子が気になり席を離れてしまう」など発達障害が一因となる場合がある．
- 特別支援教育においては，児童生徒それぞれの特徴を踏まえた指導の工夫や環境整備に関する助言が必要となる．
- また，摂食も教育の一環であり，理学療法士は食事姿勢，作業療法士は食器や食具の選択，言語聴覚士は摂食嚥下の評価および指導を行う．

③就労支援（職業的リハビリテーションの開始）

- 特別支援学校の高等部では，農業，製菓，窯業，手工芸，清掃など就労を見据

***治療** 外科的治療として，股関節周囲筋解離術，観血的整復固定術，大腿骨や骨盤の骨切り術などがある．その他，ボツリヌス毒素療法，選択的脊髄後根切断術やバクロフェン持続髄注療法がある．

***医療的ケア児** 医療的ケア児とは，日常生活および社会生活を営むために恒常的に医療的ケア（人工呼吸器による呼吸管理，喀痰吸引その他の医療行為）を受けることが不可欠である児童（18歳以上の高校生などを含む）のことである．

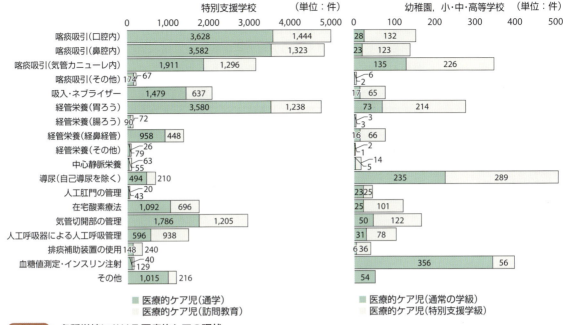

図16-4 各種学校における医療的ケアの現状

［文部科学省：令和4年度 医療的ケア児の地域支援体制構築に係る担当者合同会議資料より引用］

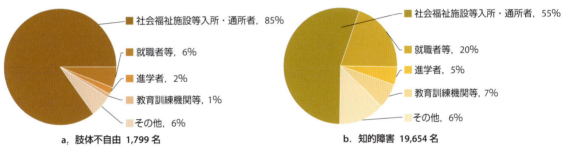

図16-5 特別支援学校高等部卒業後の状況
・教育訓練機関等は，専修学校（専門課程）進学者，専修学校（一般課程）等入学者及び公共職業能力開発施設等入学者の計．
・就職者等は，自営業主等，常用労働者（無期雇用労働者，有期雇用労働者），臨時労働者の計．
・社会福祉施設等入所・通所者は，児童福祉施設，障害者支援施設等及び医療機関の計．
・その他は，家事手伝いをしている者，外国の学校に入学した者，進路が未定であることが明らかな者及び不詳・死亡の者等の計．
［文部科学省：令和2年度「学校基本調査」より作成］

えた授業が行われている．
- コースの選択は，生徒や家族の希望を尊重しながら巧緻動作能力や粗大運動能力，知的能力を参考に決定される．
- 理学療法士や作業療法士は教諭と連携し，希望する職業に必要な姿勢や巧緻動作などの指導，障害を補う補装具や自助具および環境設定の提案を行う．

5 青年～成人期

- 特別支援学校を卒業したのちの進路は，肢体不自由の障害区分において社会福祉施設等入所・通所者（児童福祉施設，障害者支援施設等および医療機関）が85％と最も多く，就職者や進学者は計8％と少ないのが現状である（図16-5）．

- 特別支援学校高等部卒後の就労支援として，就労移行支援事業，就労継続支援A型事業，就労継続支援B型事業がある（障害者総合支援法）．
- 理学療法士は，障害をもつ人々の健康管理や疼痛への指導，助言を始め，社会参加が可能となるよう身体的基盤づくりを支援する．
- 職場環境や生活環境を把握し，姿勢を保持しやすい環境設定，作業方法の工夫や適切な姿勢変換が行えるようにポジショニングや介助法を指導する．
- 介助者（家族）の介護負担を軽減するために，社会資源の活用を助言する．

学習到達度自己評価問題

以下の問題で正しいものに○，誤っているものに×を記しなさい．
1. 「療育」とは，単に治療するだけではなく，肢体不自由児に対して科学を総動員して障害を可能な限り克服し，自立を促すように育成することを意味する．
2. 昭和50年に，「理学療法士及び作業療法士法」が公布された．
3. 「障害者権利条約」には，障害のある者にとって必要な「合理的配慮」がなされることなどが定められている．
4. 身体障害者手帳が交付された子どもは，車いすなどの補装具の給付を受けることができる．
5. 3～4ヵ月健診は，法定健診ともいわれ厚生労働省令にて定められている．
6. 放課後等デイサービスは，児童福祉法に定められている障害児通所支援の一部である．
7. インクルーシブ教育とは，障害の有無にかかわらず子どもが共に学ぶことができる仕組みである．

16-1 ケーススタディ
障害児の地域リハビリテーション，訪問リハビリテーション

A 地域・訪問リハビリテーションの依頼内容

▷障害児の小学校通常学級就学に向けての支援
- 就学予定先の小学校より，本症例を受け入れるにあたり，校内の物的環境整備ならびに本症例に対する人的支援のあり方についての助言，指導の依頼があったため，理学療法士による学校訪問を実施することとなった．
- 理学療法士の派遣については，障害者総合支援法に基づく障害児等療育支援事業により，依頼された．

B 症例

［年　齢］7歳
［性　別］男
［診断名］二分脊椎（脊髄髄膜瘤）
　　　　　下肢運動・知覚麻痺，膀胱直腸障害
　　　　　水頭症（脳室-腹腔シャント：以下，V-Pシャント），キアリー奇形Ⅱ型
［Sharrard分類］Ⅲ群
［Hoffer分類］Household ambulator（屋内では杖歩行，屋外では車いすを併用）

［生育歴］在胎34週時に，脊髄髄膜瘤ならびに水頭症と診断される．在胎39週，3,448g，帝王切開にて出生．生後1日目，脊髄髄膜瘤修復術施行．生後8日目，水頭症に対して，V-Pシャント術施行．生後11ヵ月より，療育施設で二分脊椎に対する包括的フォローを開始．その後，4歳で保育園に入園．現在，小学校通常学級に在学中．
［臨床像］
①身体発育状況
- 身長：110cm
- 体重：22kg
- BMI：18.1

BMI：body mass index

②粗大運動発達
- 四つ這い：可能
- つかまり立ち上がり，つたい歩き，両手引き歩行：可能
- 独立位保持，独歩：不可能

③移動：両ロフストランド杖（以下，杖）での歩行と車いす自走とを併用している．なお，歩行時は両側金属支柱付き短下肢装具を両下肢に装着している．

- 移動速度：車いす（12秒/10m），杖歩行（20秒/10m）
- 屋内移動：杖歩行と車いす自走を併用している．杖歩行では同年代の児童に比して速度が遅く，集団の移動の流れについていけない．
- 屋外移動：車いすで移送されることが主であるが，近接監視であれば，自力での車いす移動も可能．
- 階段昇降：手すりを使用して昇降可能．片側の手すりを両手で把握し昇降する．
- 坂道昇降：杖歩行時は近接監視にて昇降できるが，車いすでは移送される．

④移乗：手すりの使用など，上肢の支持があれば可能．
⑤排泄：排尿は間欠自己導尿（以下，CIC）にてコントロール．4時間おきに独りでCIC実施可能．排便は洗腸にてコントロール．週2回，保護者の介助にて家庭で実施．しかし，時折，失禁もみられるため，日常は紙オムツも使用．
⑥更衣：上衣，下衣，オムツなど，自立

CIC：clean intermittent catheterization

C　学校の物的環境評価についての助言ならびに指導

- 物的環境設備の検討については，就学予定の小学校に勤務している教師，養護教諭や福祉用具の取り扱い業者および校舎改修の施工業者の立ち会いの下に行った．
- 本症例に実際に学校生活上での導線を移動してもらい，物的環境評価を行った（表16-4）．
- 学校生活において，本症例の移動・移乗能力を最大限に活用しながら集団生活を送ることができることを目的とし，物的環境整備と人的支援の方法について助言，指導を行った．その結果，就学後，順調に学校生活を送ることができた．以下に，具体的な助言，指導内容を記す．

①校舎内ならびに校舎外（運動場など）の移動手段
- 原則，杖歩行としたが，階段昇降は教師の監視下でのみとした．
- 移動スピードを要求される場面や校舎外では，車いすでの自走もしくは教師の移送とした．

②家⇔学校
- 保護者の自家用車での送迎とした．

③校門⇔下駄箱昇降口⇔運動場
- 校門から緩やかな坂あり．自力での坂道の移動は困難なため，校門から下駄箱昇降口までは，車いすでの保護者の移送とした．
- 下駄箱昇降口付近に段差があったが，学校正面玄関にスロープが設置されていたため，正面玄関のスロープを使用することとした．なお，運動場への移動についても同場所のスロープの使用で可能であった．

④教室の場所
- 1年生の教室は1階であったが，3年生からは2階，5年生からは3階になるとのこと．また，音楽教室などの特別教室は隣接校舎の1階であった．各階への移動に対する助言は「⑥階段」を参照．

表16-4 物的環境評価

場　所	評価項目	課　題	対　応
校門⇔下駄箱昇降口⇔運動場	坂道や段差の有無	校門から緩やかな坂あり．自力での移動は困難	校門から下駄箱までは車いすでの保護者の移送とした
		下駄箱昇降口付近に段差あり	学校正面玄関にスロープが設置されているので，そちらを利用した
教室の場所	何階の教室か？	学年，授業科目により1～3階，隣接校舎への移動あり	
廊　下	手すり設置の有無/手洗い場の高さ	廊下には手すりがすでに設置されており，手洗い場は問題なく使用できた	
階　段	手すり設置の有無	右側のみ設置されていた	本症例は左側の手すりのほうが効率よく昇降できるため，両側に手すりを設置した．なお，成長を考慮し，2段手すりとした
トイレ	教室からの距離/段差の有無	距離，段差（5cm程度）ともに問題なし	
	洋式便器設置の有無/手すり設置の有無	洋式便器であったが，手すりが設置されていなかった	手すりを設置
	個室ブースのスペース	手前引戸で，スペースが狭かった	個室2つ分のスペースを確保し，スライド式引戸とした
教室⇔体育館	段差の有無	体育館とのわたり廊下に凸凹の段差があった	段差を解消
教室⇔プール場	段差の有無	手すり付きの階段が設置されていたため問題なし	

⑤廊　下
- 手すりはすでに設置されていたため，改修は不要であった．
- 手洗い場の使用はとくに問題なく行えたため，改修は不要であった．

⑥階　段
- 手すりの設置状況は，本児からみて右側のみであった．本症例は向かって左側手すりのほうが昇降の効率がよいため，両側に手すりの設置を要望し，改修することとなった．なお，小学校6年間で身長が伸びることを考慮し，両側とも2段手すり（図16-6）とした．
- その結果，卒業までの6年間を通じて，教室をはじめ各階へ移動が可能になることが推測された．

⑦トイレ
- CICを行う場所は，養護教諭との検討の結果，1年生の教室近くにある保健室の隣のトイレとした．なお，学校にいる間にCICを行う時間帯は，給食後昼休みの1回のみでよいということなので，今後，進級し教室が2階や3階になったとしても，移動時間も含め十分に可能であることが確認された．
- トイレ個室ブースについて，1）出入口の扉が手前引戸であるため，スライド式引戸とする，2）個室ブース内のスペースが狭いため，隣の個室ブースのパーテーションを取り除き，2ブース分のスペースを確保する，3）洋式便座は設置されていたが手すりは設置されていないため，手すりを設置する（図16-7），以上の3項目について要望としてあげ，改修することとなった．

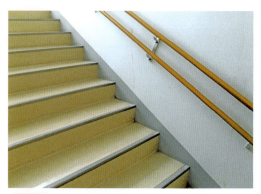

図16-6　階段2段手すり

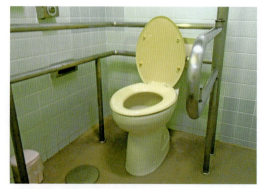

図16-7　洋式便座，手すり

- 段差については，5cm程度でありとくに問題なく昇降することができたため，改修は不要であった．

⑧教室⇔体育館
- 体育館とのわたり廊下に凸凹の段差があったため，段差を解消することとした．

⑨教室⇔プール
- プールサイドへの導線上，手すり付きの階段が設置されていたため，改修は不要であった．

D　理学療法士による支援

- 地域の小学校へ障害児を送り出すために理学療法士が支援できることを以下にまとめる．
- 乳幼児期に獲得した心身機能や日常生活動作を学校生活で活用し，集団生活を送ることができるよう支援する．
- そのためには，理学療法士が学校生活を把握し，物理的環境を可能な限り整えるための助言，指導を行う．また，環境整備後の確認を行う．
- また，就学時点を想定し，小学校生活の6年間も考慮し，先を見据えた助言，指導を行う．
- 教師の立場からすると，障害児を受け入れることに対する不安は少なからずあるため，①疾患特性と現在の病態像の把握，②実際にかかわる教師に対する介助方法，③使用する各種移動補助具や補装具の取り扱い，などを説明する場を設ける．
- 障害児の支援は一機関のみで行われるものではなく，一人ひとりの支援に対して教育，医療，福祉などの関係機関が同時にかかわるため，子どもに対しての支援体制を構築し相互に連携しながら情報交換をすすめていくことが必要となる．そのため就学後も学校側からの相談窓口となり，継続的支援を行っていく．相談があった際には，ケース会議を開催するなどして，情報の共有と学校側からの相談事項に対応していく．

運動発達障害

17 小児理学療法のエビデンス

一般目標
1. エビデンスの概念を知り，エビデンスレベルと研究デザインの関係について理解する．
2. 推奨グレード別に小児理学療法のエビデンスを理解する．

行動目標
1. エビデンスの概念について説明できる．
2. 研究デザインの違いによって，エビデンスレベルを区別できる．
3. 推奨グレード別に小児理学療法のエビデンスを整理できる．
4. ライフスパンにおけるエビデンスを列挙できる．

調べておこう
1. 診療ガイドラインについて調べよう．
2. システマティックレビューについて調べよう．
3. 無作為化比較対照試験（RCT）について調べよう．

A 科学的根拠に基づく医療におけるエビデンス

- 科学的根拠に基づく医療（EBM）におけるエビデンスとは，医療の有効性を示す根拠のことである．その内容には，診断検査，予後指標，治療，リハビリテーション，および予防が含まれる．
- エビデンスは，治療効果などに関する研究成果によってもたらされる．その研究成果の多くは，患者に焦点をあてた人間を対象とした研究成果を想定している．
- 動物実験などの基礎研究や専門家の意見も根拠となりうるが，エビデンスの質は低いものとされる．
- エビデンスの質は，そのエビデンスがどのような研究方法で導き出されたものであるかによって決まる．
- すなわち，エビデンスレベルは，研究デザインによって段階づけられる（表17-1）．
- 一般的に理学療法効果に関するエビデンスレベルは，次のように段階づけられる．

EBM：evidence based medicine

表17-1 研究デザインとエビデンスレベル

研究デザイン	エビデンスレベル
システマティックレビュー，メタアナリシス	高い ↕ 低い
介入研究	
比較研究	
無作為化比較対照試験（RCT）	
非無作為化比較対照試験	
非比較研究	
観察研究	
コホート研究	
症例対照研究	
横断研究	
症例報告，症例集積研究	

①複数の研究に基づいている**システマティックレビュー**や**メタアナリシス**のほうが，単一の研究よりも高い．
②理学療法を実際に研究対象集団に実施する**介入研究**のほうが，**観察研究**よりも高い．理学療法を実施する集団を**介入群**という．
③介入研究のうち，介入群だけでなく，介入群の比較対象となる群を設けた**比較研究**のほうが，非比較研究よりも高い．比較対象となる群を**対照群**という．
④比較研究のうち，介入群と対照群に研究対象集団を無作為に割り付けた**無作為化比較対照試験（RCT）**のほうが，非無作為化比較対照試験よりも高い．
⑤専門委員会や専門家の意見よりも**観察研究**のほうが高い．

RCT：randomized controlled trial

B 研究デザイン

1 システマティックレビューとメタアナリシス

- **システマティックレビュー**とは，ある特定の臨床上の疑問を解決するために，その疑問に関係する現時点までに行われている研究を明確な基準に基づいて収集し，科学的客観的な**エビデンス**を整理して伝えようとする方法あるいはその方法によって書かれた文献のことである．
- **システマティックレビュー**は，多くの先行研究の結果を統合することにより，臨床における意思決定のための結論をだそうとする．
- 多くの先行研究による**エビデンス**をまとめる際に，統計学的に定量的な手段を用いてまとめたものを**メタアナリシス**という．

2 介入研究

- **介入研究**とは，研究対象集団に対して，理学療法をある期間にわたって実施し，その後に期待する変化がみられたかどうかを評価することにより，理学療法の

有効性を検証する研究である．
- 介入研究を行うにあたって，理学療法実施後に現れた変化をその理学療法が原因であると結論するためには，その理学療法を実施していない**対照群**との比較が必要である．
- なぜなら，理学療法以外にも自然治癒，自然経過，および発達的変化などの要因が効果に影響を与えている可能性があるため，その理学療法を実施しなかったとしても，その効果が現れたかもしれない，という疑問に答えることができないからである．
- **介入群**と**対照群**を比較するうえで大切な点は，理学療法を実施するか実施しないかという点以外を同じにすることである．
- すなわち，**介入群**と**対照群**を似た者どうしの集団にする．
- たとえば，**介入群**は軽度の脳性麻痺児が多く含まれ，**対照群**に重度の脳性麻痺児が多く含まれていたとしたら，麻痺の程度の違いが効果に影響している可能性がでてくる．
- 介入群と対照群を似た者どうしにする方法として**無作為化**がある．
- **無作為化**は，研究対象となる集団を**介入群**と**対照群**に無作為に割り付ける方法である．
- 無作為に割り付けるとは，すべての対象者において，介入群に割り付けられる確率と対照群に割り付けられる確率が同じになることである．
- これにより，両群の特性が均質になることが期待できる．
- **無作為化比較対照試験（RCT）**は，無作為化を行っている**比較研究**であり，理学療法の効果に関する**因果関係**を科学的に明らかにしようとする厳密な方法とされている．

③ 観察研究

- **観察研究**は，疾病や障害などの健康事象やそれに関連する要因について，研究対象者の状態に手を加えずにありのままを観察する．
- たとえば，ある一時点での何らかの機能障害の状態と日常生活活動を評価して，両者の関係を検討したり，長年にわたって脳性麻痺の集団を継続的に追跡し，運動発達の評価を行い，予後の状態を観察したりする研究である．
- このように観察研究は，時間的な視点から，一時点で行われる**横断研究***と長期にわたって行われる**縦断研究***に分けられる．
- **縦断研究**の代表的**研究デザイン**として，**コホート研究**がある．
- **コホート研究**とは，大規模な集団を長期間にわたって追跡し，疾病などの健康事象の発生とその要因との関連を明らかにしようとする研究法である．
- **コホート研究**では，原因と結果の時間的順序を示すことができるので，**因果関係**の分析が可能である．
- したがって，エビデンスレベルは，横断研究より，コホート研究のほうが高くなる．

*横断研究と縦断研究
ある一時点での観察結果から，健康事象と何らかの要因との関係を検討する研究を横断研究という．
5年，10年と長期にわたってある期間の観察を行い，生じてくる健康事象やその事象と関連する要因を検討する研究を縦断研究という．

4 1症例の研究法

a. シングルケースデザインとは

- **シングルケースデザイン**とは，1症例を対象として，理学療法とそれによる効果の因果関係を検討するための**研究デザイン**である．
- 1症例であるため，対照群を準備することができないが，その代わりとして，理学療法を撤回する時期，すなわち**撤回期**を設けている．
- 導入前，導入期，**撤回期**からなる**シングルケースデザイン**を**ABA型デザイン**という．
- 撤回期のないデザインとして，**alternating treatment design** がある．
- このデザインは，導入期に何回かのセッションを行い，セッションごとに，異なる理学療法，たとえばA療法とB療法を無作為に実施し，A療法，B療法それぞれの実施後，そのつど，効果の測定を行う．各療法の実施順序は，無作為に変更する．
- **alternating treatment design** は，複数の治療方法の効果を比較できる．
- 実施した理学療法の効果は，測定値をもとに作成した線グラフを**目視**によって分析し，判定する．

b. シングルケースデザインによるエビデンスの具体例

Harris SR, et al: Effects of inhibitive ankle-foot orthoses on standing balance in a child with cerebral palsy. A single-subject design. *Physical Therapy* **66**(5): 663–667, 1986

- Harrisらの研究は，抑制短下肢装具の効果を **alternating treatment design** によって検討した研究である．
- 対象は，4.5歳の痙直型四肢麻痺児の1症例である．
- 抑制短下肢装具導入前の2週間に5回のセッションを行い，装具非装着での立位持続時間を測定した．
- その後，導入期として，2週間に5回のセッションを行い，セッションごとに抑制短下肢装具を装着しての立位持続時間と装具非装着での立位持続時間の測定を無作為に実施した．
- この結果，装具非装着と比較して，装具装着では明確な立位持続時間の向上を認めた（図17-1）．

C 脳性麻痺児における理学療法の推奨グレードとエビデンス

- ある理学療法を行うことを勧められるか否かの程度，すなわち臨床での推奨の強さは，推奨度として示される．これを**推奨グレード**という．
- 推奨グレードは，エビデンスレベルや臨床的有効性の大きさ，臨床上の適用性などに基づいて決定される．

- 表17-2，表17-3は，「理学療法評価」と「理学療法介入」の**推奨グレード分類**である．
- 推奨は，同じ結論のエビデンスの数が多くなるほど強くなる．
- わが国においては，脳性麻痺の理学療法に関する**診療ガイドライン**の作成が行

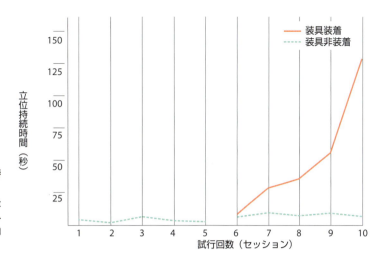

図17-1 装具装着と非装着での立位持続時間

[Harris SR, et al：Effects of inhibitive ankle-foot orthoses on standing balance in a child with cerebral palsy. A single-subject design. Physical therapy **66**(5)：663-667, 1986より作成]

表17-2 「理学療法介入」の推奨グレード分類

推奨グレード Grades of recommendations	内容 Type of recommendations
A	行うように勧められる強い科学的根拠がある
B	行うように勧められる科学的根拠がある
C1	行うように勧められる科学的根拠がない
C2	行わないように勧められる科学的根拠がない
D	無効性や害を示す科学的根拠がある

[社団法人日本理学療法士協会　ガイドライン特別委員会　理学療法診療ガイドライン部会：理学療法診療ガイドライン　第1版, p.1, 2011より許諾を得て転載]

表17-3 「理学療法評価」の推奨グレード分類

推奨グレード Grades of recommendations	内容 Type of recommendations
A	信頼性，妥当性のあるもの
B	信頼性，妥当性が一部あるもの
C	信頼性，妥当性は不明確であるが，一般的に使用されているもの (ただし，「一般的」には学会，委員会などで推奨されているものも含む)

[社団法人日本理学療法士協会　ガイドライン特別委員会　理学療法診療ガイドライン部会：理学療法診療ガイドライン　第1版, p.1, 2011より許諾を得て転載]

われた（日本理学療法士協会理学療法診療ガイドライン部会：理学療法診療ガイドライン，第1版，2011）．
- このガイドラインをもとに，評価指標と理学療法介入の推奨グレードをそれぞれ**表17-4**と**表17-5**に示した．
- これらの**推奨グレード**を基に主な理学療法エビデンスを示す．

ROM：range of motion

ADL：activities of daily living

表17-4　推奨グレードと評価指標

推奨グレード	評価指標
A	重症度評価：粗大運動能力分類システム
	運動機能評価：筋力の評価，関節可動域（ROM）の評価
	形態評価：筋厚の評価
	運動能力，およびADL評価：粗大運動能力尺度，リハビリテーションのための子どもの能力低下評価法，子どものための機能的自立度評価表，Pediatric outcome data collection instrument
	発達検査：新版K式発達検査，DENVERⅡ（デンバー発達判定法）
	新生児の評価：新生児の自発運動の観察法
B	重症度評価：脳性麻痺児の手指操作能力分類システム
	運動機能評価：修正版ターデュー・スケール，ゴールドスミス指数
	形態評価：脊柱変形（コブ角）
	生理機能評価：生理学的コスト指数
	運動能力，およびADL評価：脳性麻痺簡易運動テスト，チェイリー姿勢能力発達レベル，Gross motor performance measure
	新生児の評価：ブラゼルトン新生児行動評価，Dubowits神経学的評価法
C	運動機能評価：修正版アシュワース・スケール，ベイレイ・オルブライト・ジストニア・スケール
	形態評価：胸郭変形，身長測定法（三分割法測定法，五点法測定法，石原法による身長測定法）

表17-5　推奨グレードと理学療法

推奨グレード	理学療法
A	運動療法：筋力増強運動
	ハイリスク新生児へのディベロップメンタルケア：ポジショニング
	補装具：短下肢装具
B	運動療法：神経発達学的治療法，CIMT，ストレッチ，バランストレーニング，有酸素トレーニング，サーキットトレーニング，持久力トレーニング，歩行（主として体重免荷式トレッドミル歩行）トレーニング
	補装具：電動車いす，シリアルキャスティング（連続ギプス固定），座位保持装置
	物理療法：水治療（水泳を含む）
	術後の理学療法：整形外科手術後の理学療法，ボツリヌス毒素治療後の理学療法，バクロフェン髄腔内投与後の理学療法，選択的後根切除術後の理学療法
	ハイリスク新生児へのディベロップメンタルケア：呼吸理学療法，NICUからの早期介入
	その他の理学療法：乗馬療法
C	運動療法：ボイタ法
	補装具：立位型車いす，その他の装具（AST），夜間姿勢保持具
	その他の理学療法：家庭でのプログラム

CIMT：Constraint-induced movement therapy

AST：Adeli suit and associated treatment

1 評価

- 評価指標は，理学療法の効果を判定するものである．評価に関するエビデンスの確立は，理学療法エビデンス構築の前提となる．
- 近年開発されたGMFCSやGMFM，PEDIがグレードAであることは意義深い．
- 重症度は理学療法の効果に影響する．GMFCSは，脳性麻痺児（者）の粗大運動および移動能力の障害程度の条件を統制して，理学療法効果について研究することを可能とした．
- GMFMやPEDIは，理学療法の目標となる活動レベルの効果判定を可能とした．

GMFCS：gross motor function classification system
GMFM：gross motor function measure
PEDI：pediatric evaluation of disability inventory

2 運動療法

a. 推奨グレードA

①筋力増強運動

- 筋力増強運動は，行うように勧められる強い科学的根拠がある．
- 筋力増強運動が筋力に及ぼす効果に関して，効果的であるとするシステマティックレビューや介入研究がある．介入研究のなかには，RCTも含まれている．
- Novacらの研究は，システマティックレビューである．
- 主に2012年から2019年までの論文を検索し，さまざまな理学療法の効果を検討している．
- そのなかで，筋力増強運動は，効果的な介入の1つとしてあげられている．
- 推奨グレードAの運動療法は，筋力増強運動のみである．
- 『理学療法ガイドライン（第2版）』では，重症度が軽度な脳性麻痺児（GMFCSレベルⅠ～Ⅱ）に対する筋力増強トレーニングは効果があり，行うことが提案されている．
- その一方，患者（P）を中等度の脳性麻痺児（GMFCSレベルⅢ～Ⅳ）に限定した筋力増強トレーニングに関する文献はみつかっていないことが明確に示されている．

Novak I, et al：State of the Evidence Traffic Lights 2019：Systematic Review of Interventions for Preventing and Treating Children with Cerebral Palsy, Curr Neurol Neurosci Rep. **20**(2)：3, 2020

memo
患者（P）
CQを構成する要素のひとつ．（TOPICS, p.283参照）

b. 推奨グレードB

①神経発達学的治療法

- 神経発達学的治療法は，行うよう勧められる科学的根拠がある．
- Anttilaらの研究は，システマティックレビューである．
- 1990年から2007年までのRCTを行った論文を検索し，21論文を抽出した．
- これらの論文は神経発達学的治療法を含む8つの理学療法に分類された．
- このなかで神経発達学的治療法に関しては，集中的に行ったほうが効果的であることが示されている．
- ただし，他の方法と比較して，より効果的であるというエビデンスは示されていない．
- 『理学療法ガイドライン（第2版）』では，神経発達学的治療法に関する臨床的疑問（Clinical Question，CQ）は設定されていない．

Anttila H, Autti-Rämö I, Suoranta J, et al：Effectiveness of physical therapy interventions for children with cerebral palsy：a systematic review. BMC Pediatr **14**, 2008

memo
CQ
『理学療法ガイドライン（第2版）』では，CQを基にエビデンスが整理されている．（TOPICS, p.283参照）

②ストレッチ
- ストレッチは，行うよう勧められる科学的根拠がある．
- Pinらの研究は，システマティックレビューである．
- 2006年までの論文を検索し，抽出した7論文をもとに検討した結果，ストレッチが関節可動域（ROM），痙縮の改善を示すエビデンスはあるが，十分でない．今のところ，明確な推奨を行うことは困難であると結論している．
- ストレッチの方法に関しては，徒手的ストレッチよりも持続的ストレッチを用いたほうがよいとするエビデンスがある．
- 『理学療法ガイドライン（第2版）』では，ストレッチに関するCQは設定されていない．

③有酸素トレーニング
- 有酸素トレーニングは，行うよう勧められる科学的根拠がある．
- Verschurenらの研究は，RCTである．
- 対象は，7〜20歳の脳性麻痺児である．GMFCSレベルⅠ〜Ⅱである．介入群32名，対照群33名である．
- 介入群に対して，8ヵ月間，週に2回，有酸素運動を含むサーキットトレーニングを実施した．走行，方向転換，段差の乗り越えなどの課題特異的な運動が実施された．
- 介入群は，対照群と比較して，有酸素能力，GMFMのE立位，CAPE*の公的活動formal activitiesおよび健康関連QOLなどについて，統計学的に有意な改善を示した．
- 推奨グレードBに位置づけられているその他の運動療法として，CI療法，バランストレーニング，サーキットトレーニング，持久力トレーニング，歩行（主として体重免荷式トレッドミル歩行）トレーニングがある．
- 『理学療法ガイドライン（第2版）』では，重症度が軽度な脳性麻痺児（GMFCSレベルⅠ〜Ⅱ）に対するトレッドミルトレーニング，および中等度な脳性麻痺児（GMFCSレベルⅢ〜Ⅳ）に対する免荷ありのトレッドミルトレーニングを行うことが提案されている．

c. 推奨グレードC
- ボイタ法は，行うようにまたは行わないように勧められる科学的根拠はない．
- 推奨グレードCに位置づけられている運動療法はボイタ法のみである．

d. 推奨グレードD
- 無効性や害を示す科学的根拠がある運動療法に位置づけられているものはない．

3 術後の理学療法

- 術後の理学療法には，整形外科手術後の理学療法，ボツリヌス毒素療法後の理学療法，バクロフェン髄腔内投与後の理学療法，選択的脊髄後根切除術後の理学療法が含まれている．これらはすべて推奨グレードBである．
- ボツリヌス毒素治療，バクロフェン髄腔内投与療法，選択的脊髄後根切除術は，痙縮の治療法である．

Pin T, et al：The effectiveness of passive stretching in children with cerebral palsy. *Dev Med Child Neurol* **48**：855-862, 2006

Verschuren O, et al：Exercise training program in children and adolescents with cerebral palsy：a randomized controlled trial. *Arch Pediatr Adolesc Med* **161**：1075-1081, 2007

*CAPE：The Children's Assessment of Participation and Enjoyment 子どもを対象として，学校外での参加を評価するために2004年に開発された．公的活動formal activitiesと非公式な活動informal activitiesの2つの領域がある．レクリエーションや社会的活動など5つ活動について，55項目の質問項目によって評価する．

QOL：quality of life

- 近年，とくにボツリヌス毒素治療の普及に伴い，痙縮の治療と理学療法が併用されるようになってきている．
- Scholtesらの研究は，RCTである．
- 対象は，4～12歳の歩行可能な脳性麻痺児である．介入群23名，対照群24名である．
- 介入群に対して，ボツリヌス毒素治療と週に3～5回，集中的にストレッチ，筋力増強運動，歩行練習などの包括的な理学療法が実施された．
- 対照群に対しては，ボツリヌス毒素治療と週に1～2回の低頻度の通常の理学療法が実施された．
- 介入群は，対照群と比較して，歩行時の股関節，膝関節，足関節の角度の改善，歩行得点，下肢の痙縮，筋長に改善がみられた．
- このエビデンスは，ボツリヌス毒素治療後，積極的に理学療法を実施することの有用性を支持している．

Scholtes VA, et al.: Effect of multilevel botulinum toxin A and comprehensive rehabilitation on gait in cerebral palsy. Pediatric Neurology 36: 30-36, 2007

D ライフスパンからみた評価と運動療法のエビデンス

1 新生児期

- 新生児期には，障害を早期に発見し，早期介入を行うことが求められる．

a. 評価

- この時期に意義のある検査・評価として，**Brazelton新生児行動評価**，**Dubowitz神経学的評価**，および**Prechtlの自発運動の観察法**がある．
- これらのうち，Prechtlの自発運動の観察法は推奨グレードAである．すなわち，理学療法評価として，信頼性，妥当性がある．
- この観察法は，general movements（GMs）と呼ばれる新生児にみられる特徴的な四肢・体幹の自発運動を観察し，正常と異常を判断するものである．
- 神経学的な帰結，とくに脳性麻痺を予測するのに有用であることがシステマティックレビューにより支持されている．
- Dubowitz神経学的評価は推奨グレードBである．すなわち，理学療法評価として，信頼性，妥当性が一部ある．
- この評価法は，筋緊張，反射，運動などの神経学的評価項目によって，神経発達に関する予後を判断する．
- とくに早期産などによるハイリスク児が正常な神経発達を遂げるかどうかを予測するのに有用であることを支持する報告がある．
- Brazelton新生児行動評価は，推奨グレードBである．
- 評価項目は，行動評価項目，神経学的評価項目，および補足項目から構成されており，これらの評価項目により新生児の能動的な行動や刺激に対する反応を評価する．
- 脳室周囲白質軟化症と診断された低出生体重児において，後の脳性麻痺などの

Burger M, et al: General movements as a predictive tool of the neurological outcome in very low and extremely low birth weight infants—a South African perspective. Early Hum Dev 87(4): 303-308, 2011

Molteno CD, et al: Evaluation of the infant at risk for neurodevelopmental disability. S Afr Med J 89(10): 1084-1087, 1999

Ohgi S, et al: Neurobehavioural profile of low-birth-weight infants with cystic periventricular leukomalacia. Dev Med Child Neurol 47(4): 221-228, 2005

障害の予測に有用であることを支持する報告がある．
- 新生児への介入効果の手段としても用いられている．

b．運動療法

- 新生児期の意義のある理学療法として**ポジショニング**，**呼吸理学療法**などがある．
- ポジショニングは，推奨グレードA，エビデンスレベル1である．すなわち，行うように勧められる強い科学的根拠があり，システマティックレビューによるエビデンスがある．
- 新生児にふさわしいポジショニングとしては，胎児の屈曲姿勢を保持させることが多い．
- 早期産の低出生体重児を対象としたポジショニングの効果についてのシステマティックレビューでは，腹臥位は生理学的に背臥位より有益であることやその一方でポジショニングしないままの腹臥位では，将来の姿勢発達に問題を引き起こす可能性が指摘されている．
- 呼吸理学療法は，推奨グレードB，エビデンスレベル1である．すなわち，行うように勧められる科学的根拠があり，システマティックレビューによるエビデンスがある．
- しかし，ハイリスク児においては，人工呼吸装着，低出生体重児，肺炎など個々の状態がさまざまであるので，エビデンスの判断に難しさがある．
- そのなかで，人工呼吸管理下の新生児におけるシステマティックレビューでは，体位排痰法，軽打法，振動法と比較して，呼気圧迫法が無気肺に対して有用であることが支持されている．
- 『理学療法ガイドライン（第2版）』では，呼吸理学療法，ポジショニング，感覚運動介入，哺乳への介入の有効性について言及され，臨床的判断を支援するための提案としてステートメントが作成されている．

2 乳幼児期

- 乳幼児期は，運動機能，とくに立位や歩行の獲得に重点が置かれる時期である．

a．評　価

- GMFMは，通常の5歳児程度までの粗大運動機能の評価に焦点をあてた評価法である．
- 乳幼児期から青年期までのライフスパンを通して用いることができる．推奨グレードはAである．
- GMFMは，各ライフスパンで実施される理学療法の効果や経時的な機能評価を行うことができる点で意義がある．
- また，GMFCSの運動発達曲線を用いることにより，GMFMの結果をもとにGMFCSレベルを判断できる．
- GMFMは実際に脳性麻痺児に対するさまざまな治療法の効果に関する帰結評価として用いられている．
- 乳幼児期から青年期にかけての脳性麻痺児を対象とした介入研究におけるシス

テマティックレビューでは，理学療法や装具療法などの介入後の粗大運動能力の変化を検出するために，GMFMは有用な評価法であると結論づけられている．

b. 運動療法
- 姿勢制御改善に関するシステマティックレビューのなかで，幼児期から学童期に意義のある理学療法として課題指向型トレーニングがあげられている．
- 4～10歳までの脳性麻痺児を対象として，日常生活のなかで行う立ち上がりや歩行などの活動により構成される課題指向型トレーニングを週に2回，1時間ずつ5週間にわたって実施したところ，GMFMの項目D立位と項目E歩行，走行，ジャンプの得点に従来の理学療法よりも有意な改善がみられている．

Dewar R, et al：Exercise interventions improve postural control in children with cerebral palsy：a systematic review. Dev Med Child Neurol 57(6)：504-520, 2015

③ 学童期

- 学童期は，身体機能の維持・向上と身辺動作の自立をはかるとともに，学校生活を援助することが求められる．

a. 評　価
- PEDIは，GMFM同様，乳幼児期から青年期までのライフスパンを通して用いることができる．推奨グレードはAである．
- PEDIは，日常生活活動に対する理学療法の効果や経時的な評価を行うことができる点で意義がある．
- GMFM同様，脳性麻痺児の評価として，多用されている．
- 5～18歳までの就学期の脳性麻痺児を対象としたシステマティックレビューでは，PEDIは数ある日常生活活動の評価法の中でも，学童期において，強固な信頼性と妥当性を備え，幅広いADLを評価することができる最も適切な評価法であると結論づけられている．

James S, et al：A systematic review of activities of daily living measures for children and adolescents with cerebral palsy. Dev Med Child Neurol 56(3)：233-244, 2014

b. 運動療法
- **CI療法は，推奨グレードB，エビデンスレベル1である．**
- 近年，CI療法は，幼児期から就学期の片麻痺児に対して用いられるようになってきている．
- 幼児期から学童期の脳性麻痺児を対象としたCI療法の効果に関するシステマティックレビューでは，CI療法は脳性麻痺児の上肢機能を改善する効果的な方法であることが支持されている．

CI療法：constraint-induced movement therapy

Chen YP, et al：Effectiveness of constraint-induced movement therapy on upper-extremity function in children with cerebral palsy：a systematic review and meta-analysis of randomized controlled trials. Clin Rehabil 28(10)：939-953, 2014

④ 青年期

- 青年期は，身体機能の維持・向上と二次障害の予防，社会参加に向けた取り組みが重要となってくる時期である．

a. 評　価
- 参加の評価指標としてカナダ作業遂行測定（COPM）がある．COPMは，セルフケア，仕事およびレジャーの3領域について，満足度および達成度を評価する．
- 青年期を含めて，幅広い年齢層で使用できる．
- 5～13歳までの脳性麻痺児における参加の評価指標に焦点をあてたシステマ

COPM：Canadian occupational performance measure

Sakzewski L, Clinimetric properties of participation measures for 5- to 13-year-old children with cerebral palsy：a systematic review. Dev Med Child Neurol 49(3)：232-240, 2007

ティックレビューでは，COPMは臨床における変化を検出できる評価法であることが支持されている．

b. 運動療法

- **筋力増強運動**は，推奨グレードA，エビデンスレベル1である．すなわち，行うように勧められる強い科学的根拠があり，システマティックレビューによるエビデンスがある．
- 就学期の脳性麻痺児を対象とした理学療法に関するシステマティックレビューのなかで，学童期から青年期にかけての筋力増強運動はGMFMを向上させる強いエビデンスがあることが示されている．
- その一方で，就学期の神経発達学的治療法や体重免荷式トレッドミル歩行に関しては，より高いレベルのエビデンスが必要とされている．

E　現在の小児理学療法のエビデンスの動向

- 小児理学療法の**エビデンス**は蓄積されつつある．
- 『理学療法ガイドライン（第2版）』では，脳性麻痺のみならず，低出生体重児，二分脊椎症，骨形成不全症，およびデュシェンヌ型筋ジストロフィーのエビデンスが整理されている．
- 理学療法の内容としても，ゲームを利用したトレーニングなど，わが国ではあまり普及していない方法に関するエビデンスも示されるようになってきている．
- その一方で対照群との比較において，ある療法の効果を明らかにしているエビデンスは未だ多いとは言いがたい．
- また患者（P）の条件を重症度や症状などの臨床的側面に関して限定するとさらにエビデンスは少なくなる．
- 明確な推奨文を作成するために，今後いっそう，エビデンスの創出と集積が求められている．

傍注: Martin L, et al.: A systematic review of common physiotherapy interventions in school-aged children with cerebral palsy. Phys Occup Ther Pediatr **30**(4): 294-312, 2010

学習到達度自己評価問題

以下の問題で正しいものに○，誤っているものに×を記しなさい．
1. エビデンスとは，医療の有効性を示す根拠のことである．
2. 一般に，無作為化比較対照試験のエビデンスレベルは，コホート研究や症例対照研究よりも低い．
3. シングルケースデザインによる効果判定は，線グラフを作成し，目視によって行う．
4. 推奨グレードとは，ある理学療法を行うことを勧められるか否かの程度を示したものである．
5. GMFCS，GMFM，PEDIはすべて推奨グレードAである．
6. 軽度な脳性麻痺児に対する筋力増強トレーニングは効果があり，行うことが提案されている．
7. 新生児期における早期産の低出生体重児のポジショニングは行うように勧められる強い科学的根拠がある．

TOPICS ガイドラインに基づいた小児理学療法の方針の立て方

一般目標
- ガイドラインに基づいた小児理学療法の方針の立て方について理解する．

行動目標
- PICO式について説明できる．

調べておこう
- ガイドライン作成の手順について調べよう．

- ガイドラインは，臨床における意思決定を行う際の参考とするものである．
- 日本理学療法士協会監修による『理学療法ガイドライン（第2版）』では，いろいろな疾患において推奨される理学療法について，臨床的疑問，いわゆるclinical question（以下CQ）に応える形で**推奨文**としてまとめられている．
- ガイドラインを参考とするにあたっては，まずは自分が担当している患者について，CQを**PICO式**で表現することが重要となる．
- PICO式とは，どのような患者（P）に，どのような理学療法（I）を行ったら，その理学療法を行わない場合（C）に比べて，どれだけ帰結（O）が違うか，というように，患者（P），介入（I），比較対照となる理学療法（C），帰結（O）を含めて臨床的疑問を表現したものである．
- 自分が設定したPICO式に基づいて，このPICOとガイドラインのCQを摺り合わせて，推奨されている理学療法を探しだし，推奨文を解釈することによって理学療法の方針を立てる．
- 推奨文の推奨は，「強く推奨する」「弱く推奨する」「条件付きで推奨する」「推奨しない」の4つに分類されている．
- **推奨の強さ**は，表17-6のように定義されている．
- また，推奨度の判断の基礎となるエビデンスなども記載されており，これらの情報を含めて，自分の患者への適応可能性を検討したうえで，どの理学療法を適用するかについて意思決定を行っていく．
- **エビデンスの強さの基準**は，表17-7に示す通りである．
- ただし，『理学療法ガイドライン（第2版）』における小児理学療法ガイドラインでは，推奨文の作成には至っておらず，今後推奨文の作成が待たれるところである．
- 推奨文に代わるものとして，理学療法を実施する際の参考となるように，専門家の意見を集約した**ステートメント**が記載されている．
- 『理学療法診療ガイドライン（第1版）』に含まれている疾患は脳性麻痺のみであったが，第2版の小児理学療法ガイドラインでは，脳性麻痺のほかに，低出生体重児，二分脊椎症，骨形成不全症およびデュシェンヌ型筋ジストロフィーが加えられている．

表 17-6　推奨の強さ

強い推奨	推奨した介入によって得られる利益が，介入によって生じる害や負担を明らかに上回る（あるいは下回る）と考えられる．
弱い推奨	推奨した介入によって得られる利益の大きさは不確実である．または，介入によって生じる害や負担と拮抗していると考えられる．

［一般社団法人日本理学療法学会連合　理学療法標準化検討委員会ガイドライン部会（編）：理学療法ガイドライン（第2版），p.xiv，2021より許諾を得て転載］

表 17-7　エビデンスの強さの基準

A	強い	効果の推定値が推奨を支持する適切さに強い確信がある
B	中等度	効果の推定値が推奨を支持する適切さに中等度の確信がある
C	弱い	効果の推定値が推奨を支持する適切さに対する確信は限定的である
D	非常に弱い/とても弱い	効果の推定値が推奨を支持する適切さにはほとんど確信が持てない

［一般社団法人日本理学療法学会連合　理学療法標準化検討委員会ガイドライン部会編：理学療法ガイドライン（第2版），p.xiv，2021より許諾を得て転載］

参考文献

第1章 運動発達 胎児期・新生児期から歩行獲得まで

1) Piek JP：Infant Motor Development, pp3-30, 2006, Human Kinetics, United States.
2) de Vries, et al.：The emergence of fetal behaviour. I. Qualitative aspects. *Early human development* 7: 301-322, 1982
3) 穐山富太郎ほか：脳機能の発達障害．PTジャーナル **33**: 665-673, 1999
4) 千住秀明（監修）：こどもの理学療法，第2版．p.6-64, 神陵文庫，2007
5) Lois Bly（著），木本孝子，中村 勇（共訳）：写真でみる乳児の運動発達．協同医書出版社，1998
6) Rona Aほか（編），高橋智宏（監訳）：誕生から1歳まで 機能的姿勢—運動スキルの発達．協同医書出版社，1997
7) 笠井新一郎（監修）：言語聴覚療法シリーズ12，改訂言語発達障害Ⅲ．建帛社，2007
8) 福田恵美子（編）：コメディカルのための専門基礎分野テキスト 人間発達学，第2版．中外医学社，2005

第2章 発達・運動発達の評価

1) 大城昌平：発達評価．脳性麻痺ハンドブック，穐山富太郎，川口幸義（編著）．p.66-80, 医歯薬出版，2002
2) 宮崎 泰：運動発達．標準理学療法学 専門分野 理学療法評価学，奈良 勲（監修）．p.174-180, 医学書院，2001
3) 田原弘幸：運動発達検査．理学療法評価法，第2版．千住秀明（監修）．p.135-151, 神陵文庫，2005
4) 北原 佶：発達評価（運動・知能）．臨床リハ別冊リハビリテーションにおける評価．米本恭三，石神重信，石田 暉（編）．p.89-99, 医歯薬出版，1996
5) Frankenburg WK（原著），日本小児保健協会（著）：DENVER Ⅱ-デンバー発達判定法，日本小児医事出版社，2003
6) 岩谷 力ほか：障害と活動の測定・評価ハンドブック—機能からQOLまで．p.80-96, 南江堂，2005
7) 松澤 正：運動発達検査．理学療法評価学 第2版．p.131-148, 金原出版，2006
8) 近藤和泉ほか（監訳）：GMFM粗大運動能力尺度 脳性麻痺児のための評価的尺度．医学書院，2000
9) Elspeth Fほか（著），望月 久，新田 收（監訳）：リハビリテーション評価ガイドブック—帰結評価の考え方と進め方—．ナップ，2004
10) Palisano R, et al：Development and reliability of a system to classify gross motor function in children with cerebral palsy. *Develop Med Child Neurol* **39**: 214-223, 1997
11) 近藤和泉：脳性麻痺のリハビリテーションに対する近年の考え方と評価的尺度．リハビリテーション医学 **37**: 230-241, 2000
12) Rosenbaum P, et al.：Prognosis for gross motor function in cerebral palsy：creation of motor development curves. *JAMA* **288**: 1357-1363, 2002
13) 水本憲枝ほか：療育に関わる各専門家の考え方についての研究（第11報）—Evidence-Based-Educationのための発達予測—．愛媛大学教育学部紀要 **52**: 117-127, 2005
14) 近藤和泉ほか：発達の診断・評価．総合リハ **34**: 515-522, 2006
15) 丸石正治ほか：成人脳性麻痺の臨床像—痙性と筋力の影響—．リハビリテーション医学 **42**: 564-572, 2005
16) 問川博之ほか：ADL評価．総合リハ **34**: 523-532, 2006
17) 里宇明元：機能評価 —GMFM, WeeFIM, PEDI—．総合リハ **30**: 1168-1180, 2002
18) James S, et al.：A systematic review of activities of daily living measures for children and adolescents with cerebral palsy. *Dev Med Child Neurol* **56**: 233-244, 2014
19) 大城昌平：新生児理学療法，第4章．Ⅳ．新生児行動評価（NBAS），（大城昌平，木原秀樹編），メディカルプレス，2008
20) Dubowitz L, et al.: The Dubowitz neurological examination of the full-term newborn. *MRDD Research Reviews* **11**: 52-60, 2005
21) 楠本泰士（編）：小児リハ評価ガイド—統合と解釈を理解するための道しるべ，メジカルビュー社，2019
22) 藪中良彦ほか（編）：Crosslink理学療法学テキスト 小児理学療法学．メジカルビュー社，2020
23) 新田 收（編）：最新理学療法学講座 小児理学療法学．医歯薬出版，2023
24) 中島翔太ほか：新生児の自発運動評価を目的としたGeneral Movements診断支援システム．計測自動制御学会論文集 **50**(9): 684-692, 2014
25) 儀間裕貴：赤ちゃんの自発的な運動・行動の特性からみえるもの—低出生体重児の発達支援を目指して—．ベビーサイエンス **22**: 44-65, 2023
26) Martha CPほか（著），上杉雅之ほか（監訳）：乳幼児の運動発達検査 AIMSアルバータ乳幼児運動発達検査法．医歯薬出版，2010
27) 上杉雅之ほか：新しい運動発達評価表 Alberta Infant Motor Scaleの紹介．理学療法科学 20(4): 263-266, 2005
28) 藤田 良ほか：障害児入所施設における入院リハビリテーションによるThe Canadian Occupational Performance Measure（COPM）の変化．*Jpn Rehabil Med* **52**: 704-712, 2015
29) 今川忠男（訳）：MACS 脳性まひ児の手指操作能力分類システム（4歳〜18歳）．〈https://www.macs.nu/files/MACS_Japanese_2010.pdf〉（最終アクセス2024年8月）

第3章 運動発達の理論

1) 今川忠男：発達障害児の新しい療育．三輪書店，2000
2) Teresa EPほか（著），今川忠男（監訳）：脳性麻痺児の24時間姿勢ケア．三輪書店，2006
3) 才藤栄一：理学療法における運動制御理論と運動学習理論の位置づけ．理学療法 **22**: 955-959, 2005
4) Anne Shumway-Cookほか（著），田中 繁，高橋 明（監訳）：モーターコントロール，第2版．医歯薬出版，2004
5) Edelman GM：Neural Darwinism. New York. Basic Books. 1987.
6) McGraw MB：The Neuromuscular Maturation of the Human Infant. Classics in Developmental Medicine No.4. London. Mac Keith Press. 1989
7) Thelen E, et al.：A Dynamic Systems Approach to the Development of Cognition and Action. London. MIT Press/Bladford Books Series in Cognitive Psychology. 1994

8) Edelman GM.: Bright Air, Brilliant Fire, BasicBooks, 1992
9) 冬樹純子（訳）：脳は空より広いか．草思社，2006
10) 山本淳一：リハビリテーション「意欲」を高める応用行動分析 ―理学療法での活用―．理学療法学，**41**: 492-498, 2014
11) Rovee CK, et al.: Extended Conditioning and 24-Hour Retention in Infants. Journal of Experimental Child Psychology **21**: 1-11, 1976
12) 野村寿子：遊びと遊具のアフォーダンス．発達**87**: 9-15, 2001
13) J.J. ギブソン（著），古崎 敬ほか（訳）：ギブソン生態学的視覚論―ヒトの知覚世界を探る―．p.137-157，サイエンス社，2001

第4章　姿勢反射の発達①　正常姿勢反射と運動発達

1) 大城昌平：リハビリテーションのための人間発達学，第3版．メディカルプレス，2021
2) Regi Boehme（著），芝田利生ほか（共訳）：赤ちゃんの運動発達―絵でみる治療アプローチ．協同医書出版社，1998
3) Rona A（編），高橋智宏（監訳）：機能的姿勢―運動スキルの発達―誕生から1歳まで．協同医書出版社，1997
4) 前川喜平ほか（編著）：理学療法士・作業療法士のための小児の反射と発達の診かた．新興医学出版，2007
5) Prechtl Heinz FR（著），内藤寿士郎（監），栄島和子（訳）：新生児の発達，第3版，日本小児医事出版社，1992
6) David JB: A Neurological Study of Newborn Infants, Clinics in Developmental Medicine, 28, Everand, 1968

第5章　姿勢反射の発達②　異常姿勢反射と運動発達障害

1) Berta & Karel Bobath（著），梶浦一郎，紀伊克昌ほか（訳）：脳性麻痺の類型別運動発達．医歯薬出版，1978
2) Berta B（著），梶浦一郎ほか（訳）：脳損傷による異常姿勢反射活動，第3版．医歯薬出版，1978

第6章　脳性麻痺総論

1) 公益社団法人日本リハビリテーション医学会（監）：脳性麻痺リハビリテーションガイドライン，第2版．金原出版，2014
2) 松田義雄ほか（編）：脳性麻痺と周産期合併症／イベントとの関連　最新の知見．メジカルビュー社，2021
3) 公益社団法人日本理学療法士協会（監）：理学療法ガイドライン，第2版，第4章小児理学療法ガイドライン．医学書院，2021
4) 札幌医科大学医学部公衆衛生学講座（訳）：CFCS日本語訳．〈http://cfcs.us/wp-content/uploads/2016/02/CFCS_Japanese_FINAL.pdf〉（最終アクセス：2024年8月）
5) 山川友康：理学療法MOOK15　こどもの理学療法第2章，1．脳性麻痺の病態と臨床像．三輪書店，2008
6) 上杉雅之，成瀬 進（監訳）：脳性麻痺のクリニカルリーズニングアプローチ，理学療法・作業療法　評価と治療，第2章脳性麻痺とはなにか？．医歯薬出版，2011
7) 竹内 翔，長谷公隆：痙縮の治療戦略痙縮の病態と評価．MEDICAL REHABILITATION, **261**: 1-8, 2021
8) 丸山 元，高橋秀寿：『リハビリテーション医学におけるADL評価と臨床研究』小児におけるADL評価．Jpn J Rehabil Med **58**(9): 998-1004, 2021
9) 山川友康，南 哲：『小児理学療法の新たなる展開』脳性麻痺の理学療法の変遷と展開．理学療法ジャーナル，**56**(3): 320-325, 2022
10) 大畑光司：『歩行PART 1　脳神経疾患と歩行』脳性麻痺による歩行障害の評価と治療．理学療法ジャーナル，**54**(11): 1303-1308, 2020
11) Michelle J, et al.: Interventions to improve physical function for children and youngpeople with cerebral palsy: international clinical practice guideline. Dev Med Child Neurol **64**(5): 536-549, 2022
12) 佐野恭子：実践講座　上肢集中機能訓練はこう行っている！―訓練課題・自主トレーニング課題の紹介・1，CI療法―小児片麻痺患者における上肢機能訓練課題―脳性麻痺を例に．総合リハビリテーション，**44**(10): 909-915, 2016
13) 瀬下 崇：特集義肢装具に関連するガイドラインとその現状　脳性麻痺リハビリテーションガイドラインと義肢装具のかかわり．日本義肢装具学会誌，**31**(3): 157-160, 2015
14) 柳迫康夫：講座小児の疾患と装具療法　脳性麻痺の装具療法．日本義肢装具学会誌，**19**(4): 327-332, 2003

第7章　脳性麻痺①　痙直型四肢麻痺

1) 竹下研三：日本における脳性麻痺の発生―疫学的分析と今後の対策．リハビリテーション研究**60**: 43-48, 1989
2) 五味重春（編）：リハビリテーション医学講座，第11巻，脳性麻痺．医歯薬出版，1990
3) Berta & Karel Bobath（著），梶浦一郎，紀伊克昌ほか（監訳）：脳性麻痺の類型別運動発達．医歯薬出版，1978
4) Karel B（著），寺沢幸一，梶浦一郎（監訳）：脳性麻痺の運動障害，第2版．医歯薬出版，1985
5) 中村利孝ほか（監修）：標準整形外科学，第13版．医学書院，2016
6) Alfred L. Scherzer（著），今川忠男（訳）：脳性まひ児の早期治療，第2版．医学書院，2003
7) Teresa EPほか（著），今川忠男（監訳）：脳性まひ児の24時間姿勢ケア．三輪書店，2006
8) 千住秀明（監修）：こどもの理学療法，第2版．神陵文庫，2007
9) 今川忠男：発達障害児の新しい療育．三輪書店，2000
10) 川村次郎ほか（編）：義肢装具学，第4版．医学書院，2009
11) Eva B（編著），上杉雅之（監訳）：脳性まひ児の家庭療育，原著第4版．医歯薬出版，2014
12) 松尾 隆：脳性麻痺と機能訓練―運動障害の本質と訓練の実際，第2版．p.40，南江堂，2002
13) 公益社団法人日本リハビリテーション医学会（監修）：脳性麻痺リハビリテーションガイドライン，第2版．金原出版，2014
14) 今川忠男：発達障害児の新しい療育．p.159，三輪書店，2000
15) Logan L, et al.: Anterior versus posterior walkers: a gait analysis study. Dev Med Child Neurol **32**(12): 1044-1048, 1990
16) Mattsson E, et al.: Oxygen cost, walking speed, and perceived exertion in children with cerebral palsy when walking with anterior and posterior walkers. Dev Med Child Neurol **39**(10): 671-676, 1997

第8章　脳性麻痺②　痙直型両麻痺

1) 松尾 隆：脳性麻痺と機能訓練―運動障害の本質と訓練の実際，第2版．南江堂，2002

2) 穐山富太郎ほか（編）：脳性麻痺ハンドブック 療育にたずさわる人のために，第2版．医歯薬出版，2015

第9章 脳性麻痺③ 痙直型片麻痺
1) 坂本吉正：小児神経診断学．金原出版，1978
2) Twitchell TE：Attitudinal reflex. *Physical Therapy* **45**: 411-418, 1965
3) 河村光俊：脳性麻痺の理学療法. *Medical Rehabilitation* No 87, 2007
4) 野村忠雄：脳性麻痺の整形外科的治療. *Medical Rehabilitation* No 87, 2007
5) Sarah M, et al.: Global prevalence of cerebral palsy: A systematic analysis. *Dev Med Child Neurol* **64**: 1494-1506, 2022
6) Oskoui M, et al.: An update on the prevalence of cerebral palsy: a systematic review and meta-analysis: *Dev Med Child Neurol* **55**: 509-519, 2013
7) Ulrica J, et al.: Cerebral palsy prevalence, subtypes, and associated impairments: a population-based comparison study of adults and children. *Dev Med Child Neurol* **61**: 1162-67, 2019
8) Himmelmann K, et al.: Gross and fine motor function and accompanying impairments in cerebral palsy. *Dev Med Child Neurol* **48**: 417-23, 2006
9) 西守 隆（編），上杉雅之（監修）：実践！理学療法評価学．p.132-146, 医歯薬出版, 2018
10) 吉尾雅春：特集 脳卒中下肢機能の徹底改善 歩行練習の進め方．総合リハ **51**: 133-143, 2023

9-1 ケーススタディ 学童期の片麻痺児
1) Eliasson AC, et al.: The Manual Ability Classification System（MACS）for children with cerebral palsy: scale development and evidence of validity and reliability. *Dev Med Child Neurol* **48**: 549-554. 2006
2) Hidecker MJ, et al.: Developing and validating the Communication Function Classification System for individuals with cerebral palsy. *Dev Med Child Neurol* **53**: 704-710. 2011
3) Benfer KA, et al.: The Eating and Drinking Ability Classification System in a population-based sample of preschool children with cerebral palsy. *Dev Med Child Neurol* **59**: 647-654. 2017
4) Baranello G, et al.: Visual Function Classification System for children with cerebral palsy: development and validation. *Dev Med Child Neurol* **62**: 104-110. 2020
5) Bleyenheuft Y, et al.: Hand-arm bimanual intensive therapy including lower extremities（HABIT-ILE）for children with cerebral palsy. *Phys Occup Ther Pediatr* **34**: 390-403, 2014.

第10章 脳性麻痺④ アテトーゼ型
1) 千住秀明（監修）：こどもの理学療法，第2版．p.105-132, 神陵文庫, 2007
2) 吉尾雅春（編）：運動療法学各論．p.165-185, 医学書院, 2001
3) 小塚直樹ほか：脳性麻痺の理学療法のための検査・測定のポイントとその実際．理学療法 **21**: 57-62, 2004
4) Jaeger L：Home program instruction sheets for infants and young children. P-3, 16, S-3, 8, C-5, 7. Therapy Skill Builders, Tucson, 1987
5) Flett PJ：Rehabilitation of spasticity and related problems in childhood cerebral palsy. *J Paediatr Child Health* **39**: 6-14, 2003

第11章 子どもの整形外科疾患
1) 岩谷 力ほか（編）：小児リハビリテーションⅡ．医歯薬出版, 1991
2) 越智隆弘ほか（編）：NEW MOOK整形外科15, 小児整形外科．金原出版, 2004
3) 糸満盛憲（編）：図説 股関節の臨床．メジカルビュー社, 2004
4) 中村利孝ほか（編）：標準整形外科学第13版．医学書院, 2016
5) The Center of the International Clearinghouse for Birth Defects Surveillance and Research：Annual report 2011 with data for 2009
6) 青木 清ほか：DDHにおける最近の進歩．日整会誌 **95**: 967-975, 2021
7) 薩摩眞一：【小児整形外科疾患と装具】先天性内反足．日本義肢装具学会誌 34（3）: 181-185, 2018
8) 林 俊哲：脊髄係留症候群．脊椎外科 36（1）: 24-30, 2022

第12章 知的障害児およびその他の発達障害児
1) 栗原まな：小児リハビリテーション医学，第2版．医歯薬出版, 2015
2) 押木利英子：知的障害児の理学療法．理学療法ジャーナル **37**: 377-385, 2003
3) 前川喜平ほか：写真でみる乳幼児検診の神経学的チェック法，第9版．南山堂, 2017
4) 辻井正次，宮原資英（監）：発達性協調運動障害［DCD］, 金子書房, 2019
5) 新田 収：発達障害の運動療法，三輪書店, 2015
6) 日本精神神経学会：DSM-5-TR 精神疾患の分類と診断の手引．医学書院, 2023

第13章 子どもの遺伝性疾患
1) 岩谷 力ほか（編）：小児リハビリテーションⅡ．p.68-69, 医歯薬出版, 1991
2) 大澤真木子ほか：進行性筋ジストロフィ症．小児神経学の進歩（小児神経学会卒後教育委員会編）．p.31-52, 診断と治療社, 1983
3) 加倉井周一ほか：神経・筋疾患のマネージメント．p.195, 医学書院, 1997
4) 岩谷 力ほか（編）：小児リハビリテーションⅡ．p.80-81, 医歯薬出版, 1991
5) 福山幸夫ほか：機能障害の進展過程と臨床評価の基準化．厚生省神経疾患研究委託費 筋ジストロフィの疫学，臨床および治療に関する研究．昭和58年度研究報告書．p.44-49, 1984
6) 松家 豊ほか：プロジェクトⅢ-B 臨床病態の解析「運動機能」．厚生省神経疾患研究委託費 筋ジストロフィの疫学，臨床および治療に関する研究．昭和57年度研究報告書．p.101-112, 1983
7) 大竹 進（監修）：筋ジストロフィーのリハビリテーション．p.107, 医歯薬出版, 2002
8) 加倉井周一ほか：神経・筋疾患のマネージメント．p.196, 医学書院, 1997
9) 松家 豊：Duchanne型筋ジストロフィー症上肢機能の経過とその評価．総合リハ **11**（4）: 245-252, 1983
10) 筋ジストロフィ症連絡協議会（編）：筋ジストロフィ

ここまでわかった．p.194，医学書院，1990
11) 野島元雄ほか：新小児医学体系15巻A　小児運動器病学Ⅰ．p.304-305，中山書店，1986
12) 野島元雄：進行性筋ジストロフィのリハビリテーション．リハ医学 **14**: 123-133, 1977
13) Liu M, et al：Muscle damage progression in Duchenne muscular dystrophy evaluated by a new quantitative computed tomography method, Arch Phys Med Rehabil **74**: 507-514, 1993
14) 岩谷　力ほか（編）：小児リハビリテーションⅡ．p.102，医歯薬出版，1991
15) 野島元雄ほか：新小児医学体系15巻A　小児運動器病学Ⅰ．p.308-309，中山書店，1986
16) 折口美弘：重症心身障害児（者）の死亡原因．発達障害医学の進歩 **19**: 85-90, 2007
17) 堀本佳誉ほか：重症心身障害児（者）の呈する非対称性変形の計測法　Goldsmith法による評価の信頼性．日本重症心身障害学会誌 **30**(3): 287-290, 2005
18) 堀本佳誉ほか：側臥位が非対称変形の改善に及ぼす影響．日本重症心身障害学会誌 **31**(3): 279-282, 2006
19) 堀本佳誉ほか：凸側上の側臥位の実施時間が重症心身障害児・者の呈する非対称変形の改善に及ぼす影響．北海道理学療法士会誌 **23**: 33-36, 2006
20) 樋室伸顕ほか：Passive Range of Motion Exerciseが重症心身障害児・者の非対称変形に与える短期的効果についての検討．北海道理学療法士会誌 **23**: 37-41, 2006
21) 公益社団法人日本リハビリテーション医学会（監修）：神経筋疾患・脊髄損傷の呼吸リハビリテーションガイドライン．金原出版，2014
22) 石川悠加：呼吸理学療法，神経筋疾患において．日本小児科学会雑誌，**118**: 1595-1603, 2014
23) 上田　敏：目でみるリハビリテーション医学．p.70-72，武田薬品，1969
24) 西庄武彦，松家　豊ほか：PMDの上肢運動パターン．厚生省心身障害研究報告書，p.14-15，1976
25) 松家　豊：筋萎縮性疾患，(土屋弘吉ほか編：日常生活動作)．p.245-255，医歯薬出版，1978

[参考図書]
1) 香川靖雄（編）：岩波講座　現代医学の基礎9　遺伝と疾患．岩波書店，2000
2) 外村　晶：染色体異常─ヒトの細胞遺伝学─．朝倉書店，1978
3) 清野佳紀（編）：NEW小児科学　改訂第2版．南江堂，2003
4) 埜中征哉：臨床のための筋病理　第3版．日本医事新報社，p.51，1999

第14章　重症心身障害児（者）
1) 江草安彦（監修）：重症心身障害療育マニュアル，第2版．医歯薬出版，2011
2) 千住秀明（監修）：こどもの理学療法，第2版．神陵文庫，2007
3) 今川忠男：発達障害の新しい療育．三輪書店，2000
4) Marjolijn K（著），今川忠男（監訳）：脳性まひ児と両親のための機能的治療アプローチ．三輪書店，2004
5) Teresa EPほか（著），今川忠男（監訳）：脳性まひ児の24時間姿勢ケア．三輪書店，2006
6) 障害者福祉研究会（編集）：国際生活機能分類（ICF）─国際障害分類改定版─．中央法規出版，2002
7) 上田　敏：ICF（国際生活機能分類）の理解と活用．きょうされん，2005
8) Lacey P, et al.：People with Profound and Multiple Learning Disabilities A Collaborative Approach to Meeting Complex Needs. London. David Fulton Publishers Ltd. 1998
9) Fulford GE, et al.：Position as a Cause of Deformity in Children with Cerebral Palsy. Dev Med Child Neurol **18**: 305-314, 1976
10) Goldsmith E, et al.：A Technique to Measure Windswept Deformity. Physiotherapy **78**: 235-242, 1992
11) 北住映二（監）：医療的ケア研修テキスト，重症者の教育・福祉・社会的生活の援助のために．改訂増補版，クリエイツかもがわ，2023

第15章　子どもの呼吸障害
1) 折口美弘ほか：重症心身障害児の死亡年齢からみた死因分析．IRYO **56**: 476-478, 2002.
2) 金子断行：重症心身障害児・者の呼吸療法．理学療法学 **34**: 138-143, 2007
3) 花井丈夫ほか：重症脳性麻痺児の呼吸障害の対策と経過の検討─経鼻咽頭エアウェイと胸部　理学療法─．理学療法学 **19**: 76-82, 1992
4) 金子断行：運動発達障害に対する理学療法─重症心身障害児の療育─．理学療法ジャーナル **34**: 806-811, 2000
5) 千住秀明ほか（監修）：呼吸理学療法標準手技．医学書院，2008
6) 宮川哲夫ほか：NICUにおける呼吸理学療法ガイドライン．Neonatal Care **15**: 848-857, 2002

15-1　ケーススタディ　NICUの早産低出生体重児
1) 木原秀樹：新生児のポジショニングノート．メディカ出版，2013
2) 大城昌平，木原秀樹（編）：新生児理学療法．メディカルプレス，2008
3) 日本ディベロップメンタルケア（DC）研究会ほか（編）：標準ディベロップメンタルケア．メディカ出版，2014
4) 大城昌平，儀間裕貴（編）：リハビリテーションのための人間発達学，改訂第3版．メディカルプレス，2021
5) 平野慎也，藤原美由紀（編）：新生児ケアまるわかりBOOK　生理（根っこ）を知れば看護が見える．ネオネイタルケア2017年秋季増刊，メディカ出版，2017

15-2　ケーススタディ　重症心身障害児（GMFCS Ⅴ）
1) 仁志田博司（編）：新生児学入門．第5版．医学書院，2018
2) 桑島成子：小児を画像で診断するとき．診断と治療社，2006
3) 寺澤大祐ほか（監）：小児在宅人工呼吸マニュアル，第2版．メディカ出版，2022
4) 口分田政夫ほか：日本小児医療保健協議会重症心身障害児（者）・在宅医療委員会報告，高度医療的ケア児の実態調査．日本小児科学会雑誌 **122**(9): 1519-1526,

第16章　運動発達障害の療育体系と療育指導および支援教育
1) 村田　茂：シリーズ福祉に生きる8（高木憲次）．大空社，1998
2) 高松鶴吉：自立へ向かう療育．ぶどう社，1994
3) 五味重春：脳性麻痺　CPとは，リハビリテーション医

学全書15脳性麻痺，第2版，五味重春（編）．医歯薬出版，p.1-23, 1989
4) 高橋孝文：医学の進歩と疾病像，概念の変化．臨床リハビリテーション　小児リハビリテーションⅠ　脳性麻痺，岩倉博光ほか（編）．p.1-18, 医歯薬出版，1990
5) 村田　茂：新版日本の肢体不自由教育．慶応義塾大学出版会，1997
6) 亀山富太郎ほか（編）：脳性麻痺ハンドブック　療育にたずさわる人のために，第2版．医歯薬出版，2015
7) 宮田広善：子育てを支える療育．ぶどう社，2001
8) 江草安彦（監）：重症心身障害療育マニュアル，第2版．p.16-17, 医歯薬出版，2011
9) 公益社団法人日本理学療法士協会（監修）：理学療法ガイドライン，第2版．p.150-165, 医学書院，2021
10) 吉田忠義：特別支援教育における理学療法士の活動．理学療法の歩み 26: 46-53, 2015
11) 江口壽榮夫：ライフサイクルからみた脳性麻痺　脳性麻痺のライフサイクルとリハの考え方．*Journal of Clinical Rehabilitation* **11**: 688-691, 2002

第17章　小児理学療法のエビデンス

1) David LSほか（著），久繁哲徳（訳）：根拠に基づく医療—EBMの実践と教育の方法．オーシーシージャパン，1999
2) 開原成允ほか（監訳）：JAMA医学論文の読み方．中山書店，2001
3) 高木廣文ほか：エビデンスのための看護研究の読み方・進め方．中山書店，2006
4) 小塚直樹ほか：脳性麻痺児の基本動作能力改善—実践理学療法のエビデンス．PTジャーナル **41**: 379-384, 2007
5) 堺　裕ほか：脳性麻痺理学療法の現状と課題．理学療法 **24**: 421-426, 2007
6) Minds診療ガイドライン作成マニュアル編集委員会（編）：Minds診療ガイドライン作成マニュアル2020 ver 3.0, 公益財団法人日本医療機能評価機構EBM医療情報部，2021
7) 公益社団法人日本リハビリテーション医学会（監）：脳性麻痺リハビリテーションガイドライン，第2版．金原出版，2014

学習到達度自己評価問題の解答

第1章

1-○：運動発達にはいくつかの法則性があり，一般的に認知されているものとして，「発達の方向性」「発達の順序性」「発達の臨界期」があげられる．「発達の方向性」のなかに「発達の頭尾律」がある．

2-×：2ヵ月の乳児では，頭部はまだ左右どちらかを向いていることが多い．頭部の正中位保持は3ヵ月ごろに可能となる．

3-×：3ヵ月の乳児ではon elbowsが可能である．on handsは5ヵ月ごろに可能となる．

4-○：7ヵ月ごろになって交互性の腹這いが可能となり，活発に移動するようになる．

5-○：第三者が座位をとらせると，両手つき座位は6ヵ月ごろに可能となるが，能動的な起座動作の獲得は8～9ヵ月ごろである．

6-○：つかまり立ち上がりが7～9ヵ月ごろに可能となり，下肢のコントロールや立位バランスの上達とともに10ヵ月ごろにつたい歩きが可能となる．

7-×：9ヵ月の乳児では「ピンセットつまみ」が可能な段階であり，「指尖つまみ」は12ヵ月ごろに可能となる．

第2章

1-×：運動や知的な発達障害の乳幼児を対象として早期発見を目的とした検査法であり，運動発達や運動機能といった運動面のみを検査するのではなく，全体的な発達を検査する発達検査である．

2-○：子どもの発達を，個人-社会，微細運動-適応，言語，粗大運動の4領域（125項目）から全体的に捉え評価する発達検査である．

3-○：機能的な運動の達成と認められる反射・反応の間に相関関係があるとして開発された特徴的な評価表である．評価チャートは上部と下部に分かれており，上部は子どもの自発的行動を，下部は誘発反応を示している．

4-×：通常5歳児なら遂行可能な88項目の運動課題の達成度を観察し，判定する．

5-×：運動発達曲線では，GMFCSレベルVであれば頚定が得られても座位をとることは困難であり，歩行可能な脳性麻痺児は少なくともGMFCSレベルIIかIであることを意味している．

6-○：成人用のFIMをモデルとして6ヵ月～7歳程度の子どもの能力低下を評価するために開発されたものである．子どもへの応用を考慮して2領域18項目中6項目（「歩行，車いす，這い這い」「理解」「表出」「社会的交流」「問題解決」「記憶」）で修正が加えられている．

第3章

1-×：脳の機能の発達は神経回路（シナプス）の形成の他に髄鞘化が関与する．

2-×：運動の発達は，頭部から始まり下肢へ進む（頭-尾の法則）．

3-×：中枢神経系の発達が大脳皮質まで進むと，平衡反応が出現する．立ち直り反応の出現は中脳レベルの成熟である．

4-×：中枢神経系の成熟の影響を受ける．

5-○，6-○，7-×：神経細胞集団選択理論において立位，歩行が困難な状況が習慣化すると，立位，歩行の発達に関与する神経細胞のネットワークは減弱する（シナプスの結合が弱まる）．

8-×：運動の発達に関与する骨格細胞や感覚系，神経系，覚醒状態，動機づけ，環境などの要素が影響する．

9-○，10-×：行動は，成功体験を望める課題であれば出現頻度が増大しやすくなる．難易度が高い課題で成功体験が望めないと，意図する行動が生じる頻度は減少する．

11-○：アフォーダンスの考え方では，杖や車いすは移動の際，身体を支えたり車輪によって移動を補助する性質をもっている．

第4章

1-×：原始反射が出現する．

2-×：屈曲優位の姿勢となる．

3-×：脳幹レベルの姿勢反射．

4-×：ATNRは消失し左右対称性の姿勢である．

5-×：モロー反射が消失（消退）していなければならない．

6-×：足趾把握反射はつかまり立ちや伝え歩きが可能となる10ヵ月ごろに消失する．

7-○，8-×：平衡反応が発達する．

9-×：STNRが消失（消退）していなければならない．

10-×：保護伸展反応が獲得されなければ歩行は獲得されない．

第5章

1-×：原始反射の残存は立ち直り反応や平衡反応の発達を阻害する．

2-×：背臥位で伸展屈緊張，腹臥位では屈曲緊張．

3-×：股関節は伸展・内転・内旋．

4-×：原始反射の残存により立ち直り反応や平衡反

応の発達が阻害される．
5-×：モロー反射は保護伸展反応の出現を阻害し座位の獲得を困難にする．
6-○，7-×：STNRである．
8-×：STNRの影響を受けて．
9-×：交叉性伸展反射の影響．
10-×：麻痺側上肢は共同屈曲伸展パターン，麻痺側下肢伸展パターンを呈しやすい．

第6章
1-○，2-×：脳室周囲白質軟化症は，在胎28〜32週出生でみられる痙直型両麻痺の主要因である．
3-×：アテトーゼは不随意運動を主症状としており，鉛管減少は強剛型でみられる症状である．
4-○，5-×：ピークは6〜8歳であり，早期介入により最大機能の早期獲得と維持が必要である．
6-○，7-×：モロー反射，ガラント反射，ATNR，STNRの影響を受けやすい．

第7章
1-○：乳幼児期の背臥位や腹臥位では非対称性緊張性頸反射や緊張性迷路反射の影響を受けやすい．
2-○：乳幼児期は原始反射の影響を受けやすく，頭部伸展に伴い緊張性迷路反射の影響により全身の伸筋群の緊張亢進を誘発する．
3-○：筋緊張の不均衡の影響により乳幼児期には目立たなかった左右差が経年的に顕著になると，股関節の屈曲・内転・内戦筋群の緊張亢進や骨盤の捻れなど非対称的な力学的作用により股関節脱臼が助長される．
4-×：上体の屈曲を強め，身体を前方に引きずるような腹這い移動は，下肢の連合反応を誘発し，股関節の内転・内旋や足部の内反尖足を助長することになる．
5-×：陽性支持反射により下肢全体の緊張が亢進し，分離運動を促しにくいので注意が必要である．

第8章
1-×：両麻痺は四肢麻痺の上肢機能が良好なものと考えるべきで，そのため体幹機能にも問題を呈する．
2-○：下肢の交互運動が困難なため，marmeid crawlingやバニーホッピングによる移動がみられる．
3-×：遠位関節では拮抗筋（下腿三頭筋）からの緊張性相反性抑制により，動筋（前脛骨筋）の機能不全が生じ背屈困難となる．
4-×：下肢の運動は屈筋共同運動パターンと伸筋共同運動パターンとなる．
5-○：両上肢を使用するために座位（割り座）時間が長くなると，股関節に可動域制限を呈しやすくなる．
6-×：筋力は日常生活上の活動と関与するため評価が必要であるが，相反神経作用の障害があるため解釈には注意が必要．
7-×：下肢の麻痺があっても独歩や歩行器を使用しての歩行が可能となることも多いため，積極的なアプローチが必要．

第9章
1-○：痙直型片麻痺児は他のサブタイプと比較して，車いす移動，知的障害，てんかんの有病率が低いことが示されている．
2-×：痙直型片麻痺では多くが歩行を獲得するが，多くが異常歩行（尖足歩行・分回し歩行）を呈する．
3-○：筋緊張は姿勢による影響を強く受けるため，姿勢や課題による筋緊張の変化を評価することは重要である．
4-○：片麻痺児は非麻痺側上肢の機能が良い反面，麻痺側上肢を使用しなくなるケースが散見されるため，連合反応が強くなるなどの問題に発展しないよう，積極的に両手動作を経験させる．
5-×：片麻痺歩行（とくに尖足歩行）に対して，適応になるのは短下肢装具である．

第10章
1-○：痙直型の障害部位は錐体路，アテトーゼ型，強剛型は錐体外路である．
2-×：アテトーゼ型の筋緊張の特徴は病的変動である．筋緊張が低下した状態で変動する純粋型あるいは非緊張型，亢進した状態で動揺を示す緊張型に分類される．
3-○：原始反射はさまざまな姿勢と運動のなかで出現するが，多くの場合，立ち直り反応，平衡反応と混在して出現する．
4-×：頸髄症が発生する場合，末梢優位の筋萎縮が起こる．それ以外に四肢の痙縮などの神経症状が観察される．
5-○：乳児期のアテトーゼ型では，身体の中心あるいは正中線上での運動を経験させる．とくに頭部のコントロール向上のための運動練習は重要であり，筋緊張が低下している場合は，近位関節の同時収縮を促し，亢進している場合には，安静安楽な状態をつくれるような身体操作を施す．

第11章
1-×：1群はTh12レベルの損傷のため，股関節や膝関節伸展ができないため立位保持すらも困難である．
2-×：二分脊椎は脊髄の損傷レベルによって障害度は決まる．運動障害の他に感覚障害も見られる
3-○：多くの二分脊椎症に見られる小脳の一部が脊柱管に落ち込む現象である．
4-×：ペルテス氏病の発生率は男児に多い．

5-○：発育性股関節形成不全は女児に多い．さらに骨盤位分娩，家族歴なども関連しているとされている．

第12章

1-×：米国精神遅滞学会の定義では「精神遅滞とは，全体的知的能力が明らかに平均より低く，同時に適応能力の欠損や障害を伴う状態で，18歳以前に現れるもの」としている．

2-○：環軸関節の脱臼や亜脱臼はでんぐり返しなどの運動遊びや全身運動で頸椎損傷を引き起こす可能性が大きいため，乳児期に検診を勧め，理学療法開始の際にはその有無を必ず確認する．

3-○：DSM-IV-TR（米国精神医学会の診断基準「精神障害の診断統計の手引き第4版新訂版」）で「広汎性発達障害」とされていたが，2013年に改訂されたDSM-5では「自閉症スペクトラム」と改正された．自閉症，アスペルガー症候群，小児期崩壊性障害，特定不能の広汎性発達障害が含まれる．

4-×：知的障害児（とくにダウン症候群）は全身の筋緊張低下により関節可動域が大きい．ダウン症候群児が抗重力伸展活動の弱さを補いながら起き上るには開脚起き上りは効率的な起き上り方だといえる．

5-○：ダウン症児は全身（とくに近位部）の筋緊張低下がみられるため，立ち直り・バランス反応の出現も乏しく，したがって運動発達が遅れる．そのため，立ち直り・バランス反応を誘発しそれを利用しながら，抗重力位の姿勢の保持や協応動作を引き出すことが理学療法の主な目標になる．

6-×：ダウン症児は重篤な合併症がない限り歩行できるようになる．単に立位・歩行獲得を目的にせず，定型発達の過程（寝返り⇒腹ばい⇒四つ這い⇒つかまり立ち）を経験させることが大切である．

第13章

1-×：男子に発症するのは伴性潜性遺伝である．
2-○：血清CK値は筋の細胞破壊により高値となる．幼児期より筋細胞が破壊される．
3-○：幼児期より筋細胞破壊により生じる筋力低下のために運動の発達が遅れる．
4-×：歩行が不可能になるのはステージ5からである．
5-×：知的障害が認められる場合がある．
6-×：福山型先天性筋ジストロフィーは，座位までの獲得が限度である．
7-×：ミオトニアを認めるのは筋強直性ジストロフィーである．

第14章

1-○，2-×：重症児（者）全体の約70％が在宅生活を送っている．

3-×：重症児（者）に対する理学療法の目的は，彼らの「障害」の軽減と解決に加えて，介護者の「介護の困難性」という「障害」の軽減と解決をはかることである．

4-×：ポジショニングや歩行器の使用といった「物的環境」を使用することで，頭部の自発的挙上や視覚による探索活動などの即時的効果が認められる．

5-○

第15章

1-×：重症児（者）の呼吸障害では，拘束性障害，閉塞性障害に加えて中枢性の換気障害を伴い，睡眠時無呼吸などを生じることが多い．

2-×：聴診は呼吸状態を把握するのに有用な方法である．

3-×：CPFで日常的に上気道からの排痰が困難になるといわれているのは，160 L/分以下である．

4-×：背臥位は内臓の重さにより下肺野の換気がわるくなること，舌根沈下などが生じやすいことなどから呼吸状態が不安定になることが多いため，呼吸状態が不安定な場合は観察しながら側臥位や腹臥位の姿勢が望ましい．

5-×：呼吸介助手技は，胸郭の動きと呼吸のリズムに合わせながら，呼気時に胸郭を徒手的に圧迫し，吸気に胸郭の拡張量を増大させて換気を改善する手技である．

第16章

1-○，2-×：「理学療法士及び作業療法士法」が公布されたのは，昭和40年である．

3-○，4-○，5-×：1歳6ヵ月健診と3歳児健診は，法定健診ともいわれ厚生労働省令にて定められており，3～4ヵ月健診の実施は，各市町村に委ねられている．

6-○，7-○

第17章

1-○：エビデンスには"証拠"の意味がある．医療においては科学的根拠と訳されている．

2-×：無作為化によってつくられた介入群と対照群は似た者どうしの集団であるため，各群の帰結の違いは，ある療法を行ったか否かに起因することになる．コホート研究と症例対照研究は観察研究であり，無作為化は行われない．このため，療法以外の要因が帰結に影響しやすい．したがって，研究結果の信頼性は無作為化比較対照試験のほうが高くなり，エビデンスレベルも高くなる．

3-○：シングルケースデザインは，基本的に集団を対象としていない．このため，一般に統計学的手法ではなく，測定値をグラフ化し，グラフの傾きなどをみ

て，効果を判定する．
4-○：ある理学療法について，効果的であるとする一致したエビデンスが複数あり，そのレベルが高いほど，推奨の程度は強くなる．
5-○：GMFCS, GMFM, PEDIはすべて信頼性，妥当性が検証されており，理学療法診療ガイドラインでは推奨グレードAに位置づけられている．
6-○：『理学療法ガイドライン（2版）』では，重症度が軽度な脳性麻痺児（GMFCSレベルⅠ～Ⅱ）に対する筋力増強トレーニングは効果があり，行うことが提案されている．
7-○：新生児期のポジショニングの効果については，システマティックレビューや無作為化比較対照試験によるエビデンスがある．推奨グレードはAである．

索 引

和文索引

あ

アーノルド-キアリ奇形　169, 173
足踏み　45
足踏み反応　63, 66
アスペルガー症候群　186
与える（アフォード）　47
亜脱臼　71, 115, 119, 190
頭に働く体の立ち直り反応　52, 59
アテトイドシフト　149
アテトーゼ　147
アテトーゼ型脳性麻痺　81, 82
アヒル様歩行　202
アフォーダンス　47, 49
アフォード　47
アプガースコア　79, 129, 240, 245
アルバータ乳幼児運動発達検査（法）
　　25, 136
アンジェルマン症候群　198

い

異常運動のステレオタイプ化　151
胃食道逆流症　221
いす座位　69, 71, 98, 122, 194
異常姿勢反射　158
遺伝　38, 42, 197
遺伝性疾患　197
遺伝要因　78
移動動作　103
医療型児童発達支援　258
医療型障害児入所施設　258
医療専門職　260
医療的ケア（児）　219, 264, 265
胃瘻・腸瘻造設術　221
インクルーシブ教育　251, 253, 259,
　　261
陰性徴候　42

う

ウェルドニッヒ-ホフマン病　210
動く重症児（者）　217
運動機能後退の経過　201
運動指数　19
運動年齢　19

運動年齢テスト　19
運動のステレオタイプ化　150
運動のパターン　113
運動発達　3, 64
運動発達曲線　30, 138
運動発達検査　19, 136
運動発達障害　70, 219
　——の遅れ　201
運動発達評価　154
運動発達理論　38

え

エーデルマン　43
エビデンス　271, 277, 278, 279, 280
　——の強さの基準　283
エビデンスレベル　271, 274
嚥下障害　84
遠城寺式乳幼児分析的発達検査法
　　17, 86, 118, 136, 241
炎症性サイトカイン増加　78
援助尺度　35

お

横断研究　273
大島の分類　217
起き上がり　99, 191
オンマイヤー　245

か

開脚　191
開脚起き上がり　190
介護の困難性　224
臥位姿勢　102
回旋運動　159
ガイドライン　283
介入群　272, 273, 278, 279
介入研究　272, 277
開排位　7
開排制限　114
外反扁平足　191
蛙様姿勢　36, 190
科学的根拠に基づく医療　271
踵接地　131, 178, 191
核　39
核黄疸　81

学習　38
学習障害　186
下肢運動年齢テスト　19
下肢の分離運動　7
仮性肥大　199, 200
風に吹かれた変形　99, 100, 101, 108,
　　222
片脚立位テスト　137
肩呼吸　233
学校教育法　251, 252, 253, 259
学校保健　259, 261
学校保健安全法　254
学校保健法　254
活動　229
活動制限　77, 227
合併症　85
カナダ作業遂行測定　36, 88, 281
下方保護伸展反応　61
体に働く体の立ち直り反応　52, 59
体に働く頸の立ち直り反応　52, 59
体の立ち直り反応　59
ガラント反射　56, 74, 149
ガワーズ徴候　202, 203, 212
感覚運動経験　127
カンガルーケア　262
環境　42, 44, 46, 47, 48
環境因子　226, 229
換気力学的評価　233
間欠的陽圧換気　208
観察研究　272
眼振　82
関節可動域　87
関節可動域運動　90
感染症　208
陥没呼吸　233
顔面肩甲上腕型筋ジストロフィー
　　209

き

キアリー奇形　267
機械的排痰　249
機械による咳介助　215
気管　233
気管吸引　237, 238
気管支音　234
気管支呼吸音　234
気管切開　218

索 引

起座動作　11
基準値標準スコア　35, 110
キッキング　6, 114
企図振戦　82
機能障害　227
機能障害度　200
機能的移動能力評価尺度　32
機能的自立度評価法　155
機能的スキル　35
機能的スキル尺度　35
機敏性の低下　112
ギブソン　47
臼蓋角　102
臼蓋形成不全　101, 102, 115, 119, 248
臼蓋骨頭指数　85
吸啜反射　57
教育基本法　251, 252
強化（行動分析学）　46
強化刺激　46
共生社会　259
協調性検査　157
棘果長　172
居宅訪問型児童発達支援　258
起立不能　11
筋強直性ジストロフィー　210
筋強直性症候群　199
筋緊張　222
　　──の動揺　147
筋緊張検査　86, 154
筋緊張低下　36
筋緊張評価スケール　247
筋ジストロフィー　200
筋伸張性低下　204
緊張型アテトーゼ　82, 148
緊張性相反性抑制　113, 136
緊張性迷路反射　58, 64, 65, 68, 70, 71, 96, 149
筋力　45
筋力強化　90
筋力検査　87
筋力増強運動　90, 277, 282
筋力低下　203, 204

クーゲルベルク-ヴェランダー病　211
屈曲緊張　71
屈曲拘縮　123
屈曲パターン　71
屈曲（屈筋）優位　5, 6, 8
熊手様手指　148
クラウチング肢位　113, 130
グリア細胞　39
クレアチンキナーゼ　199
クレーン現象　188

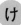

経管栄養　218
経管栄養法　221
経験　38
経験的選択　44
経口筋弛緩薬　93
傾斜台　62
傾斜反応　62, 64, 66
痙縮　81, 112, 134
頸髄症　153
痙性股関節亜脱臼　108
痙性麻痺　67
頸体角　101, 248
痙直型片麻痺　134
痙直型片麻痺児　74
痙直型左片麻痺　143
痙直型四肢麻痺　95, 108
痙直型脳性麻痺　81
痙直型両麻痺　68, 112, 126
頸椎症　83, 152
頸定　3, 10, 43, 65
頸の立ち直り反応　59
経皮的酸素飽和度計　234
ゲゼル　40
血液ガス　223
血液型不適合妊娠　78
嫌悪刺激　46
研究デザイン　271, 273
言語障害　148
言語性IQ　206
言語的コミュニケーション　224
原始反射　41, 42, 51, 70, 86, 149, 154
　　──の残存　67
健診チーム　257
懸垂運動　178

行為　47, 48
構音障害　82, 162
攻撃の行為　189
交互運動　113, 115, 131
交叉性伸展反射　55, 72
抗重力運動　64
抗重力姿勢　42, 53, 157
抗重力方向　71
拘縮　222
後続刺激　46
拘束性換気障害　214, 221, 231
行動　46
喉頭気管分離　245
喉頭部　232
行動分析学　46
行動分析学的理論　49

高頻度振動換気法　240
後方保護伸展反応　61
合理的配慮　253, 261
高流量鼻カヌラ酸素療法　240
誤嚥　221
誤嚥性肺炎　247
股関節外転装具　179
股関節形成不全　83
股関節症　83
股関節脱臼　101, 153, 248
股関節評価　86
呼吸嚥下リズム　243
呼吸介助手技　237, 238
呼吸介助法　238
呼吸器合併症　83
呼吸機能障害　221, 230
呼吸機能評価　235
呼吸窮迫症候群　245
呼吸障害　205, 233
呼吸数　233
呼吸理学療法　280
国際生活機能分類　77, 138, 226
固縮　112
個人因子　229
骨形成不全症　179
骨頭の側方偏移率　85
骨盤位分娩　181
孤独感　229
こども家庭庁　254
こども家庭庁設置法　253
こども基本法　253, 254
子どものための機能的自立度評価法　32
子どもの能力低下評価表　33, 155
子どもの能力低下評価法　88
個別的発達介入　132
コホート研究　273
コミュニケーション障害　148
コミュニケーション機能評価　224
コンプライアンス　234

サーファクタント　240, 245
座位　10, 62, 65, 193
座位獲得　72, 74
座位姿勢　103
最大強制吸気量　206, 213, 235
最大呼気流速　206
最大流量　235
再入力　44
座位への引き起こし　10
細胞体　39
座位保持　65
座位保持装置　111, 165

左右差 43
左右対称姿勢 158
三塩基リピート病 197
参加 229
参加制約 227
三指つまみ 14
酸素飽和度 236
三間表（さんま表） 225

シーソー反応 63
シーティングバギー 165, 167
視覚性立ち直り反応 60
弛緩性テスト 36, 37
子宮内感染 79
視空間認知障害 113
軸索 39, 40
自己肯定感 229
四肢のしびれ 155
磁石反射 54
自主トレーニング 145
自傷行為 189
視診 223, 236
自信 229
ジスキネジー 147
システマティックレビュー 272, 277, 278, 279, 280, 281
ジストニア 93
ジストニック 82
ジストロフィン 199, 200
姿勢制御反応 86
姿勢の固定化 113
姿勢反射 41, 42, 53, 64
姿勢反応評価 154
自然選択 43
指尖つまみ 14
四足獣 41
四足獣レベル 41
持続的陽圧呼吸療法 245
肢帯型筋ジストロフィー 209
肢体不自由 216, 251
肢体不自由児施設 251
視知覚認知機能障害 83
実行状況 88
失調型脳性麻痺 81, 82
児童相談所 255
児童発達支援 255, 257, 258
児童福祉法 216, 251, 252, 255, 257
自動歩行 11, 45, 56
シナプス 39, 43
自発運動 122, 262
指腹つまみ 14
自閉症 185
自閉スペクトラム症 185

始歩 13, 66
四方反射 56
シャープ角 85
社会的環境 227
しゃがみ姿勢 113, 130
弱化 46
尺側把持 13
尺度化スコア 35, 110
シャッフリング 190, 191
周産期要因 79
従重力弛緩姿勢 36
重症心身障害 216
重症心身障害児（者） 216
重症心身障害児施設法 217
重心の移動 122
修正月（年）齢 113
修正版アシュワース・スケール 86, 110, 119, 126, 137
修正版タ－デュー・スケール 86, 119, 137
縦断研究 273
重力 45
手指操作能力分類システム 32
手掌支持 65, 66, 71
樹状突起 39
手掌把握反射 13, 53
出生歴 85
純粋型アテトーゼ 148, 165
上位ニューロン障害 67
上咽頭 232
障害児通所支援 258
障害児入所支援 258
障害児福祉手当 256
障害者総合支援法 253
障害者基本法 252, 253
障害者権利条約 253
障害者差別解消法 253, 254
障害者自立支援法 252, 253
障害者総合支援法 253
障害者手帳 256
障害者の権利に関する条約 253
消化器合併症 84
上気道 232
上肢運動年齢テスト 19
上肢保護伸展反応 66
常染色体顕性遺伝（優性遺伝）病 197
常染色体潜性遺伝（劣性遺伝）病 198
上腸間膜動脈症候群 248
常同行為 189
小児脊髄性筋萎縮症 211
小児崩壊性障害 186
初期起立 11
職業的リハビリテーション 264

触診 223, 236
書字障害 82
除脳固縮姿勢 247
ジョンソン運動発達年齢テスト表 21
自立活動 260
自立支援医療制度 256
自律歩行 56
進化論 43
心筋の線維化 205
シングルケースデザイン 274
神経回路 39
神経筋疾患 199
神経原性疾患 199
神経膠細胞 39
神経細胞 39
神経細胞集団 43
神経細胞集団選択理論 43, 49
神経成熟理論 40, 42, 49
神経生理学的アプローチ 91
神経ダーウィニズム 43
神経調節換気 240
神経伝達物質 94
神経発達学的アプローチ 91
神経発達学的治療法 277
進行期 202, 203, 207
人工呼吸器 218
進行性筋ジストロフィー 198, 199
心身機能・身体構造 229
新生児仮死 245
新生児期 5
新生児集中治療室 131, 262
新生児神経学的評価法 24
新生児動脈性虚血性梗塞 80
新生児脳梗塞 80
新生児反射 51
新生児マススクリーニング 257
新生児遷延性肺高血圧 240
新生児慢性肺疾患 240
身体障害者手帳 255, 256
身体障害者福祉法 255
身体像 155
身体の正中線 157
人的環境 227
伸展共同パターン 123
伸展緊張 71
伸展パターン 71
新版K式発達検査 86, 118, 242
深部腱反射 86
診療ガイドライン 274

随意運動 42, 74
随意運動障害 67
随意性 41

髄鞘　39
髄鞘化　39, 40, 41
推奨グレード　274, 275
推奨グレード分類　274
髄鞘形成　40
推奨の強さ　283
推奨文　282, 283
錐体外路　147
錐体外路障害　147
錐体路障害　67
水頭症　169, 173, 267
髄膜瘤　169
睡眠時無呼吸　231
スーパインボード　105, 106
スカーフ徴候　37
スタビライザー　174
ステージ（機能障害度）　206, 200
ステートメント　280, 283
ステッピング反応　63, 65, 66
ストレッチ　125, 278
スパイロメトリー　233
ずり這い移動　191
ずり這い動作　71

成育歴　85
成熟　4, 38
精神障害者保健福祉手帳　256
精神遅滞　182
精神的緊張　74
精神発達　3
正中位指向　7, 13, 64, 71, 96
成長　4
喘鳴　234
世界保健機構　77
脊髄　40
脊髄係留症候群　176
脊髄髄膜瘤　169, 267
脊髄性筋萎縮症　199, 210
脊髄レベル　53
脊髄レベルの反射　41
脊柱側彎　71, 153
脊柱側彎症　83
咳のピークフロー　213
舌咽呼吸　215
摂食　150
摂食・嚥下機能障害　221
摂食・嚥下機能評価　224
摂食障害　148
摂食動作　260
背這い　190
背這い移動　191
セレン　45
先行刺激　46

潜在性二分脊椎　169
染色体異常　190
全身性姿勢パターン　68, 71
尖足　136
尖足位　72
尖足歩行　141
全体的屈曲パターン　114
全体的伸展パターン　114
全体把持　13
選択的脊髄後根切除術　93, 94
選択的脊髄後根切除術後の理学療法　278
先天性筋強直性ジストロフィー　209
先天性筋ジストロフィー　198
先天性血栓性素因　78
先天性サイトメガロウイルス感染症　79
先天性心疾患　190
先天性トキソプラズマ症　79
先天性内反足　181
先天性風疹症候群　79
先天性ミオパチー　199
前頭前野　40
前捻角　101
前方保護伸展反応　61
前腕支持　66

早期母子接触　262
装具療法　141
早産児　240
疎外感　229
足趾把握反射　54, 66
側腹つまみ　14
側方保護伸展反応　61
側彎　205
側彎反射　56, 74
蘇生バッグ　239
粗大運動　3
粗大運動機能　87
粗大運動機能評価　154
粗大運動能力尺度　25, 118, 137
粗大運動能力分類システム　30, 118, 138
反り返り運動　149
蹲踞　207

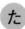

ダーウィン　43
ターンバックル付長下肢装具　208
体位ドレナージ　237
体幹回旋運動　71
体幹の対称性　74

体重　45
体重移動　123
代償運動　156
対照群　273, 278, 279, 282
対称性緊張性頚反射　57, 65, 68, 69, 70, 71, 149
対称性コントロール　104
対照群　272
胎生期要因　78
ダイナミックシステム理論　44, 45, 49
大脳皮質　40
台乗せ反射　55
多因子遺伝病　198
ダウン症候群　183, 190
高木憲次　250
高這い　10
高這い位　10, 194
立ち直り反応　41, 42, 52, 64, 66, 67, 71, 72
脱臼　71, 115, 119, 190
タッチング　132
田中・ビネー式知能検査　189
多発性関節拘縮症　180
段階的運動　159
短下肢装具　111, 124, 142
探索反射　56
タンデム歩行　137

チアノーゼ　234
知覚-運動障害　149
知的機能障害　83
知的障害　182, 205, 216, 221
知能指数　184
注意欠如多動性障害　186
中咽頭　232
肘支持　65, 66, 71, 139
中枢性換気障害　231
中枢性低換気　221, 233
中脳　40
中脳レベル　59
　――の発達　64
　――の反応　41
聴覚障害　81
超重症児（者）　218
聴診　223, 236
調整尺度　35
超低出生体重児　240
治療　264
治療教育　250

つかまり立ち　12, 65, 66, 111

つかまり立ち上がり 12
継ぎ足歩行テスト 137
つたい歩き 12, 66, 195
伝い歩き 65
つま先立ち 72
爪先離地 178
津守式乳幼児精神発達質問紙 19

低緊張型脳性麻痺 81, 82
低酸素性虚血性脳症 79, 245
低出生体重児 126, 244
定性的評価 17
定量的評価 16
ティルトタイプ電動車いす 164
手支持 139
撤回期 274
デニス-ブラウン型装具 181
デュシェンヌ型筋ジストロフィー 198, 199
デュボヴィッツ神経学的評価 241, 262
転子果長 172
電動車いす 166, 207, 208
デンバー発達判定法 19, 86, 118, 136, 154

頭蓋内出血 80
動機づけ 45
統合 42
動作性IQ 206
橈側把持 14
登はん性起立 202, 203, 206
逃避反射 54
頭部コントロール 74
頭部の持ち上げ 71
動脈血酸素飽和度 223, 234
動揺性歩行 202, 206
ドーマン-デラカト 41
徳大式ばね付長下肢装具 208
特別支援学校 253, 259, 264, 265
特別支援教育 251, 253, 259, 261
特別障害児扶養手当 256
突然変異 197
トリプレットリピート病 197
努力性呼気 234
トレッドミル歩行 146
トレッドミル歩行トレーニング 91

難易度マップ 32, 35

軟骨無形成症 180

二次障害 264
二足獣 41
二足獣レベル 41
日常生活活動評価 224
日常生活用具 257
二分脊椎 168, 267
日本語版MACS 32
日本版デンバー式発達スクリーニング検査-改訂 19
乳幼児健診 257
ニューロン 39

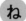

寝返り 8, 98, 193
寝返り運動 64, 65
寝返り動作 71
ねたきり 221
ネットワーク 43

脳幹 40
脳幹レベル 56
脳幹レベルの反射 41
脳室周囲白質軟化症 80, 112, 126, 129, 245
脳室内出血 80
脳室-腹腔シャント 267
脳室-腹腔シャント術 173
脳性麻痺 25, 67, 77, 143, 165
　——の疫学 78
　——の二次障害 83
脳性麻痺簡易運動テスト 118
脳の系統発生的進化 41
囊胞性二分脊椎 169
ノーマライゼーション 251, 252

％肺活量 205, 206
ハイガード姿勢 66, 72
背臥位 5, 62, 96
ハイカットの靴 195
肺活量 235
背屈反応 63, 65, 66
排痰手技 244
排痰法 237
肺内パーカッションベンチレーター 239, 249
肺胞呼吸音 234

肺胞低換気 214
廃用症候群 118
ハイリスク児 280
バギング 239
バクロフェン持続髄腔内投与治療 93
バクロフェン髄腔内投与後の理学療法 278
はさみ脚肢位 69, 72, 98, 113, 131
はさみ脚歩行 69, 72
パソコン入力支援 207
ばち状指 234
発育 4
発育性股関節形成不全 180
発生的選択 44
発達 4, 38
　——の順序性 4
　——の頭尾律 4, 41
　——の方向性 4
　——の臨界期 5
発達援助 244
発達期 199, 200, 207
発達検査 17
発達指数 19, 242
発達指標 16, 43
発達障害 185
発達性協調運動障害 187
バニーホッピング 69, 71, 99, 116, 123
バビンスキー反射 54
パラシュート反応 61
パラスポーツ 175
腹這い 10, 66, 193
腹這い移動 98
バランス 71
パルスオキシメータ 234, 236
披裂喉頭軟化症 232
ハロウィック水泳 215
半屈曲姿勢 5, 8
反射 52
反張膝 141, 152
反張肘 152
ハンドリング 121, 132, 158, 161, 206
反応 52

比較研究 272, 273
引き起こし 96
引き起こしテスト 36
引き起こし反応 64
非緊張型アテトーゼ 82, 148
非言語的コミュニケーション 224
飛行機肢位 9, 66
微細運動 3, 13
膝立ち位 62
膝リングロック式長下肢装具 208

皮質レベル　62
　　——の反応　41
非侵襲的間欠的陽圧換気　239
非侵襲的陽圧換気　215, 245
非組織化行動　129
非対称性緊張性頸反射　7, 57, 64, 65, 68, 70, 95, 149, 162
非対称変形　219
ビデオ嚥下造影検査　224
ビデオ内視鏡検査　224
ピボット　65
ピボットプローン　9, 66
病的な同時収縮　112, 114
病的反射　86
鼻翼呼吸　233
標準型トリソミー型ダウン症候群　190
ビリルビン代謝異常症　78
ビリルビン脳症　81
ピンセットつまみ　14

フェイスマスク　239
フェニルケトン尿症　183
フェンシング姿勢　57
不規則呼吸　148
腹臥位　8, 62, 97
複合的活動　35
福祉型障害児入所施設　258
福山型先天性筋ジストロフィー　198, 208
不随意運動　82, 147
プッシュアップ運動　178
物的環境　227
物的環境評価　268
舞踏病様アテトーゼ　82
部分免荷トレッドミル歩行練習　91
プラスチック製足継手付短下肢装具　128
プラスチック製短下肢装具　133
プラダー-ウイリー症候群　183, 198
ブリッジ動作　7
フロッピーインファント　36, 149, 210
プロンボード　105, 106, 166
分節的運動　115
分回し歩行　141
分離運動　7, 114

平衡反応　41, 42, 52, 64, 65, 66, 67
米国精神遅滞学会　182
閉塞性換気障害　221, 232
閉塞性呼吸障害　231

平地歩行トレーニング　91
ベッカー型筋ジストロフィー　198, 209, 214
ペルテス病　176
変形　222
変形性股関節症　181

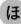

保育所等訪問支援　258
ボイタ法　91
保因者　206
放課後等デイサービス　258
膀胱直腸障害　155, 267
ホームプログラム　174
保健の専門職　227
歩行　65, 66
　　——の獲得　71
歩行動作　127
歩行能力　83
歩行反射　56
歩行不能　11
歩行練習　140
保護伸展反応　52, 61, 65, 72
ポジショニング　90, 121, 132, 222, 235, 236, 280
母子相互作用　187
補装具　257
ホッピング反応　62
ホップ反応　62
ボツリヌス毒素療法　93, 125, 130, 137
ボツリヌス毒素療法後の理学療法　278
ボディイメージ　155
ボディイメージ獲得　158
ボトムリフティング　64
ポニーウォーカー　104, 106
哺乳　150
哺乳援助　244
匍匐前進　10

マイルストン　16, 43
マグロウ　40
末梢循環　205
満足感　229

ミオトニア　210
ミトコンドリア　39
ミトコンドリア病　199
耳-踵テスト　37
ミラーニの発達チャート　21, 23

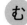

無気肺　243
無作為化　273
無作為化比較対照試験　272, 273
無足獣　41
無足獣レベル　41

迷路性立ち直り反応　60
メカニカルインエクスサフレータ　239
メタアナリシス　272
目と手の協調性　156
メンデル遺伝病　78

目的運動　159
モロー反射　58, 70, 72, 149

有酸素トレーニング　90, 278
陽圧換気療法　239
用手陽圧換気　239
陽性支持反射　55, 69, 70, 71, 114
陽性徴候　42
腰椎分離すべり症　83
抑制　41, 42
四つ這い（位）　10, 62, 65, 66, 71, 99, 193

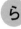

ライフステージ　263
ランドウ反応　52, 60, 64, 65, 66, 71
ランビエ絞輪　39

リーチ運動　123
リーチ動作　103
リーメンビューゲル装具　181
理学療法診療ガイドライン　275
立位　98, 195
立位姿勢　72, 103, 127
立位保持　71
立位練習　140
リハビリテーション　251
療育　250, 251, 262
療育手帳　256
両生類反応　106

両手支持　135
両手両腕集中トレーニング　91
両膝立ち　133
リラクセーション　236
理論　38
臨界期　5
臨床的意義　48
臨床的疑問　277, 283

るい痩　208

冷感　155
暦年齢　19
連合反応　70, 74, 98, 113, 127

6分間歩行試験　212
ロフストランドクラッチ　124
ロフストランド杖　124

ワイドベース　66
鷲爪足趾　74
割り座　71, 116
腕頭動脈瘻　248

英文索引

AAMD（The American Association on Mental Deficiency）　182
ABA型デザイン　274
abasia　11
ABC分析　46
acetabular head index（AHI）　85, 102
achondroplasia　180
activies of daily living（ADL）　224
activity limitation　77
ADHD（attention deficit hyperactivity disorder）　186
ADL（activies of daily living）　224
afford　47
AHI（acetabular head index）　85, 102
AIMS（Alberta infant motor scale）　25, 136, 154
airplane posture　9, 66
Alberta infant motor scale（AIMS）　25, 136, 154
all fours　10
alternating treatment design　274

AMC（arthrogryposis multiplex congenita）　180
Angelman症候群　198
Apgar score　79, 129, 240
arthrogryposis multiplex congenita（AMC）　180
AS（Asperger syndrome）　186
ASD（autism spectrum disorder）　185
Asperger syndrome（AS）　186
astasia　11
asymmetrical tonic neck reflex（ATNR）　7, 57, 64, 65, 68, 70, 95, 149, 162, 220
ATNR（asymmetrical tonic neck reflex）　7, 57, 64, 65, 68, 70, 95, 149, 162, 220
attention deficit hyperactivity disorder（ADHD）　186
autism　185
autism spectrum disorder（ASD）　185
automatic walking　11, 56

Babinski reflex　54
backwards protective extension reaction of the arm　61
Becker muscular dystrophy（BMD）　209, 214
BMD（Becker muscular dystrophy）　209, 214
BOB（body righting reaction on the body）　52, 59
body righting reaction　59
body righting reaction on the body（BOB）　52, 59
body righting reaction on the head（BOH）　52, 59
BOH（body righting reaction on the head）　52, 59
Botox　93, 125
bottom lifting　7, 64, 65
Botulinumtoxin　93
bounding movement　12
Brazelton新生児行動評価　22, 279

CA（chronological age）　19
Canadian occupational performance measure（COPM）　36, 88, 281
capability　88
CAPE（The Children's Assessment of Participation and Enjoyment）　278

Catterall分類　177
CE角　85, 102
cephalocaudal direction　4
cerebral palsy（CP）　77
CFCS（communication function classification system）　165
childhood disintegrative disorder　186
chronic lung disease（CLD）　240
chronological age（CA）　19
CI療法（constraint induced movement therapy）　91, 141, 281
CK（creatin kinase）　199
claw toe　74
clinical question（CQ）　277
CLD（chronic lung disease）　240
CMyD（congenital myotonic dystrophy）　209
Cobb角　85, 205
co-contraction　112
communication function classification system（CFCS）　165
congenital club foot　181
congenital myotonic dystrophy（CMyD）　209
congenital talipes varus　181
constraint induced movement therapy（CI療法）　91, 141, 281
continuous positive airway pressure（CPAP）　245
COPM（Canadian occupational performance measure）　36, 88, 281
cough peak flow（CPF）　206, 213, 235
CP（cerebral palsy）　77
CPAP（continuous positive airway pressure）　245
CPF（cough peak flow）　206, 213, 235
CQ（clinical question）　277
crawling　10
creatin kinase（CK）　199
critical period　5
crossed extension reflex　55
crouching posture　113, 130

Darwin　43
DCD（developmental coordination disorder）　187
DDH（developmental dysplasia of the hip）　180
DENVER II　19, 86, 118, 136, 154
development　4
developmental care　132
developmental coordination disorder（DCD）　187

developmental dysplasia of the hip（DDH） 180
developmental quotient（DQ） 19, 129, 242
DMD（Duchenne muscular dystrophy） 199
Dobowitz神経学的評価 262
Doman-Delacato 41
dorsiflexion reaction 63
Down syndrome 183
downwards protective extension reaction of the arm 61
DQ（developmental quotient） 19, 129, 242
Dubowitz神経学的評価 24, 241, 279
Duchenne muscular dystrophy（DMD） 199
dynamical systems theory 44
dyskinesia 147
dystonia 93

eating and drinking ability classification system（EDACS） 165
EBM（evidence based medicine） 271
EDACS（eating and drinking ability classification system） 165
Edelman 43
equilibrium reaction 41
evidence based medicine（EBM） 271

F

facioscapulohumeral muscular dystrophy（FSHD） 209
FCMD（Fukuyama congenital muscular dystrophy） 208
fidgety movements（FMs） 25
fine motor movement 3
floppy infant 36
FMs（fidgety movements） 25
FMS（functional mobility scale） 32
forwards protective extension reaction of the arm 61
FSHD（facioscapulohumeral muscular dystrophy） 209
Fukuyama congenital muscular dystrophy（FCMD） 208
functional independence measure for children（WeeFIM） 32, 120, 155
functional mobility scale（FMS） 32
functional reachテスト 137
F-words 88

G

GABA（gamma aminobutyric acid） 94
Galant reflex 56, 149
gamma aminobutyric acid（GABA） 94
general movements（GMs） 25, 135, 262
general movementsの観察評価 132
Gesell 40
Gibson 47
glossopharyngeal breathing（GPB） 215
GMAE（gross motor ability estimator） 30
GMFCS（gross motor function classification system） 30, 87, 108, 118, 138, 154, 165, 277
GMFM（gross motor function measure） 25, 87, 108, 137, 154, 277
GMFM-66 30, 138
GMs（general movements） 25
Goldsmith index 223
Gowers sign 202, 212
GPB（glossopharyngeal breathing） 215
grasp 13
gross motor ability estimator（GMAE） 30
gross motor function classification system（GMFCS） 30, 87, 118, 138, 277
gross motor function measure（GMFM） 25, 87, 118, 137, 277
gross motor movement 3
growth 4
growth and development 4

H

HABIT（hand-arm bimanual intensive training） 91
HABIT-ILE（hand-arm bimanual intensive therapy including lower extremities） 145
hand grasp reflex 53
hand-arm bimanual intensive therapy including lower extremities（HABIT-ILE） 145
handling 121
Hart Walker 106
heel contact 131, 178
HFNC（high flow nasal cannula） 240

HFO（high frequency oscillation） 240
HIE（hypoxic-ischemic encephalopathy） 79
high flow nasal cannula（HFNC） 240
high frequency oscillation（HFO） 240
high guard 13
Hofferの歩行能力分類 170
hopping reaction 62
hypoxic-ischemic encephalopathy（HIE） 79

I

ICF（International Classification of Functioning, Disability and Health） 77, 89, 138, 226
ICH（intracranial hemorrhage） 80
intelligence quotient（IQ） 183, 184, 217
intermediate type 214
intermittent positive pressure ventilation（IPPV） 208
International Classification of Functioning, Disability and Health（ICF） 77, 89, 138, 226
intracranial hemorrhage（ICH） 80
intrapulmonary percussive ventilation（IPV） 239, 249
intrathecal baclofen（ITB） 93
intraventricular hemorrhage（IVH） 80
IPPV（intermittent positive pressure ventilation） 208
IPV（intrapulmonary percussive ventilation） 239, 249
IQ（intelligence quotient） 183, 184, 217
ITB（intrathecal baclofen） 93
Item Map 32, 35
IVH（intraventricular hemorrhage） 80

J・K

JDDST-R 19

kneeling 133
Kugelberg-Welander病 211
Kyoto scale of psychological development 118

L

labyrinthine righting reaction 60
Landau reaction 60

lateral pinch　14
LD（learning disabilities）　186
LD（learning disorders）　186
learning disabilities（LD）　186
learning disorders（LD）　186
Legg-Calve-Perthes disease　176
LGMD（limb girdle muscular dystrophy）　209
limb girdle muscular dystrophy（LGMD）　209

MA（motor age）　19
MAC（mechanically assisted coughing）　215
MACS（manual ability classification system）　32, 165
magnet reflex　54
manual ability classification system（MACS）　32, 165
MAS（modified Ashworth scale）　86, 110, 119, 126, 137, 247
MAT（motor age test）　19
maturation　4
maximum insufflation capacity（MIC）　213, 235
maximum insufflation（MIC）　206
McGraw　40
mechanical insufflation-exsufflation（MI-E）　215, 239
mechanically assisted coughing（MAC）　215
meningocele　169
mental development　3
mermaid crawling　116
MIC（maximum insufflation capacity）　206, 213, 235
midline orientation　7, 96
MI-E（mechanical insufflation-exsufflation）　215, 239
migration percentage　85
Milani development chart　21
milestone　16
minimal handling　244
modified Ashworth scale（MAS）　86, 110, 119, 126, 137, 247
modified Tardieu scale（MTS）　86, 119, 137
Moro reflex　58, 149
motor age test（MAT）　19
motor age（MA）　19
motor development　3
motor development curves　30
motor growth curves　138

motor quotient（MQ）　19
movements　56
MQ（motor quotient）　19
MTS（modified Tardieu scale）　86, 119, 137
myelomeningocele　169

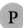

NAIS（neonatal arterial ischemic stroke）　80
NBAS（neonatal behavioral assessment scale）　22
NDT（neurodevelopmental treatment）　91
neck arm type　152, 163
neck righting reaction　59
neck righting reaction on the body（NOB）　52, 59
neonatal arterial ischemic stroke（NAIS）　80
neonatal behavioral assessment scale（NBAS）　22
neonatal intensive care unit（NICU）　131, 262
neonatal reflex　51
neurodevelopmental treatment（NDT）　91
neuromaturational theory　40
neurophysiological approach（NPA）　91
NICU（neonatal intensive care unit）　131, 262
NIV（noninvasive ventilation）　239
NIV-NAVA（noninvasive ventilation-neurally adjusted ventilatory assist）　240, 245
NOB（neck righting reaction on the body）　52, 59
non-invasive positive pressure ventilation（NPPV）　215, 245
noninvasive ventilation（NIV）　239
noninvasive ventilation-neurally adjusted ventilatory assist（NIV-NAVA）　240, 245
NPA（neurophysiological approach）　91
NPPV（non-invasive positive pressure ventilation）　215, 245

OI（osteogenesis imperfecta）　179
on elbow（s）　9, 65, 66, 71, 139
on forearm　66

on hand（s）　9, 65, 66, 71, 135, 139
optical righting reaction　60
osteogenesis imperfecta（OI）　179
overground gait training　91

pad pinch　14
palmar grasp reflex　13, 53
parachute reaction　61
partial body-weight supported treadmill training（PBWSTT）　91
PBWSTT（partial body-weight supported treadmill training）　91
PCW（posture control walker）　106, 124, 129, 140
PEDI（pediatric evaluation of disability inventory）　33, 87, 109, 120, 138, 155, 277
pediatric evaluation of disability inventory（PEDI）　33, 87, 109, 120, 138, 155, 277
performance　88
periventricular leukomalacia（PVL）　80, 112, 126, 129, 227, 245
persistent pulmonary hypertension of the newborn（PPHN）　240
PICO式　283
pincette pinch　14
pivot prone　9, 66
placing reflex　55
plantar grasp reflex　54
pogo-stick装具　179
positioning　121, 132, 235, 244
positive supporting reflex（PSR）　55, 69, 70, 71, 114
posture control walker（PCW）　106, 124, 129, 140
PPHN（persistent pulmonary hypertension of the newborn）　240
Prader-Willi症候群　198
PrechtlのGMs観察法　25
Prechtlの自発運動の観察法　279
primitive reflex　51
protective extension reaction　61
PSR（positive supporting reflex）　55, 69, 70, 71
puppy position　9
PVL（periventricular leukomalacia）　80, 112, 126, 129, 227, 245

R

radial grasp　14

randomized controlled trial（RCT）　272, 273, 277, 278, 279
range of motion（ROM）　87
raw score　110
RCT（randomized controlled trial）　272, 273, 277, 278, 279
RDS（respiratory distress syndrome）　245
reach　13
reciprocal gait orthosis（RGO）　174
reciprocal movement　113, 115, 131
release　13
respiratory distress syndrome（RDS）　245
RGO（reciprocal gait orthosis）　174
righting reaction　41
rigidity　112
ROM（range of motion）　87
ROM検査　157
rooting reflex　56

scarf sign　37
scissors gait　69, 72
scissors position　69, 72, 98, 113, 131
SDR（selective dorsal rhizotomy）　94
see-saw reaction　63
segmental movement　115
selective dorsal rhizotomy（SDR）　94
sharp 角　85, 102
Sharrardの分類　170
sideways protective extension reaction of the arm　61
simple motor test for cerebral palsy（SMTCP）　118
sit up　11
SMA（spinal muscular atrophy）　199, 210
SMA3型　211
SMA（superior mesenteric artery syndrome）　248
SMA症候群　248

SMD（spino-malleolus distance）　172
SMTCP（simple motor test for cerebral palsy）　118, 118
spasticity　81, 112, 134
spina bifida　168
spina bifida cystica　169
spina bifida occulta　169
spinal muscular atrophy（SMA）　199, 210
spino-malleolus distance（SMD）　172
SpO$_2$　234
SRCウォーカー　106, 111, 166
stepping reaction　63
stepping reflex　56
STNR（symmetrical tonic neck reflex）　57, 65, 69, 70, 71, 149
sucking reflex　57
superior mesenteric artery syndrome（SMA）　248
Swaddling　244
symmetrical tonic neck reflex（STNR）　57, 65, 69, 70, 71, 149

The American Association on Mental Deficiency（AAMD）　182
The Children's Assessment of Participation and Enjoyment（CAPE）　278
Thelen　45
theory　38
theory of neuronal group selection　43
three jaw chuck pinch　14
tilting reaction　62
Time Up & Goテスト　137
tip pinch　14
TLR（tonic labyrinthine reflex）　58, 64, 65, 68, 70, 71, 96, 149
TMD（trochanto-malleolus distance）　172
toe off　178
tonic labyrinthine reflex（TLR）　58, 64, 65, 68, 70, 71, 96, 149

tonic reciprocal inhibition　113
total postural pattern　68, 71
traction response　64
treadmill based training　91
trochanto-malleolus distance（TMD）　172

ulnar grasp　13

VC（vital capacity）　235
vital capacity（VC）　235
Vojta法　91
V-Pシャント　173

waddling gait　202
walking reflex　56
WeeFIM（functional independence measure for children）　32, 87, 120, 155
WeeFIMware　33
Werdnig-Hoffmann病　210
WHO（World Health Organization）　77
whole hand grasp　13
wide base　13
wind swept deformity　99, 108
WISC-III　189
withdrawal reflex　54
WMs（writhing movements）　25
World Health Organization（WHO）　77
writhing movements（WMs）　25

X連鎖性顕性遺伝（伴性顕性遺伝）病　198
X連鎖性潜性遺伝（伴性潜性遺伝）病　198

シンプル理学療法学シリーズ
小児理学療法学テキスト　改訂第4版

2010年4月5日　第1版第1刷発行	監修者　細田多穂
2014年3月20日　第2版第1刷発行	編集者　大城昌平，小塚直樹，坂上　昇
2018年10月15日　第3版第1刷発行	発行者　小立健太
2024年2月10日　第3版第5刷発行	発行所　株式会社　南　江　堂
2024年9月20日　改訂第4版発行	〒113-8410　東京都文京区本郷三丁目42番6号
	☎(出版)03-3811-7236　(営業)03-3811-7239
	ホームページ https://www.nankodo.co.jp/
	印刷　三美印刷／製本　ブックアート
	装丁　node（野村里香）

Physical Therapy for Pediatrics
© Nankodo Co., Ltd., 2024

定価は表紙に表示してあります．　　　　　　　　　　　　　　Printed and Bound in Japan
落丁・乱丁の場合はお取り替えいたします．　　　　　　　　　ISBN 978-4-524-20453-3
ご意見・お問い合わせはホームページまでお寄せください．

本書の無断複製を禁じます．
JCOPY〈出版者著作権管理機構　委託出版物〉
本書の無断複製は，著作権法上での例外を除き禁じられています．複製される場合は，そのつど事前に，出版者著作権管理機構（TEL 03-5244-5088，FAX 03-5244-5089，e-mail: info@jcopy.or.jp）の許諾を得てください．

本書の複製（複写，スキャン，デジタルデータ化等）を無許諾で行う行為は，著作権法上での限られた例外（「私的使用のための複製」等）を除き禁じられています．大学，病院，企業等の内部において，業務上使用する目的で上記の行為を行うことは私的使用には該当せず違法です．また私的使用であっても，代行業者等の第三者に依頼して上記の行為を行うことは違法です．